中医调治答疑丛书

肾病中医调治170问

主　编

尹国有

副主编

饶　洪　李　广　韩振宏

编著者

尹淑颖　于效力　李合国　李洪斌
李婧喆　宋桂芬　范建军　杨荣慧
孟　毅　陈玲曾

金盾出版社

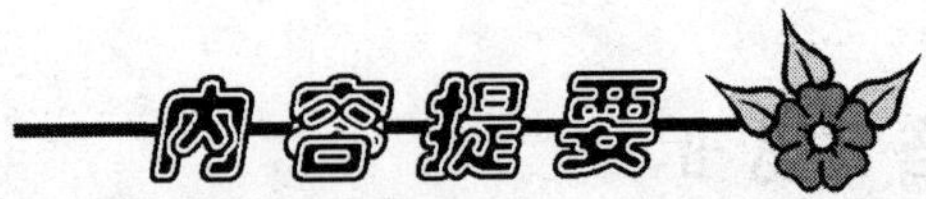

本书以问答的形式，简要介绍了肾病的病因、临床表现、辅助检查、鉴别诊断，详细介绍了肾病的中医病因及辨证分型、中成药、单验方、食疗方等中医治疗调养方法，认真细致地解答了广大患者在寻求治疗调养肾病过程中可能遇到的各种问题。书中文字通俗易懂，内容科学实用，可作为肾病患者家庭治疗和自我调养康复的常备用书，也可供广大群众阅读参考。

图书在版编目(CIP)数据

肾病中医调治 170 问/尹国有主编. -- 北京 ：金盾出版社，2013.4

(中医调治答疑丛书)

ISBN 978-7-5082-7970-1

Ⅰ.①肾… Ⅱ.①尹… Ⅲ.①肾病(中医)—中医疗法—问题解答 Ⅳ.①R256.5-44

中国版本图书馆 CIP 数据核字(2012)第 255200 号

金盾出版社出版、总发行

北京太平路 5 号(地铁万寿路站往南)

邮政编码:100036 电话:68214039 83219215

传真:68276683 网址:www.jdcbs.cn

封面印刷:北京印刷一厂

正文印刷:北京万博诚印刷有限公司

装订:北京万博诚印刷有限公司

各地新华书店经销

开本:850×1168 1/32 印张:9.75 字数:245 千字

2013 年 7 月第 1 版第 2 次印刷

印数:6 001～10 000 册 定价:25.00 元

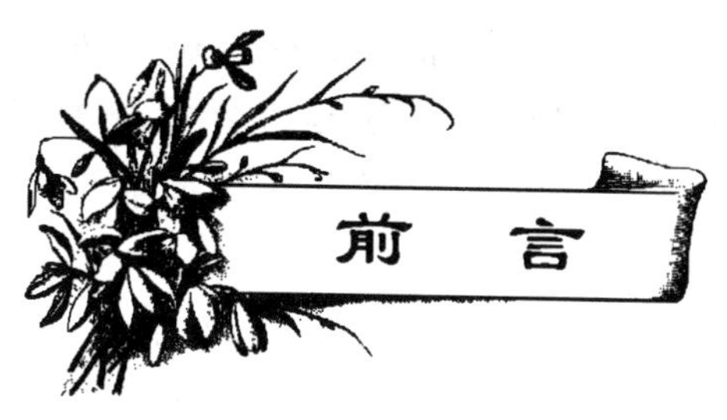

前言

健康与疾病是全社会都非常关心的问题，它关系到每一个人、每一个家庭的切身利益。随着医学水平的提高，医学模式的改变，医学知识的普及，医患关系的观念已由被动就医向指导合作型、共同参与型的模式转变，自我调治疾病越来越受到人们的重视。

中医注重疾病的整体调治、非药物治疗和日常保健，采用中医方法治疗调养疾病以其显著的疗效和较少的不良反应深受广大患者的欢迎。肾脏俗称“腰子”，不仅是人体主要的排泄器官，也是一个重要的内分泌器官，具有排泄代谢产物及调节水、电解质和酸碱平衡，维持机体内环境稳定等多种重要功能。肾病主要包括急性肾炎、慢性肾炎、肾病综合征、慢性肾衰竭、肾盂肾炎、肾结石等，是一组严重危害人们健康和生活质量的常见病、多发病。尽管肾病的发病率较高，但其隐匿性很强，公众知晓率极低，故有“沉默的杀手”之称。为了普及医学知识，增强全民的自我保健意识，满足广大读者运用中医方法治疗调养肾病的需求，指导人们建立健康、文明、科学的生活方式，我们组织编写了《肾病中医调治 170 问》一书。

本书以急性肾炎、慢性肾炎、肾病综合征、慢性肾衰竭、肾盂肾炎、肾结石等临床常见肾病的中医治疗调养为重点，采用问答的形式，系统地介绍了肾病的防治知识，认真细致地解答了广大肾病患者在寻求治疗调养肾病过程中可能遇到的各种问题，力求让广大读者看得懂、用得上。书中从正确认识肾病开始，首先简要介绍了肾脏的生理功能、容易发生的肾脏疾病、肾病常用的辅助检查，以及临床常见肾病的发病原因、临床表现、诊断和中医认识等有关肾病的基础知识；详细阐述了中医辨证治疗、中成药治疗、单方验方治疗，以及饮食药膳、针灸、敷贴、拔罐、运动锻炼、情志调节、起居调摄等中医治疗调养临床常见肾病的各种方法。

本书内容通俗易懂，科学实用，治疗和调养方法叙述详尽，可作为肾病患者家庭治疗和自我调养康复的常备用书，也可供广大群众阅读参考。需要说明的是，由于疾病是复杂多样、千变万化的，加之肾病患者个体差异和病情轻重不一，在应用本书中介绍的药物或方法治疗调养肾病时，一定要先咨询医生，切不可自作主张、死搬硬套地“对号入座”，以免引发不良事件。

在本书的编写过程中，参考了许多公开发表的著作，在此一并向有关作者表示衷心的感谢。由于我们水平有限，书中不当之处欢迎广大读者批评指正。

尹国有

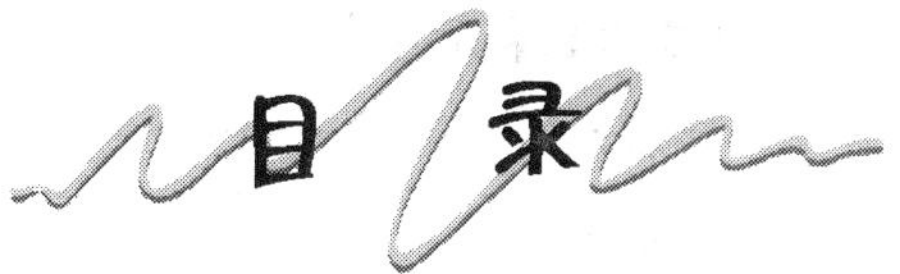

一、正确认识肾病

二、中医调治肾病

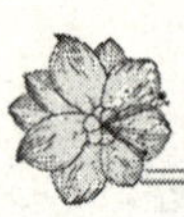

三、肾病患者的食疗与生活调理

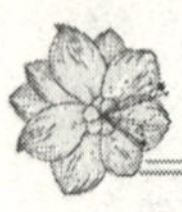

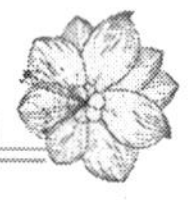

一、正确认识肾病

1. 肾在人体什么部位，其形态如何

肾位于腰部脊柱两侧，左右各一，紧贴腹后壁，居腹膜后方。左肾较右肾高，上端平第十一胸椎下缘，下端平第二腰椎下缘；右肾上方因有肝脏，位置比左肾略低半个椎体。左侧第十二肋斜过左肾的中部，右侧第十二肋斜过右肾的上部，临床上常以肋骨作为肾定位的标志(图 1)。肾的位置可随年龄、性别的不同而有差异，一般女性较低于男性，儿童低于成年人，新生儿可达髂嵴，肾的位置可因呼吸的影响而上下稍有移动。

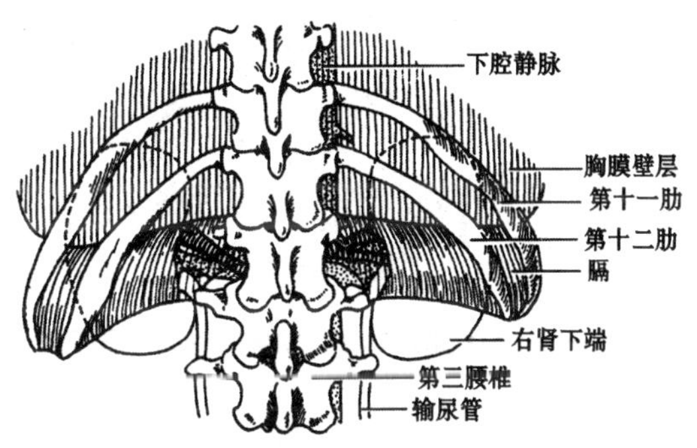

图 1　肾与肋骨、椎骨的位置关系(后面观)

肾为成对的实质性器官，形似蚕豆，俗称“腰子”，其前后略扁，新鲜时质柔软，呈红褐色，正常成年人的肾表面光滑不分叶。成年

人肾脏长10～12厘米，宽5～6厘米，厚3～4厘米，男性肾平均重120～150克，女性肾则稍轻。肾可分为内、外两缘，前、后两面和上、下两端。肾的外缘隆凸，内缘中部凹陷，称为肾门，是血管、淋巴管、神经和输尿管等出入的部位。这些出入肾门的结构被结缔组织包裹，合称为肾蒂。右侧肾蒂较左侧者短，故右肾的手术较难施行。肾蒂内主要结构的排列关系，由前向后依次为肾静脉、肾动脉及输尿管。肾门向肾内扩大的空隙称为肾窦，窦内容纳肾小盏、肾大盏、肾盂、肾血管的主要分支、淋巴管和神经等结构，其间充填有脂肪组织（图2）。

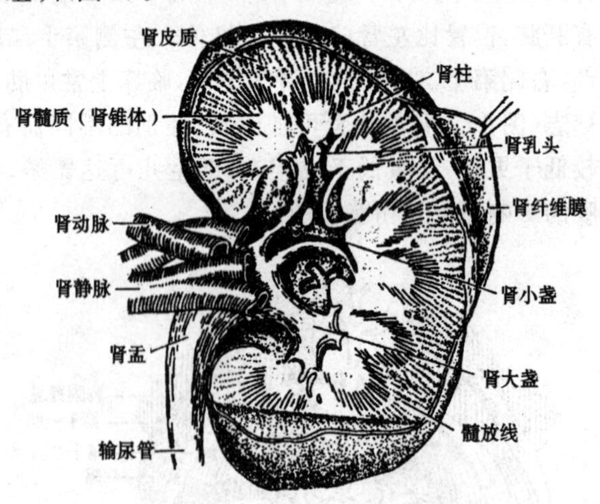

图2　肾的解剖结构（左肾额断面前面观）

2. 肾内部的结构如何

肾内部的结构可分为肾实质和肾盂两部分。在肾纵切面可以看到，肾实质分内外两层，外层为皮质，内层为髓质。肾皮质新鲜时呈红褐色，由100多万个肾单位组成，每个肾单位由肾小球和肾小管构成，部分皮质伸展至髓质的肾锥体间，称为肾柱。肾髓质新

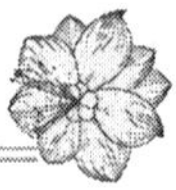

鲜时呈淡红色，由 10～20 个锥体构成，肾锥体在切面上呈三角形，锥体底部向肾凸面，尖端向肾门，锥体主要组织为集合管，锥体尖端称为肾乳头，每一个乳头有 10～20 个乳头管，向肾小盏漏斗部开口。在肾窦内有肾小盏，为漏斗形的膜状小管，围绕肾乳头。肾锥体与肾小盏相连接。每肾有 7～8 个肾小盏，相邻 2～3 个肾小盏合成一个肾大盏。每肾有 2～3 个肾大盏，肾大盏汇合成扁漏斗状的肾盂。肾盂在肾门附近逐渐缩小，出肾门后移行为输尿管。肾单位是肾脏结构和功能的基本单位，每个肾单位由肾小体和肾小管组成。肾小体内有一个毛细血管团，称为肾小球，由肾动脉分支形成。肾小球外有肾小囊包绕，肾小囊分两层，两层之间有囊腔与肾小管的管腔相通。肾小管汇成集合管，若干集合管汇合成乳头管，尿液由此流入肾小盏。

肾小球是肾脏形成尿液的关键场所，同时也是肾脏疾病的好发部位，所以熟悉肾小球的结构相当重要。肾小球是一团毛细血管丛，属于有孔型的毛细血管，又称为血管球。肾小球分成 4～8 个毛细血管小叶，与输入及输出小动脉相连于血管端。在毛细血管小叶与毛细血管之间，存在着球内血管系膜区，在血管端附近，此区更为明显。肾小球毛细血管壁仅有一层内皮细胞，是一种对分子大小有一定选择性的滤过器，当血液流经肾小球毛细血管时，血浆中的成分便可有选择地滤过而形成原尿。毛细血管周围有一层薄而连续不断的基膜，基膜可分为 3 层，即致密层、内疏松层和外疏松层，基膜对肾小球的滤过作用有极为重要的意义。在正常情况下，它可限制血浆蛋白的大分子滤过，但在病情状态下，如慢性肾小球肾炎时，基膜有缺损，大分子物质便可漏出；在糖尿病、老年性高血压及动脉硬化患者中，基膜明显呈增厚改变，可引起肾小球滤过成分和数量的异常改变。

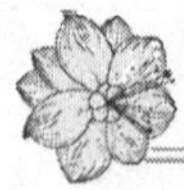

3. 肾脏有哪些生理功能

肾是人体的重要器官，中医视之为“先天之本”。它具有排泄代谢产物及调节水、电解质和酸碱平衡，维持机体内环境稳定等多种重要功能。

肾小球就像网一样，当血液流经肾小球时，体积大的成分，如红细胞、白细胞、血小板、蛋白质等不能通过网，故不能从肾小球滤出，仍留在血管内；而体积小的成分，如水、钠、氮、尿素、糖等，能通过网，经肾小球滤出，流进肾小管内，这些液体就叫“原尿”。当原尿流经肾小管时，肾小管有重吸收功能，所以99%的水分会被吸收回体内，营养成分也几乎全部被重吸收回体内，此时只剩下机体的代谢废物和很少的水分，就形成了尿液。肾脏对尿量进行调节，当天热时出汗多，或喝水少时，尿量就少些；而喝水多时尿量就多些，也就是我们吃多少、喝多少，正常肾脏就能工作多少，以保持体内水的平衡。

人体在新陈代谢过程中，会产生许多废物，而肾脏就相当于人体的污水处理厂，许许多多的废物都是由肾脏通过尿液排出体外，从而维持正常的生理活动。肌酐、尿素氮、肌酸等为主要的含氮代谢产物，这些物质都从肾小球滤出。肌酐通常不被肾小管重吸收，尿素则有一部分被重吸收。当肾衰竭时，代谢产物就会在体内蓄积，人体也就变成了一个“大垃圾场”。

人体内环境必须稳定，细胞和组织才能正常代谢，器官才能正常运转。所谓内环境稳定，主要是指体液内的电解质浓度、酸碱度和渗透压在正常的范围内，包括血浆、组织间液等细胞外液。肾脏通过保留钠、钾、氯、碳酸氢盐，排出氢离子，来维持酸碱平衡和电解质平衡，通过排泄水分调节细胞外液的量和渗透压，在维持内环境稳定方面发挥了重要作用。当肾脏出现问题，肾功能障碍时，可引起酸中毒、水肿、电解质紊乱等。

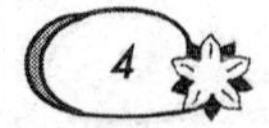

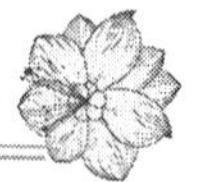

肾脏在内分泌方面也有着重要作用，肾脏可以分泌某些激素，如促红细胞生成素、肾素、前列腺素、活性维生素D等，影响着全身或肾脏本身的代谢和功能。同时，肾脏也是某些内分泌激素的灭活场所，如胰岛素、胃泌素等。此外，肾脏还是某些内分泌激素的作用部位，如抗利尿激素、甲状旁腺素、降钙素、胰高血糖素等。当肾衰竭时，这些激素的生成、灭活过程不能正常进行，可引起严重贫血、血压升高、钙代谢紊乱等。

总之，肾脏具有多种重要功能，这些功能对于维护人体健康是必不可少的，也正因为如此，当肾脏发生疾病时，可出现多种症状，对人体造成多方面的危害。

4. 尿液是怎样生成的

肾脏是生成尿液的器官，人们所进食物中的水分，以及喝的水、汤等液体，经过胃肠道吸收进入血液，通过血液循环再经过肾脏处理后形成尿液排出体外。因此，尿直接来源于血液。当血液流过肾小球毛细血管时，除红细胞、白细胞等血细胞和大分子蛋白质外，几乎所有血浆成分，包括少量分子量较小的血浆蛋白都能通过肾小球膜，滤到肾小球囊内形成原尿，这是尿生成的第一步。正常成年人安静时两侧肾脏的血流量每分钟为1 000～1 200毫升，相当于心排血量的20％～25％。这个数据告诉我们，肾小球的滤过液不是都排出体外，其中绝大部分被肾小管重吸收，因此把肾小球的滤过液叫做“原尿”，而经过膀胱排出的称为终尿。原尿的成分与血浆成分很接近，与排出的终尿有显著差异。尿的生成主要经过以下3个过程。

(1)肾小球的滤过作用：血液流经肾小球时，血浆中的水分和其他物质从肾小球滤过，而形成肾小球滤过液，即原尿。

(2)肾小管的重吸收作用：原尿经过肾小管，99％的水分被重吸收，还有葡萄糖和蛋白质等营养物质也全部被重吸收到血液内。

钠离子、氯离子、水和尿素虽然在肾小管各段均能被重吸收,但主要是在近曲小管被重吸收。

(3)肾小管和集合管的分泌作用:尿中有相当一部分物质是从肾小管和集合管的上皮细胞分泌或排泄到管腔中的。人排出的尿量和成分之所以能维持在正常状态,与滤过、重吸收、分泌过程有密切的关系。如果肾小球的通透性增加了,或肾小管的重吸收作用减弱了,或肾小管的排泄与分泌功能失常了,都会直接影响到尿量或尿中成分的改变。因此,对尿量的变化和尿中异常成分的分析,有助于临床诊断和治疗情况的观察。

5. 肾脏是怎样排泄代谢废物的

为维持正常的肾脏排泄功能,肾血流量一般保持在恒定范围内,肾小球滤过率约为每分钟120毫升。肾脏有自身调节功能,通过管球反馈,肾神经及血管活性物质等环节调节肾血浆流量,使肾小球滤过率维持在一定的范围内。肾小球滤过率受毛细血管内压、肾血浆流量、动脉血白蛋白浓度及滤过膜的通透系数等的影响。当血压过低、肾血浆流量减少、血浆胶体渗透压增高或通透系数下降时,肾小球滤过率显著降低或停止。

肾小球滤过膜对大分子物质具有屏障作用。滤过膜的屏障由两部分组成,一是电荷屏障,肾小球滤过膜带负电荷,可以阻止带负电荷的白蛋白滤出;二是机械性屏障,与滤过膜上的孔径大小及构型有关。在某些病理状态下,滤过膜上的负电荷消失,使大量白蛋白经滤过膜滤出,从而形成病理性的蛋白尿。

肌酸、肌酐、尿素为主要含氮代谢产物,由肾小球滤过排泄,而尿酸、苯甲酸及各种胺类等有机酸则经过肾小管排泄。主要通过肾小管上皮细胞向管腔内分泌的途径来排泄代谢废物,以肾小管近端排泄为主,除排泄有机酸外,还排出许多进入体内的药物,如庆大霉素、头孢菌素等也从近端肾小管排出。

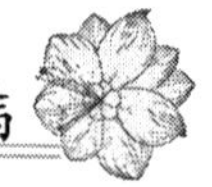

正常成年人血浆中尿酸的浓度为男性149～417微摩/升，女性为89～357微摩/升，其中大约25%与血浆蛋白结合，大部分以游离钠盐的形式溶解在血浆中，它可以自由地滤过肾小球，但98%～99%会被近端小管重新吸收。近端小管还能主动分泌尿酸，但大部分也在排泄过程中被重新吸收。通过重新吸收、分泌、重新吸收的循环过程，经尿排出的尿酸占肾小球滤过量的6%～10%，每日尿中所含的尿酸为0.1～1.0克。肌酸及肌酐也是可以通过肾小球滤过的小分子物质，滤过后在近端小管中可全部重新吸收，故正常成年人尿中没有肌酸排出。肌酐主要由肌酸通过脱水反应在肌肉中缓慢地形成，再释放到血液中，随尿液排出，因此与肌酐排泄量密切相关的是体内肌肉的总量，而很少受饮食的影响。

尽管经尿液排泄的体内代谢废物种类很多，但临床中判断肾功能时，常以血清肌酐、血尿素氮及血尿酸的客观指标为标准来进行分析，其中最重要的是血肌酐的指标。

6. 肾脏是如何对钠、钾、氯等电解质进行排泄和调节的

当肾病患者到医院定期复查时，医生在让其复查尿分析、肾功能的同时，还常让其检查钠、钾、氯等电解质，医生之所以对肾病患者的钠、钾、氯等电解质特别关注，是因为维持电解质的平衡对人体十分重要，同时肾脏是钠、钾、氯的主要排泄场所。在体液中，钠离子是细胞外液中最主要的电解质，钾离子是细胞内液中最主要的电解质，钠、钾、氯的排泄直接关系到体内这些离子的相对平衡，对保持正常体液的渗透压、体液量及酸碱平衡具有极为重要的意义。

(1)钠：尿钠是通过肾脏的滤过和重吸收作用而排出体外的。正常成年人血浆的钠离子浓度为138～145毫摩/升，绝大部分是以氯化钠的形式存在，其次是碳酸氢钠等。钠的排泄受以下多种因素的影响。

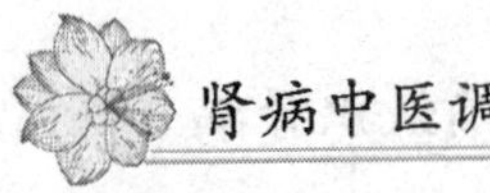

①肾小球滤过率与球管平衡。每单位时间从肾小球滤过的钠离子量,对尿钠的排出具有重要影响,近端小管重吸收钠离子的量随肾小球滤过率的变化而变化,若无球管平衡,当滤过的钠离子增加1%时,终尿中排出的钠量会增加两倍以上。

②肾上腺皮质激素。肾上腺皮质激素都有保钠作用,其中以醛固酮的作用为最强,醛固酮增多可导致水钠潴留。

③肾动脉压或肾静脉压。肾动脉压或肾静脉压增加可使钠的重吸收减少。

(2)钾:正常人血浆钾浓度为3.5~5.5毫摩/升,每日尿排钾1.2~3.2克。肾脏保留钾的能力不如保钠,血清钾几乎全部可以从肾小球滤过,其中98%左右在近曲小管重吸收,小部分在髓襻吸收。肾脏排泄钾的量主要取决于肾小管分泌钾的速率,影响肾脏排泄钾的因素主要有以下几个方面。

①钾平衡。正常人摄入钾盐增加时,尿钾排出也增加。

②肾小管细胞内钾的浓度。当肾小管细胞内钾离子浓度增加时,远曲小管对钾的重吸收减少,尿钾的排出增加,反之则尿钾排出减少。

③远曲小管和集合管中钠离子的含量。每当远曲小管对钠的重吸收增加时,钾的分泌量即增加。

④醛固酮的影响。当血清钾离子浓度升高时,可促进肾上腺皮质分泌醛固酮,从而使钾排泄增加,使血清钾离子浓度恢复正常,这对维持正常血钾浓度具有重要意义。

(3)氯:正常人血浆中氯离子的浓度为98~108毫摩/升,主要存在于细胞外液;细胞内液的氯离子浓度只有1毫摩/升,血液中氯几乎都以氯化钠的形式存在。肾小球滤过液中的氯离子99%在肾小管中重吸收入血,其中60%~80%在近曲小管重吸收,由于钠在近端小管主动重吸收,引起水被动重吸收,使管腔中氯、钾离子等的浓度升高,通过扩散而被动重吸收。因此,钠的主动重吸

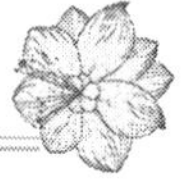

收直接关系着包括氯在内的钾、钙等离子的重吸收。凡未被重吸收的氯，主要以氯化钠形式随尿排出，部分以氯化铵的形式由尿排出。尿氯的排泄量主要受摄入钠盐的影响，其次与肾小管液中的酸碱度有关，肾小管泌氢离子增加，远曲小管重吸收氯离子减少，尿中排氯增加。

综上所述，肾脏通过对钠、钾、氯等电解质排泄的调节，保持体内钠、钾、氯等处于正常水平，这对维持机体正常的生理功能具有重要意义。

7. 肾脏在酸碱平衡中的作用如何

人的体液有一定的酸碱度，并保持着动态平衡，这种酸碱平衡是维持人体生命活动的重要基础。在正常膳食情况下，体内产生大量的酸性物质和少量的碱性物质。酸性物质主要有碳酸（挥发性酸）和固定酸（非挥发性酸）。糖类、脂类、蛋白质氧化分解产生的硫酸、磷酸、乳酸、丙酮酸等酸性物质，主要由肾脏排出体外，称为固定酸。固定酸主要由蛋白质生成，体内生成固定酸的数量和食物蛋白质含量成正比，固定酸必须被中和并由肾脏排出，否则会对机体造成严重的危害。

正常情况下，代谢产生的酸性物质或碱性物质进入血液不会引起血液 pH 值的显著变化，主要是由于体内有一系列的调节机制，这种调节机制主要包括体液中的缓冲系统、呼吸系统和肾脏。肾脏的调节作用缓慢，但能完整地调节血液 pH 值，这是肾脏的重要功能之一。机体产生的固定酸，每日为 40～60 毫摩氢离子，它们可以通过肾小管泌氢作用自尿中排出。近曲小管、远曲小管、集合管细胞都可以泌氢。肾小管在排出酸性尿时，通过氢离子-钠离子交换，生成新的碳酸氢根离子，从而使在体液缓冲系统和呼吸系统调节机制中损失的碳酸氢根离子得到补充。同时，血浆氢离子浓度和二氧化碳分压的升高，均可刺激呼吸中枢，加强呼吸运动，使二氧化碳排出增多，血浆碳酸浓度下降。由于碳酸氢根离子的补充和碳酸的减少，使血浆中碳酸氢根离子与碳酸的比值不因固定酸的缓冲而发生明显改变，使血浆pH值保持在正常范围。这样，肾脏通过对肾小球滤过的碳酸氢盐的重吸收和生成新的碳酸氢盐，从而使细胞外液中的碳酸氢盐的浓度保持稳定，以维持体液的酸碱平衡。此外，肾脏的泌氢离子和碳酸氢根离子重吸收功能受动脉血的二氧化碳分压、血钾浓度等多种因素的影响。原发性代谢性酸中毒或碱中毒的形成，主要与呼吸运动和肾脏活动有关，其中肾脏起着更大的作用。

8. 肾脏是如何对血压进行调节的

提起影响血压的因素，人们首先想到的是心血管系统、神经系统，其实血压与肾脏的关系也甚为密切，肾脏在人体血压调节方面起着非常重要的作用。一般来说，人体血压的快速调节以神经系统为主，缓慢调节则以肾脏为主，肾脏对人体血压的调节主要有以下几种机制。

(1)肾脏-体液机制：肾脏通过对水、钠排出量的调节来改变循环血量及心排血量，从而达到调节血压的目的。

(2)肾素-血管紧张素-醛固酮系统：在生理情况下，该系统通过缩血管效应直接对动脉血压进行调节。通过影响醛固酮分泌，钠和体液量保持平衡，使血压相对稳定。肾素为肾小球旁细胞所分泌，其分泌量受肾小动脉压及流经致密斑原尿中的钠浓度等因素影响。肾素作用于血浆内的血管紧张素原，产生无活性的血管紧张素Ⅰ，后者在血管紧张素转化酶的作用下，成为有活性的血管紧张素Ⅱ。血管紧张素Ⅱ主要有两种作用：一是引起小动脉血管收缩，二是促进肾上腺皮质合成和分泌醛固酮。醛固酮分泌增加，促进了肾小管对钠的主动重吸收和水的被动重吸收，使循环血量增加，血钠浓度升高，血钠还可使血管壁对缩血管物质的反应性加强。

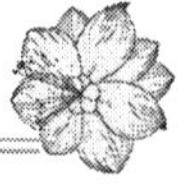

(3)肾脏分泌的其他血管活性物质:肾素-血管紧张素-醛固酮系统活性增强可引起高血压,另有报道提示,肾脏激肽释放酶-激肽系统受到抑制与肾实质性高血压的发生有关。近年来还发现,利钠激素、加压素等物质与肾性高血压存在一定的关系。

(4)神经系统:肾脏的交感神经兴奋性增高可使肾脏血流动力学改变,肾血流量和肾小球滤过率下降,促进肾素分泌,同时神经系统可直接作用于肾小管,促进水钠潴留,这是导致血压升高的两个重要因素。

9. 肾脏易发生哪些疾病

按照肾脏的组织结构分类,肾脏疾病可分为肾小球疾病、肾小管疾病、肾间质疾病、肾血管疾病及其他肾脏疾病。

(1)肾小球疾病:是指病变主要累及双肾的肾小球的疾病,分为原发性、继发性和遗传性肾小球疾病。根据原发性肾小球疾病的临床表现可分为急性肾小球肾炎(急性肾炎)、急进性肾小球肾炎(急进性肾炎)、肾病综合征、慢性肾小球肾炎(慢性肾炎)、隐匿性肾小球肾炎;继发性肾小球疾病是指全身性疾病中的肾小球损害,常见的可由系统性红斑狼疮、过敏性紫癜、系统性血管炎、乙型肝炎、类风湿关节炎、高血压、糖尿病等引起;遗传性肾小球疾病为遗传变异基因所致,如 Alport 综合征等。

(2)肾小管疾病:最常见的是肾小管酸中毒,分为远端型肾小管酸中毒、近端型肾小管酸中毒、四型肾小管酸中毒和混合型肾小管酸中毒。

(3)肾间质疾病:包括急性间质性肾炎、慢性间质性肾炎和反流性肾病。

(4)肾血管疾病:包括肾动脉狭窄、肾动脉栓塞和血栓形成、肾静脉血栓形成、小动脉性肾硬化症。

(5)其他肾脏疾病:除上述疾病外,还有肾盂肾炎、药源性肾脏疾病、肾肿瘤、肾结石、急性肾衰竭、慢性肾衰竭等。

在诸多肾脏疾病中,以急性肾炎、慢性肾炎、肾病综合征、慢性肾衰竭、肾盂肾炎、肾结石等较为常见。由于篇幅限制,本书主要介绍上述临床常见的肾病。

10. 肾脏病变常有哪些临床表现

(1)疼痛:各种急、慢性肾病患者都有可能出现肾区疼痛之症状,通常称为"腰痛"。不同肾病的疼痛性质可不一样,有的患者一侧肾区疼痛,有的患者两侧肾区疼痛,有的患者感到肾区持续性隐痛,而有的患者是突发性的绞痛,不过绝大多数肾病患者表现为肾区隐痛和钝痛。

(2)排尿异常:排尿异常包括尿频、尿急、尿痛、尿量及尿的颜色异常等多种情况,也是肾脏疾病的常见症状。正常人白天排尿4~6次,晚睡后排尿0~2次,如排尿次数增多,就叫尿频。尿急是指刚排完尿又急着要排尿,而且一有尿意即迫不及待,甚至尿湿内裤,但尿量却不多。尿痛是指排尿时尿道有疼痛和烧灼感。尿量异常包括多尿、少尿、无尿和夜尿增多,不同肾病尿量异常的表现也不一样。尿的颜色异常主要包括颜色变深、变浊及变成血红色,如果尿的颜色变成血红色就称为血尿。此外,绝大多数肾病患者在尿常规检查时也会出现诸如蛋白尿、管型尿等,这也属排尿异常。

(3)水肿:体重骤然增加是水肿的一个极其敏感的指标,此时不一定有水肿的表现,称为隐性水肿。如果水肿进一步加重,开始可见眼睑水肿,继而身体下垂部也出现水肿,如脚踝、下肢,严重者还可出现腹水、胸腔积液等,用手指按压小腿胫骨前部,出现凹陷窝,据此可判断出体内多余的水分已达4 000~6 000毫升。

(4)高血压:高血压在临床中极为常见,可分为原发性高血压和继发性高血压两大类。因肾脏疾病引起的高血压称为肾性高血压,是最常见的继发性高血压之一,占成年人高血压的5%~

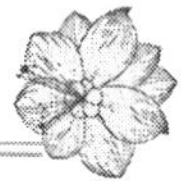

10%。肾性高血压在无明显水肿或未做尿液检查时，容易误认为是原发性高血压，所以一旦有高血压出现，应想到是否患有肾病。

11. 出现水肿就是患有肾病吗，引起水肿的原因有哪些

水肿是肾脏疾病最常见的症状，有时更是肾病的首发表现，尤其是在早晨起床时，眼睑的水肿最为多见。那么，出现水肿就是患有肾病吗？其实引起水肿的原因复杂多样，出现水肿并不都是患有肾病。除肾脏病外，心脏病、肝病、内分泌疾病等多种疾病都可出现水肿，同时有些水肿并非是疾病的表现，如特发性水肿、反应性水肿、体位性水肿、经前期水肿、药物性水肿等。

(1)特发性水肿：有些 20～40 岁的女性，早晨起床后眼睑及颜面常出现轻度水肿，下肢有凹陷性水肿或紧绷感，可随着活动而逐渐减轻或消退，各种辅助检查均无异常。多数学者认为，水肿与神经精神因素及自主神经功能紊乱有关，称之为特发性水肿。

(2)反应性水肿：有些人，特别是高温作业或身体较胖又不爱活动者，夏天受环境高温的影响，皮肤血管扩散体液渗透并积聚于皮下组织，常在手、足等处发生水肿，夏天过后则自行消退，但每夏必发，反复多年，此为反应性水肿。

(3)体位性水肿：长时间站立、行走、下蹲或坐位，可因下肢血液回流受阻、淤积而造成水肿，改变体位后一段时间，水肿可自行减轻、消失，此为体位性水肿。

(4)经前期水肿：有些健康的女性在月经来潮前 1 周或半个月内，出现眼睑、手背、脚踝甚至双下肢轻度水肿及烦躁、失眠、疲乏、头痛等症状，月经来潮时水肿及其他症状可逐渐消退，此为经前期水肿。

(5)药物性水肿：使用某些药物，如肾上腺皮质激素、睾酮、雄激素、胰岛素等药物，可导致脸、手、足出现水肿，停药后水肿会逐

渐消退，此为药物性水肿。

由上可以看出，引起水肿的原因复杂多样，一旦出现水肿，不必过于担心，更不可乱用药物，应仔细寻找原因，以确立恰当的处理方式。

12. 肾性水肿是如何分类和产生的

水肿是由于液体在组织间隙中潴留所致，用指端加压维持压力10秒钟，皮下水肿部位可出现凹陷。肾性水肿是全身性水肿的一种，它的特点是水肿多从眼睑、颜面开始而后遍及全身，在水肿的同时伴有肾脏病的其他临床表现，如蛋白尿、管型尿、高血压、肾区疼痛等。

肾性水肿分肾病型水肿与肾炎型水肿两类，临床上如果只将水肿确定为肾性水肿是不够的，还应进一步确定是肾病型水肿还是肾炎型水肿，这主要应结合肾脏病的具体临床表现进行判断。若诊断为原发性肾病综合征，那么患者的水肿即为肾病型；若诊断为急性或慢性肾小球肾炎，那么患者的水肿即为肾炎型。之所以要分清肾病型水肿和肾炎型水肿，这是因为两类水肿的发生机制不同，其治疗方法也不一样。

肾病型水肿的产生，主要是由于血管内外的液体交换失衡，尿蛋白的大量丢失，以致低蛋白血症，使血浆胶体渗透压降低，组织液滞留，从而引起水肿。同时血浆容量下降等引起一系列体液因子改变，促使钠、水潴留而更加剧水肿。按说肝脏每日可合成14克白蛋白，当低蛋白血症时，肝脏合成蛋白质可呈代偿性增加，但为什么还出现低蛋白血症呢？主要原因是患者白蛋白分解加速。有实验证明，肾病综合征动物的肾脏对白蛋白的更新增速。肾小管上皮细胞是分解蛋白质的部位，肾病患者有大量蛋白尿，每天丢失的蛋白量最多的可高达30克。低白蛋白血症是指血浆白蛋白低于30克/升，一般低于20克/升即出现水肿，有的患者甚至低至

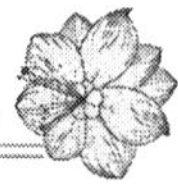

10克/升左右。由于血浆胶体渗透压降低，使动脉端滤出过多，而静脉端回吸收减少，以致组织液潴留引起水肿，这就是血管内外液体交换失衡。血浆容量下降是由血浆外渗所致，通过容量调节反射，神经体液性因子发生变化，如抗利尿激素分泌增加，以致肾小管重吸收水增多；分泌醛固酮增多，使肾小管对钠的重吸收增多；抑制利钠因子，则使肾脏排钠减少。上述环节均加剧水、钠潴留，而使水肿加重。

肾炎型水肿的产生，主要是由于机体内外的液体交换失衡。一方面是由于肾小球滤过率降低。肾小球滤过率与肾小球毛细血管表面积的大小及其孔隙的功能状况呈正相关。急性炎症时，肾小球毛细血管腔狭窄或闭塞，以致有功能的肾小球数目减少，有效滤过面积显著减少，而使肾小球滤过率大大降低，因此肾脏排出钠、水减少而发生水肿。另一方面是球-管失衡，急性炎症时虽有肾小球滤过率的急剧降低，但肾小管的重吸收功能则相对地保持良好，即肾小球与肾小管的功能失去平衡，钠、水由肾小管重吸收相对而言增多而致水肿。再者，肾小球毛细血管炎症或梗阻可引起小管周围流体静压低于小管静压，以致肾小管重吸收钠、水增加。血容量增高及动、静脉毛细血管的压力增高，可引起毛细血管流体静压增高，从而使毛细血管内液移向组织间隙增多而产生水肿。

13. 肾病患者为什么会出现腰痛

各种急慢性肾病患者都有可能出现肾区疼痛的症状，通常称为“腰痛”。除肾病引起腰痛外，腰肌劳损、泌尿系统感染、腰椎病变等也均可呈现腰痛的症状。肾病患者之所以会出现腰痛，主要有以下原因：肾包膜、肾盂和输尿管遭受刺激或使其张力增高，从而引起内脏神经痛；肾脏或周围病变侵犯局部肌肉和皮肤时，则出现躯体神经痛；肾脏病变时，由于肾包膜或肾盂的牵拉，或病变侵犯局部神经所致；肾实质或肾周围化脓性炎症时，可出现内脏神经痛与躯体神经痛，在体检时脊肋角特别是肋腰点有压痛及叩击痛。中医学认为“腰为肾之府”，说明肾与腰痛的关系非常密切，机体感受寒湿、湿热，肾气亏虚，以及气滞血瘀等，均可出现腰痛。

肾病引起的腰痛，其疼痛的性质可为钝痛、剧痛，也可为绞痛、酸痛等，不过多数患者为酸痛或钝痛。钝痛即通常说的慢性隐痛，大多数肾病患者的疼痛为钝痛，如慢性肾盂积水、多囊肾、急性肾炎等；持续剧烈的胀痛则多见于肾脏化脓性炎症，如肾脓肿、急性肾盂肾炎等；而突然发生的间歇性剧烈刀绞样疼痛，患者辗转不安，多见于肾与输尿管结石患者；至于腰部酸痛，则常见于肾下垂、慢性肾炎等患者。肾病患者的腰痛与风湿病患者的腰痛是不一样的，后者一般是患有多年风湿病的人，病史很长，而且风湿病患者的腰痛一般都伴有下肢关节或手臂关节的疼痛，尤其是在阴雨天气较多的季节容易发生。

14. 排尿异常包括哪些内容

排尿异常从表面上看，主要有尿量异常、尿的颜色异常及排尿时的感觉异常；从显微镜下可以发现尿液的成分也有异常。就不同的肾病患者来讲，排尿异常的内容各不一样，当然引起排尿异常的原因也是多种多样的。

(1)尿量异常：尿量异常包括多尿、少尿、无尿和夜尿过多。健康人的尿量为每天 1 000～2 000 毫升，如果每天超过 2 500 毫升，就称为多尿；如果每天尿量少于 400 毫升，就称为少尿；如果每天的尿量少于 100 毫升，就称为无尿；如果夜里的尿量超过白天的尿量，或是夜里的尿量超过 750 毫升，就称为夜尿增多。多尿、少尿、无尿和夜尿增多都是肾脏疾病的常见症状。当然，不同的肾病尿量的异常表现也不一样。例如，慢性间质性肾炎常出现多尿，且以夜尿多为特点；而急性肾衰竭常有少尿或无尿的症状。虽然肾病常有尿量的异常改变，但并不是尿量改变就一定是肾病引起的。

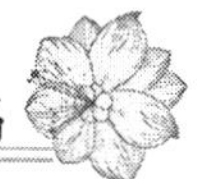

健康人饮水过多会尿多，运动后出汗过多会出现尿少等，这些情况都属于正常生理现象，应予以区别。

(2)尿的颜色异常：肾病患者的尿液颜色常有异常变化，一般是颜色变深、变浊和变成血红色，如果尿的颜色变成血红色，就称为血尿。尿的颜色之所以发生异常变化，是因为尿液中的成分发生变化所致。当发生急性肾炎时，尿液中可出现红细胞，尿液由此而变成血红色。引起尿液颜色改变的成分有很多种，如蛋白质、红细胞、脓细胞等，这些成分在健康人的尿液中是不会出现的，只有在肾脏出现疾病时，尿液成分出现了变化，才会发生尿液颜色的异常。

(3)排尿时的感觉异常：排尿时的感觉异常主要包括尿频、尿急和尿痛。健康人白天排尿4～6次，夜间睡觉后排尿0～2次，如果排尿次数明显增多超出上述范围，则称为尿频。尿急是指尿意一来就要排尿的一种感觉，而且一有尿意即迫不及待，甚至尿湿内裤，但尿量却不多。尿痛是指排尿时尿道有疼痛和烧灼感。健康人在排尿时是没有痛苦感觉的，但在发生某些肾病的情况下，患者在排尿时会非常痛苦，这些症状都属于排尿异常，大多发生在尿路受到感染的患者身上，出现这些症状的病因主要是炎症刺激，如肾盂肾炎、肾结石合并感染或膀胱炎等均会出现尿频、尿急、尿痛的症状。

(4)尿液的成分异常：绝大多数肾病患者在尿常规检查时会出现尿液的成分异常。正常尿液中一般是不含蛋白质、红细胞等物质的。当肾脏发生疾病时，尿液中可能就会出现白细胞、红细胞、蛋白质等。有些成分可以在显微镜下看到，如白细胞、红细胞，还有一些成分需要化学分析才能查明，如蛋白质。尿常规检查是检查分析尿液成分异常的可靠方法，也是肾病患者最常用的辅助检查。

15. 什么是尿路刺激征，形成原因有哪些

尿路刺激征又称尿道综合征，包括尿频、尿急、尿痛，为膀胱颈

和膀胱三角区受刺激所致。尿路刺激征多见膀胱炎、急性肾盂肾炎、泌尿系结石、前列腺炎和肾结核等疾病。

(1)尿频:尿频只是排尿次数频繁,但每次尿量不多,其病因与泌尿道炎症刺激、精神因素关系密切;而多尿则不仅排尿次数多,尿量也多,其病因多与糖尿病、尿崩症有关。

(2)尿急:尿急常伴有尿频,但尿频并不一定有尿急。临床上把尿急分为两种,一种常见于泌尿系炎症,尤其是膀胱三角区黏膜发炎,酸碱度改变的尿液和感染性尿液,对黏膜有较强的刺激,容易产生尿急合并尿痛;另一种是患者由于神经因素引起排尿反射异常,产生了无痛性尿急。

(3)尿痛:尿痛是由于炎症刺激,使膀胱收缩、痉挛或是尿液流经发炎的尿道而引起。一般来说,如果尿痛合并尿急,其炎症刺激部位在膀胱;如果尿痛合并排尿困难,则炎症刺激部位在尿道或尿道阻塞。

16. 肾脏疾病为什么会出现蛋白尿

正常情况下,由于肾小球滤过膜的滤过作用和肾小管的重吸收作用,人的尿液中蛋白质的含量极微(每日排出量<150毫克),尿蛋白定性检查时呈阴性反应。24小时内尿中蛋白质含量超过150毫克,或尿常规检查蛋白质呈阳性时,即称蛋白尿。

临床上蛋白尿有生理性和病理性之分。病理性蛋白尿是肾脏疾病的主要临床表现,大多数肾脏疾病具有不同程度的蛋白尿。临床中之所以出现蛋白尿,主要有以下几种情况。

(1)肾小球性蛋白尿:凡能引起肾小球滤过膜通透性增加的各种肾小球疾病,均可促进肾小球滤液中的蛋白质增多,并超过了肾小管的重吸收能力,蛋白尿一般是以白蛋白为主。

(2)肾小管性蛋白尿:肾小管性蛋白尿的发病机制是由于肾小管对正常滤过的蛋白质的重吸收障碍。当肾小管损伤,尤其是由

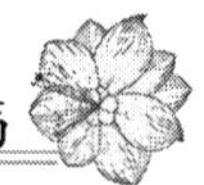

各种抗生素或镇痛药、重金属等原因引起的肾小管损伤时，尽管肾小球滤出的蛋白质数量并未增加，但肾小管重吸收蛋白质的能力下降，尿中出现了蛋白。肾小管性蛋白尿主要是β_2微球蛋白、球蛋白质片段、溶菌酶等小分子量的蛋白。现在β_2微球蛋白和溶菌酶测定已作为近端肾小管重吸收功能的检查方法应用于临床。

(3)溢出性蛋白尿：血中有异常蛋白质，可经过肾小球滤出。由于溢出量过多，肾小管不能完全将其吸收，因而产生了蛋白尿。

(4)分泌性蛋白尿：肾组织本身可分泌含蛋白质的物质进入尿中。正常情况下，肾小管分泌一种 T-H 蛋白，每日排出量为 10～140 毫克，在各种原因引起的蛋白尿中这种蛋白均会增加。另外，正常尿液中也会有少量免疫球蛋白，在肾小管-间质性炎症及肿瘤时，含蛋白的分泌物亦会进入尿中，由这些原因引起的蛋白尿，称为分泌性蛋白尿。

临床上所见的蛋白尿，主要是肾小球性蛋白尿和肾小管性蛋白尿，在具体病例中，往往是两者同时存在，并存在两种以上的蛋白尿。

17. 何谓功能性蛋白尿和直立性蛋白尿

(1)功能性蛋白尿：系指健康人出现的暂时性、轻度、良性的蛋白尿。这种蛋白尿通常发生于运动后或发热时，亦可见于高温作业、过度寒冷、情绪紧张等应激状态，这些因素引起短暂的肾内血液循环变化，可能是造成功能性蛋白尿的主要原因。也可由于休内某些因素使肾血管痉挛或充血，滤过膜通透性一过性增加，因而导致了蛋白尿的发生。一旦诱发因素消失，蛋白尿也不再存在，这是功能性蛋白尿的主要特点。

剧烈的体力劳动或大量运动后，促使健康人的尿蛋白排泄增加，影响了肾小管对蛋白质重吸收的能力，这种现象临床上谓之运动性蛋白尿，属于功能性的。运动性蛋白尿多见于青少年，休息后可迅速消失，蛋白尿的程度与运动量、运动的强度及持续时间有密切关系。功能性蛋白尿的主要成分以白蛋白为主，这种蛋白尿并不反映肾脏有实质性病变，因此不能作为肾脏病看待，但应注意与原有肾脏病的患者由于运动、发热等影响，使尿蛋白量增加的情况相区别。

(2)直立性蛋白尿：又称为体位性蛋白尿，是在直立位或腰部前突时出现的蛋白尿。其特点为清晨在卧位时尿蛋白排泄量正常，而起床活动后逐渐出现蛋白尿。长时间直立、行走或活动时，尿蛋白增多，但平卧休息后可转为阴性，24 小时尿蛋白含量一般少于 1 克。直立性蛋白尿可分为间歇性及持续性两种。间歇性蛋白尿常见于生长发育迅速的青少年，一般多有循环系统不太稳定的表现，如直立性低血压及指(趾)端发绀，预后是良好的；近年来发现，少数持续性蛋白尿患者存在轻微的肾小球病变。

一般认为，直立性蛋白尿是良性、暂时的状态，并无肾脏病变存在，这是符合多数人的实际情况，但也有一些是肾脏疾病的早期表现，不要忽视。因此，对有直立性蛋白尿的人应作具体分析，认真检查，在平卧后尿蛋白检查阴性才能考虑直立性蛋白尿，并且还要经过长期的临床观察，以明确有无肾脏疾病。

18. 什么是管型尿，其临床意义是什么

管型是尿蛋白在肾小管及集合管中凝聚而形成的一种圆柱状物，其基质是肾小管分泌的一种糖蛋白。正常人尿内可有少量透明及细胞颗粒管型，通常 12 小时尿中管型应少于 5 000 个，每毫升尿内含 2～5 个，或每一低倍视野小于 1 个，如果尿液中管型数量增多或尿中出现其他种管型，称为管型尿。肾小管上皮细胞分泌的蛋白，由于浓缩和在酸性环境中凝固形成透明管型，若同时伴有红、白细胞凝聚在内称为细胞管型，若有退行性变的细胞碎屑则形成颗粒管型，蜡样和脂肪管型则是细胞颗粒管型再度退化形成

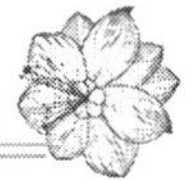

的。各种管型的临床意义如下。

(1)透明管型:透明管型可以出现于正常尿液中;有蛋白尿时透明管型则会增多,主要见于各种肾小球疾病。在肾小球肾炎、肾盂肾炎、高血压病、心功能不全及剧烈运动、体力劳动后和发热时,常出现透明管型。

(2)红细胞管型:红细胞管型属病理性,表明血尿的来源在肾小管或肾小球,主要见于急性肾小球肾炎、急进性肾炎、急性肾盂肾炎、溶血性尿毒症综合征、过敏性间质性肾炎、急性肾衰竭等。

(3)白细胞管型:白细胞管型属病理性,主要见于急性肾盂肾炎、过敏性间质性肾炎、急性肾小球肾炎早期。白细胞管型是诊断肾盂肾炎及间质性肾炎的重要证据,若尿内有较多此类管型时,更具有诊断价值,可作为区别肾盂肾炎及下尿路感染的依据。

(4)上皮细胞管型:上皮细胞管型在尿内大量出现,表明肾小管有活动性病变,主要见于急性肾小管坏死、肾淀粉样变性、重金属或化学药物中毒、肾小球肾炎等。上皮细胞管型常与颗粒、透明或红、白细胞管型并存。

(5)颗粒管型:颗粒管型是由上皮细胞管型退化而来,或是由已崩解的上皮细胞的原浆黏合形成。颗粒管型的存在意味着有蛋白尿的同时还有肾小管上皮细胞的退变、坏死,多见于各种肾小球疾病及肾小管的毒性损伤,如急性和慢性肾小球肾炎、肾盂肾炎、肾移植排异反应等。颗粒管型有时也可出现于正常人的尿中,特别是剧烈运动之后。如经常反复出现,则属异常。

(6)蜡样和脂肪管型:蜡样和脂肪管型的出现常反映肾小管有萎缩、扩张,多见于慢性肾病尿量减少的情况下,或是肾病综合征存在脂肪尿时,如肾功能不全晚期及肾淀粉样变性均可出现蜡样和脂肪管型。

19. 肾性高血压是怎样形成的

直接因肾脏疾病引起的高血压称为肾性高血压，占成年人高血压的5%～10%，是继发性高血压的主要组成部分。其中肾动脉狭窄导致肾缺血引起的高血压，称肾血管性高血压，而由其他单侧或双侧肾实质疾病所引起的高血压统称为肾实质性高血压。几乎每一种肾实质疾病都可以引起高血压。

各种肾脏病引起高血压的机会与其病变的性质、对肾小球功能的影响、造成肾实质缺血的程度及病变的范围等因素有关。一般肾小球肾炎、狼疮性肾炎、先天性肾发育不全等可伴有血管病变或肾缺血，出现高血压的概率较高，而肾结石及肾盂肾炎引起继发性高血压的机会相对较少。不同病理类型的肾小球肾炎发生高血压的机会亦不相同，如微小病变和膜性肾病较少出现高血压，而膜增殖性肾炎、局灶性节段性肾小球硬化极易出现高血压。此外，肾性高血压与肾功能状态有关，随着肾功能的减退，患者伴有高血压的比例也随之增加，肾衰竭后期80%以上的患者伴有不同程度的高血压。

肾脏疾病时影响血压升高的因素有很多，如水、钠潴留导致的血容量增加；肾素-血管紧张素系统活性增加；肾内降压物质如前列腺素、缓激肽分泌减少，活性减弱；交感神经兴奋性增高，致使全身小动脉痉挛；可交换钠与肾素关系异常等。其中以前两种因素最为重要，因而我们通常将肾性高血压分为容量依赖型高血压和肾素依赖型高血压。

容量依赖型高血压的发病机制是，肾实质损害后，肾脏处理钠、水的能力减退，当钠的摄入量超过机体的排泄能力时，即出现水、钠潴留。水、钠潴留如主要在血管内，使血容量扩张，即可发生高血压。同时水、钠潴留可使血管平滑肌细胞内水、钠含量增加，血管壁增厚，弹性降低，血管的阻力及对儿茶酚胺的反应性增强，

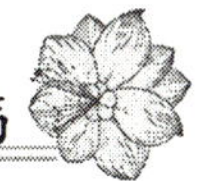

并使血管紧张素Ⅱ对血管受体亲和力提高，此时即使血管紧张素正常亦可使血压升高。肾素依赖型高血压的发病机制为肾动脉狭窄，肾内灌注压降低，肾实质疾病，以及分泌肾素的细胞肿瘤等，均能使球旁细胞释放大量肾素，引起血管紧张素Ⅱ活性增高，全身小动脉收缩而产生高血压，同时肾素及血管紧张素Ⅱ又能促使醛固酮分泌增多，导致钠、水潴留，使血容量增加而产生高血压。肾实质损害后激肽释放酶及前列腺素的释放减少，这些舒张血管物质的减少也是高血压形成的重要因素。

20. 中医怎样认识肾的生理功能

中医学对肾的认识既有与西医相同的地方，也有其不同之处。西医强调的是解剖学上的肾，中医重视的是生理功能上的肾。从肾的形态和位置来说，中西医的认识是相同的；然而对肾的生理功能的认识，中医要比西医广泛得多，西医将肾归属于泌尿系统，中医学认为，肾为脏腑阴阳之本，生命之源，有先天之本之称。中医学的肾有多方面的生理功能，归纳起来主要有藏精、主水、主骨和主气。

(1)藏精：中医学认为，精气是构成人体的基本物质，也是人体生长发育及各种功能活动的物质基础，故《素问·金匮真言论》中说："夫精者，生之本也。"藏精是肾的主要生理功能，肾所藏的精气包括"先天之精"和"后天之精"。先天之精禀受于父母，故称肾为先天之本；后天之精来源于后天所得，主要来源于脾胃运化水谷后而化生的水谷精气，以及其他脏腑化生的精气，所谓"肾者主水，受五脏六腑之精而藏之"，即为此意。肾对精气的闭藏，主要是为了精气在体内能充分发挥其应有的生理效应创造良好的条件，不使精气无故流失，影响机体的生长、发育和生殖能力，所以肾有主生长发育与生殖的功能。"肾其华在发"，发为血之余，有赖于精血的濡养，肾之精气的盛衰亦可以从头发的状态反映出来。同时，肾开窍于耳，听觉的灵敏与否与肾之精气也有密切关系。

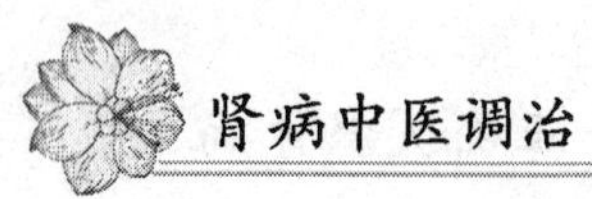

(2)主水:肾主水,主要是指肾中精气的气化功能,对于体内津液的输布和排泄,维持体内津液代谢的平衡,起着极为重要的调节作用,所以《素问·逆调论》称:“肾者水脏,主津液。”中医学认为,肺、脾、肾三脏是水液代谢的主要器官,而且与胃、三焦、膀胱密不可分。在正常生理情况下,津液的代谢是通过胃的摄入,脾的运化和转输,肺的宣散和肃降,肾的蒸腾气化,以三焦为通道,输送到全身,经过代谢后的津液则化为汗液、尿液和气排出体外。肾中精气的蒸腾气化,实际上是主宰着整个津液代谢;肺、脾等内脏对津液的气化,均依赖于肾中精气的蒸腾气化,特别是尿液的生成和排泄,更是与肾中精气的蒸腾气化直接相关;而尿液的生成和排泄,在维持体内津液代谢平衡中又起着极其关键的作用,故说肾主水液。如果肾中精气的蒸腾气化失常,则既可引起关门不利,小便代谢障碍而发生尿少、水肿等病理现象,又可引起气不化水,而发生小便清长、尿量增多等。尿液的排泄依赖膀胱,粪便的排泄依赖大肠,但均与肾的气化功能有关,前阴主排尿与生殖,后阴主排泄糟粕,故有肾主二阴之说。

(3)主骨:《素问·阴阳应象大论》中说“肾生骨髓”;《素问·六节脏象论》中说肾“其充在骨”,都是说肾中精气充盈,才能充养骨髓。肾主骨生髓的生理功能,实际上是肾中精气具有促进机体生长发育功能的一个重要组成部分,骨的生长发育有赖于骨髓的充盈及其所提供的营养。脊髓通于脑,脑为髓之海,脑的功能与肾精充足与否有很大关系,同时齿为骨之余,肾精气充盛,则骨骼强健,齿亦健固。

(4)主气:肾主气亦即肾主纳气。纳即固摄、受纳的意思,肾主纳气是指肾有摄纳肺所吸入的清气,防止呼吸表浅的作用,才能保证体内外气体的正常交换。人体的呼吸功能,虽为肺所主,但必须依赖于肾的纳气作用。《类证治裁·喘证》说:“肺为气之主,肾为气之根,肺主出气,肾主纳气,阴阳相交,呼吸乃和。”肾的纳气功能,实

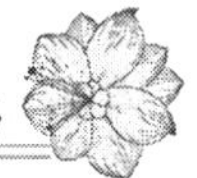

际上就是肾的闭藏作用在呼吸运动中的具体体现。肾的纳气功能正常，则呼吸均匀和调；若肾的纳气功能减退，摄纳无权，呼吸就表浅，可出现动辄气喘，呼多吸少等病理现象，称为“肾不纳气”。

肾的一切生理功能，全赖肾中精气，具体的生理活动可表现为肾阴、肾阳、肾精、肾气的功能。凡以充填滋养为主者为肾精的功能，凡以推动、温煦作用为主者为肾气、肾阳的功能，凡以滋润作用为主者为肾阴的功能。

由上可以看出，中医学中肾的功能范围十分广泛，与生殖、水液代谢、二便排泄、呼吸功能、血液生成、智力活动、骨骼发育、头发生长、牙齿健固等均密切相关，而且十分强调肾与其他脏腑的关系，如心肾相济、肝肾同源、脾肾互助、肺肾协调等。

21. 中医如何认识腰痛的发病机制

腰痛是肾病的常见症状之一。中医学认为“腰为肾之府”，说明腰痛与肾的关系非常密切。《素问·脉要精微论》中说“腰者，肾之府，转摇不能，肾将惫矣”，指出了肾虚腰痛的特点。中医学认为，腰痛的发生主要与感受寒湿、湿热之邪，肾亏体虚，以及气滞血瘀诸因素有关。腰痛有虚证、实证及虚实夹杂之证之分，但就临床来看，肾病引发的腰痛，以虚证居多，实证少见。

(1)感受寒湿：由于久居冷湿环境，衣着湿冷，身劳汗出等，感受寒湿之邪，寒邪凝滞腰部，致使经脉受阻，气血运动不畅，肌肉筋脉拘急，则发腰痛。

(2)感受湿热：正气不足，湿热之邪乘虚入侵，交阻于腰部；或寒湿蕴积化为湿热，滞于腰府，则发腰部酸沉疼痛等。

(3)肾亏体虚：先天禀赋不足，加之劳累过度，或久病体虚，或年老体弱，或房事不节，以致肾精亏虚，无以濡养筋脉，而发腰部疼痛不适。张景岳在《景岳全书》中强调肾虚腰痛的多发性，认为“腰痛之虚证十居八九，但察其既无表邪，又无湿热，而或以年衰，或以劳苦，或以酒色损伤，或七情忧郁所致者，则悉属真阴虚证”。

(4)气滞血瘀：久病气血运动不畅，或体位不正腰部用力不当，或屏气闪挫，导致经络气血阻滞不通，均可使气滞血瘀，瘀血留滞腰部而发生腰痛。

22. 中医如何认识水肿的发病机制

水肿是肾病最常见的症状，在急性肾炎、慢性肾炎、肾病综合征等诸多肾病中均可出现。中医学对水肿有独特的认识，采取中医方法治疗水肿较西医有较大的优势。那么，中医是如何认识水肿的发病机制的呢?

水不自行，赖气以动，故水肿是全身气化功能障碍的一种表现，涉及的脏腑亦多，但其病本在肾。若外邪外袭，饮食起居失常，或劳倦内伤，均可导致肺不通调、脾失传输、肾失开合，终至膀胱气化无权，三焦水道失畅，水液停聚，泛溢肌肤，而成水肿。

(1)风邪外袭，肺失通调：风邪外袭，内舍于肺，肺失宣降，水道不通，以致风遏水阻，风水相搏，流溢肌肤，发为水肿。

(2)湿毒浸淫，内归脾肺：肌肤因痈疡疮毒，未能清解消透，疮毒内归于脾肺，导致水液代谢受阻，溢于肌肤，亦成水肿。

(3)水湿浸渍，脾气受阻：久居湿地，或冒雨涉水，水湿之气内侵，或平素饮食不节，多食生冷，均可使脾为湿困，失其健运，水湿不运，泛于肌肤，而成水肿。

(4)湿热内盛，三焦壅滞：湿热久羁，或湿郁化热，中焦脾胃失其升清降浊之能，三焦为之壅滞，水道不通，而成水肿。

(5)饮食劳倦，伤及脾胃：饮食不节，劳倦太过，脾气亏虚，运化失司，水湿停聚不行，横溢肌肤，而成水肿。

(6)房劳过度，内伤肾元：生育不节，房劳过度，肾精亏耗，肾气内伐，不能化气行水，遂使膀胱气化失常，开合不利，水液内停，形成水肿。

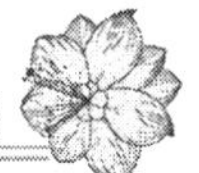

上述各种病因，有单一原因发病者，亦有兼杂而致病者，致使病情颇为复杂。在发病机制方面，脾、肺、肾三脏相互联系，相互影响。例如，肾虚水泛，上逆于肺，则肺气不降，失其通调水道之职，使肾气更虚而加重水肿。若脾虚不能制水，水湿壅盛，必损其阳，久则导致肾阳亦衰；反之肾阳衰惫不能温养脾土，脾肾俱虚，亦可使病情加重。正如《景岳全书·肿胀》中所说："凡水肿等证，乃肺脾肾三脏相干之病，盖水为至阴，故其本在肾；水化于气，故其标在肺；水唯畏土，故其制在脾。今肺虚则气不化精而化水，脾虚则土不制水而反克，肾虚则水无所主而妄行。"其中以肾为本，以肺为标，以脾为制水之脏。此外，瘀血阻滞，损伤三焦水道，往往可使水肿顽固不愈。

23. 淋证发病原因有哪些

淋证是中医之病名，是指小便频数短涩，滴沥刺痛，欲出未尽，小腹拘急，或痛引腰腹的病症。根据淋证临床表现的不同，中医通常分为石淋、膏淋、血淋、气淋、热淋、劳淋 6 种类型。石淋以小便排出砂石为主症；血淋以尿血而痛为特征；热淋以小便灼热刺痛为主要表现；膏淋是指淋证而见小便浑浊如米泔水或滑腻如脂膏者；气淋则少腹胀满较为明显，小便艰涩疼痛，尿有余沥；劳淋的突出特点是小便淋漓不已，遇劳即发。

现代医学中并无淋证之病名，但在肾盂肾炎、肾结石、肾肿瘤等肾病中，均可呈现淋证的表现。淋证的发病原因较为复杂，归纳起来主要有膀胱湿热、脾肾亏虚、肝郁气滞几个方面。

(1)膀胱湿热：多食辛热肥甘之品，或嗜酒太过，酿成湿热，下注膀胱；或下阴不洁，秽浊之邪侵入膀胱，酿成湿热，发而为淋。若小便灼热刺痛者为热淋；若湿热蕴积，尿液受其煎熬，日积月累，尿中杂质结为砂石，则为石淋；若湿热蕴结于下，以致气化不利，无以分清泌浊，脂液随小便而去，小便如脂如膏，则为膏淋；若湿盛伤络，迫血妄行，小便涩痛有血，则为血淋。

(2)脾肾亏虚：久淋不愈，湿热耗伤正气，或年老、久病体弱，以及劳累过度，房事不节，均可导致脾肾亏虚，脾虚则中气下陷，肾虚则下元不固，因而小便淋漓不已。如遇劳即发者，则为劳淋；中气不足，气虚下陷者，则为气淋；肾气亏虚，下元不固，不能制约脂液，脂液下泄，尿流浑浊者，则为膏淋；肾阴亏虚，虚火扰络，尿中夹血，则为血淋。

(3)肝郁气滞：恼怒伤肝，气滞不宣，气郁化火，或气火郁于下焦，影响膀胱的气化，则少腹作胀，小便艰涩而痛，余沥不尽，而发为气淋，此属气淋之实证；中气下陷所致气淋，是气淋的虚证，所以《医宗必读·淋证》指出："气淋有虚实之分。"

综上所述，淋证病在膀胱和肾，且与肝脾有关，其病机主要是湿热蕴结下焦，导致膀胱气化不利。若病延日久，热郁伤阴，湿遏阳气，或阴伤及气，则可导致脾肾两虚，膀胱气化无权，则病证可由实转虚，虚实夹杂。

24. 中医是怎样认识蛋白尿的

中医学认为，蛋白尿的发生与外邪侵袭、湿热蕴结，以及脾肾亏虚密切相关，主要是由于上述原因致使水谷精微不得封藏而外流所致。正如巢元方在《诸病源候论》中所说："劳伤肾虚，不能藏精，故因小便而精微出也。"

(1)外邪侵袭：外邪侵袭，致使肺失宣降和通调水道之功能，精微不能正常散布，必致水谷精微不循常道而流溢于外，从而发生蛋白尿。就临床所见，不但急性肾炎风水相搏，在发病之初就可见到大量蛋白尿，而且慢性肾炎也常因感冒而致蛋白尿加重，甚至使病情急剧恶化。

(2)湿热蕴结：湿热蕴结，影响三焦的气化功能，清浊不分，水谷精微不循常道，加之湿蕴直扰肾关，肾之固摄失职，精微得以从

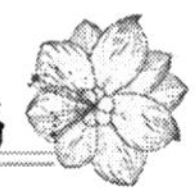

肾关而泄，则发蛋白尿。

(3)脾肾亏虚：脾主运化、升清，脾虚失其摄纳之能，运化失常，精微不得正常转输，精微外泄，则发蛋白尿。肾气亏虚，失其封藏；肾阴不足，虚火妄动，扰及肾关；肾阳不足，不能蒸腾气化等，均可导致肾之摄纳精微的功能障碍，而出现蛋白尿。

由上可见看出，肺、脾、肾三脏功能失常在蛋白尿的形成中起着重要作用，但邪气的滞留对蛋白尿的影响也不可忽视，两者相互作用，互为因果，致使蛋白尿迁延难除，肾病多数很难速愈。

25. 尿常规检查的内容有哪些

尿常规检查是临床不可缺少的一项辅助检查，有相当一部分肾病患者的主要表现就是尿常规检查异常，尿常规检查对急性肾炎、慢性肾炎、肾病综合征、肾盂肾炎等肾病的诊断具有重要意义。尿常规检查是肾病的基本检查项目，尿液检查的内容很多，主要包括尿的颜色、透明度、酸碱度、红细胞、白细胞、上皮细胞、管型、蛋白质、比重及尿糖等。

(1)颜色：正常尿液的色泽主要由尿色素所致，其每日的排泄量大体是恒定的，故尿色的深浅随尿量而改变。正常尿液呈草黄色，异常的尿色可因食物、药物、色素、血液等因素而变化。

(2)透明度：正常新鲜尿液，除女性可见稍浑浊外，多数是清晰透明的，若放置过久则出现轻度浑浊。

(3)酸碱度：正常尿为弱酸性，也可为中性或弱碱性，尿的酸碱度在很大程度上取决丁饮食种类、服用的药物及疾病的类型。

(4)红细胞：正常人尿中可偶见红细胞，离心沉淀后每高倍视野不超过3个。若尿中出现大量红细胞，则可能由于肾脏出血、尿路出血等原因所致。

(5)白细胞：正常人尿中有少数白细胞，离心沉淀后每高倍镜视野不超过5个。异常时尿中含有大量白细胞，表示泌尿道有感染性病变,如肾盂肾炎、膀胱炎及尿道炎等。

(6)上皮细胞:正常尿液中有时可发现少数脂肪变性的小圆上皮细胞,若肾小球肾炎时尿中上皮细胞可增多,若肾小管有病变时可出现较多小圆形上皮细胞。

(7)管型:正常尿液中仅含有极微量的白蛋白,一般没有管型,或偶见少数透明管型。若尿中出现1个管型,可以反映至少1个肾单位的情况,是肾脏疾病的一个信号,对诊断具有重要意义。

(8)蛋白质:一般认为,正常人每日排出蛋白质的量在150毫克以内,最多不超过300毫克,常规定性检测为阴性。病理性蛋白尿见于肾小球肾炎、肾病综合征、急性肾衰竭、高血压性肾病、糖尿病性肾病、狼疮性肾炎等。

(9)比重:尿液的比重为1.015～1.025,婴幼儿的尿比重偏低。尿比重受年龄、饮水量和出汗的影响。尿比重的高低主要取决于肾脏的浓缩功能,故测定尿比重可作为肾功能试验之一。

(10)尿糖:正常人尿内可有微量葡萄糖,每日尿内含糖量为0.1～0.3克,最高不超过0.9克,定性试验为阴性。尿糖阳性多见于肾性糖尿、糖尿病及甲状腺功能亢进等疾病。

26. 肾功能检查主要包括哪些内容

肾脏具有强大的储备能力和代偿能力,即使最敏感的检查方法也不能查出早期和轻微的肾脏损害,因此肾功能检查的目的是了解肾脏是否有较广泛性的损害。肾功能检查的内容主要包括血尿素氮、血肌酐、血尿酸等。

(1)血尿素氮:是蛋白质代谢的终末产物,体内氨基酸脱氨基分解成α-酮酸和氨,氨在肝脏内和二氧化碳生成尿素,因此尿素的生成量取决于饮食中蛋白质摄入量、组织蛋白质分解代谢及肝功能状况。尿素主要经肾小球滤过随尿排出,正常情况下30%～40%被肾小管重吸收。当肾实质受损害时,肾小球滤过率降低,致

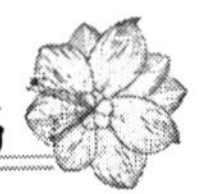

使血尿素氮浓度升高,因此目前临床上多测定尿素氮以粗略观察肾小球的滤过功能。正常成年人尿素氮参考值为3.2～7.1毫摩/升。血中尿素氮升高见于肾脏疾病,如慢性肾炎、肾动脉硬化症、严重肾盂肾炎、肾结核和肾肿瘤的晚期等。肾功能轻度受损时,尿素氮可无变化;当尿素氮升高时,说明肾脏有60%～70%已受损害,因此血尿素氮不能作为肾脏疾病的早期功能测定指标,但对肾功能不全,尤其是尿毒症的诊断有特殊价值,其增高的程度与病情严重性成正比,故对病情的判断和预后的估计有重要意义。此外,尿量显著减少或无尿时,如脱水、水肿、腹水、循环功能不全、尿路结石或前列腺增大引起的尿路梗阻等也可见血中尿素氮升高。

(2)肌酐:包括饮食摄入的外源性肌酐和肌肉分解代谢产生的内源性肌酐两部分。一般而言,饮食摄入的肌酐是相对恒定的,而一个人的肌肉量也是相对恒定的,所以血中肌酐浓度也维持在一个恒定的水平上。血中肌酐主要由肾小球滤过排出体外,而肾小管基本上不吸收,所以血中肌酐浓度取决于肾小球的滤过能力。当肾实质受到损伤,肾小球滤过下降至某一临界点时,血中肌酐含量就会急剧上升,所以测定血中肌酐浓度可作为肾小球滤过功能受损的指标之一。男性血肌酐浓度参考值为53～106毫摩/升,女性为44～97毫摩/升。由于肾脏的储备力和代偿力很强,故肾小球受损的早期或轻度损害时,血中肌酐浓度可正常;当血中肌酐含量明显升高时,常表示肾脏功能已严重受损。

(3)尿酸:是机体内嘌呤代谢的最终产物,大部分经肾脏排出。在肾脏的排泄过程中,全部尿酸由肾小球滤过,在肾小管中有98%～100%被重吸收,故尿酸的清除率很低。肾小球滤过功能受损,尿酸更容易潴留于血中,致使其含量升高。肾脏病变早期时,血中尿酸浓度首先增加,因而有助于早期诊断。正常成年人血尿酸参考值男性为149～417毫摩/升,女性为89～357毫摩/升。血中尿酸升高见于急性肾炎、慢性肾炎,且其增高较尿素氮、肌酐更显著，出现也较早；其他肾脏病的晚期，如肾结核、肾盂肾炎、肾盂积水等血尿酸浓度亦可增高。

27. 肾病还有哪些常用的辅助检查

除尿常规和肾功能检查外，肾病常用的辅助检查还有X线腹部平片、肾脏B超、CT、磁共振检查、静脉造影、肾活体组织检查等。

(1)X线腹部平片：X线腹部平片是诊断肾结石最常用的检查方法，90%以上的肾结石可在X线腹部平片上显影，显影的深浅和结石的化学成分、大小、厚度有关。不同成分的结石，按其显影的满意程度依次排列为草酸钙、磷酸钙、磷酸镁、胱氨酸、含钙尿酸盐，纯尿酸结石不显影。结石在X线腹部平片上显影程度受很多因素影响，如结石太小、肠气多、肥胖患者其显影常不满意。

(2)肾脏B超检查：肾脏B超检查系无创性检查，对了解肾脏形态、有无结石、肾盂积水及肿瘤等有重要价值。X线不显影的尿酸结石可借助B超进行诊断，B超检查还可发现多囊肾、孤立肾、重复肾等肾脏畸形。通过显示肾脏的形态、大小，B超可提示肾脏的急、慢性病变。正常肾脏大小为10厘米×5厘米×3.5厘米。若肾脏体积增大，说明存在肾脏的急性病变，应排除多囊肾、肾脏淀粉样变等；若肾脏体积明显变小，说明患者存在慢性肾脏病变。彩超检查较B超检查分辨率更高，更清晰，能充分了解血管和血液供应等情况，也是肾脏疾病常用的辅助检查。

(3)CT及磁共振检查：CT及磁共振检查是近年来发展较快的影像学检查手段，可以观察肾脏的形态、大小、位置及相邻脏器的解剖结构等，对诊断肾及其周围脓肿、肾肿瘤、肾囊肿等，较B超、彩超等图像更清晰，现在也已广泛应用于临床。需要指出的是，其检查费用较高，通常不作为首选检查方法。

(4)肾活体组织检查：由于肾脏疾病的种类繁多，病因及发病机制复杂，许多肾脏疾病的临床表现与肾脏的组织学改变并不完

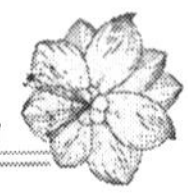

全一致，如临床表现为肾病综合征，病理可以呈现为微小病变、系膜增生、膜性肾病、膜增生性肾炎、局灶节段硬化等多种改变，其治疗方案及病情的发展结果也差别极大。另外，肾脏病的不同发展时期其组织病理的改变也不一致，如同样为IgA肾病，可以在病理上表现为从接近正常的肾组织到多数肾小球硬化的几乎所有发展阶段，所以了解肾脏组织形态学的改变对临床医生判断病情、治疗疾病和估计预后方面都可提供重要的依据。可以说，肾脏病理检查的开展是肾脏病学发展的一个飞跃。目前，肾脏病理检查结果已经成为肾脏疾病诊断的金标准。肾脏病理检查的意义主要有3点。一是明确诊断，通过肾活体组织检查可以使超过1/3的患者的临床诊断得到修正；二是指导治疗，通过肾活体组织检查可以使将近1/3的患者的临床治疗方案得到修正；三是估计预后，通过肾活体组织检查可以更为准确的评价肾脏病患者的预后。

28. 肾病患者定期做尿液检查有什么好处

在诸多的肾病中，有的表现出明显水肿、高血压、肉眼血尿等症状；有的却无明显症状，仅有蛋白尿和镜下血尿。前者容易引起患者的注意，得到了及时的治疗；而后者只有做尿液检查才能被发现，往往被患者所忽视，耽误了治疗的时机。有的患者曾有过肾炎病史，经治疗休息后尿检为阴性，以后再没做尿液检查，在门诊有不少患者来就诊时已发展成慢性肾衰竭，到了肾病的晚期，此时治疗颇为困难，这些都是没有做定期尿液检查所造成的。

定期做尿液检查有很多好处，能及时发现隐匿之肾病，准确了解病情的变化情况，有效指导治疗用药。因此，无论是曾经有肾病的患者，还是没有肾病史的正常人，定期做尿液检查都是非常必要的。

(1)对于一般人来说，通过尿常规检查，看看尿中有没有蛋白、红细胞、白细胞等，可及时发现是否有肾炎和肾盂肾炎等疾病。

(2)对于曾经患过肾病，经治疗康复的患者，尿液检查的次数要勤些，看看病情是否有反复。

(3)对于正患肾病的患者，定期进行尿液检查更为重要。血尿和蛋白尿的增减可以反映肾小球的修复或破损情况，持续性的血尿说明肾小球基底膜的破损一直存在。一般要求患者每周做1次尿液常规检查，2～4周查一次24小时尿蛋白定量，并定期做血肌酐、尿素氮、尿比重等检查，以监测肾功能的情况。

(4)对一些高血压病、糖尿病患者，经常做尿液检查也非常重要，可以了解这些疾病是否已累及肾脏，是否出现了肾损害。

29. 急性肾炎有哪些临床表现

急性肾炎是急性肾小球肾炎的简称，是以急性肾炎综合征为主要临床表现的一组疾病。其特点为急性起病，患者出现血尿、蛋白尿、水肿和高血压，并可伴有一过性氮质血症。急性肾炎多发于链球菌感染后，任何年龄均可发病，但以学龄儿童最为多见，青年次之，中老年人较少见，男性多于女性。通常于前驱感染后1～3周(平均10天左右)起病，潜伏期相当于致病抗原初次免疫后诱导机体产生免疫复合物所需的时间，呼吸道感染者的潜伏期较皮肤感染者短。

急性肾炎起病较急，病情轻重不一，轻者呈亚临床型(仅有尿常规及血清C3异常)；典型者呈急性肾炎综合征表现；重症者可发生急性肾衰竭。本病大多预后良好，常可在数月内临床自愈。典型的急性肾炎具有以下临床表现。

(1)前驱症状：病前1～3周多有呼吸道或皮肤感染史，如急性咽炎、扁桃体炎、牙龈脓肿、猩红热、水痘、麻疹、皮肤脓疱疮等，部分患者可无前驱症状。

(2)尿异常：几乎全部患者均有肾小球源性血尿，约30%患者可有肉眼血尿，常为起病的首发症状和患者就诊的原因。可伴有轻、中度蛋白尿，少数患者(<20%患者)可呈肾病综合征范围的大

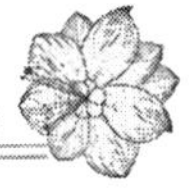

量蛋白尿。尿沉渣除红细胞外，早期尚可见白细胞和上皮细胞稍增多，并可有颗粒管型和红细胞管型等。

(3)水肿：80%以上患者均有水肿，常为起病的初发表现，典型表现为晨起眼睑水肿或伴有下肢轻度可凹性水肿，少数严重者可波及全身。

(4)高血压：约80%的患者出现一过性轻、中度高血压，常与其钠、水潴留有关，利尿后血压可逐渐恢复正常。少数患者可出现严重高血压，甚至高血压脑病。

(5)肾功能异常：患者起病早期可因肾小球滤过率下降，钠、水潴留而尿量减少(常在每日400～700毫升)，少数患者甚至少尿(每日<400毫升)。肾功能可一过性受损，表现为轻度氮质血症。多于1～2周后尿量渐增，肾功能于利尿后数日可逐渐恢复正常。仅有极少数患者可表现为急性肾衰竭，易与急进性肾炎相混淆。

(6)免疫学检查异常：起病初期血清C3及总补体下降，8周内渐恢复正常，对诊断本病意义很大。患者血清抗链球菌溶血素"O"(ASO)滴度可升高，提示近期内曾有过链球菌感染。另外，部分患者起病早期循环免疫复合物及血清冷球蛋白可呈阳性。

30. 急性肾炎的发病原因有哪些

急性肾炎常因β-溶血性链球菌"致肾炎菌株"(常见为A组12型等)感染所致，常见于上呼吸道感染(多为扁桃体炎)、猩红热、皮肤感染(多为脓疱疮)等链球菌感染后。感染的严重程度与急性肾炎的发生和病变轻重并不完全一致。本病主要是由感染所诱发的免疫反应引起，链球菌的致病抗原从前认为是胞壁上的M蛋白，而现在多认为胞质或分泌蛋白的某些成分可能为主要致病抗原，导致免疫反应后可通过循环免疫复合物沉积于肾小球致病，或种植于肾小球的抗原与循环中的特异抗体相结合形成原位免疫复合物而致病。肾小球内的免疫复合物激活补体，导致肾小球内皮细

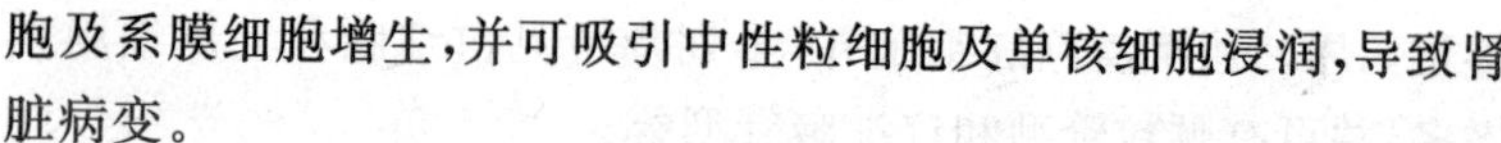

胞及系膜细胞增生，并可吸引中性粒细胞及单核细胞浸润，导致肾脏病变。

急性肾炎时，肾体积可较正常增大，病变主要累及肾小球，病变类型为毛细血管内增生性肾小球肾炎。光镜下通常为弥漫性肾小球病变，以内皮细胞及系膜细胞增生为主要表现，急性期可伴有中性粒细胞和单核细胞浸润。病变严重时，增生和浸润的细胞可压迫毛细血管襻使管腔狭窄或闭塞。肾小管病变多不明显，但肾间质可有水肿及灶状炎症细胞浸润。免疫病理检查可见 IgG 及 C3 呈粗颗粒状沿毛细血管壁和(或)系膜区沉积。电镜检查可见肾小球上皮细胞下有驼峰状大块致密物沉积。

31. 如何正确诊断急性肾炎

急性肾炎起病较急，病情轻重不一。急性肾炎的诊断并不困难，通常于链球菌感染后 1～3 周发生血尿、蛋白尿、水肿和高血压，甚至少尿及氮质血症等急性肾炎综合征表现，伴血清 C3 下降，病情于发病 8 周内逐渐减轻到完全恢复正常者，即可临床诊断为急性肾炎。若肾小球滤过率进行性下降或病情于 2 个月尚未见全面好转者应及时做肾活组织检查，以明确诊断。

急性肾炎的临床表现多种多样，诊断急性肾炎必须抓住其临床诊断要点。急性肾炎的临床诊断要点应具备急性肾炎综合征的主要表现，即血尿、蛋白尿、少尿、水肿和高血压，其中血尿是诊断急性肾炎的必备条件，如果具备其他几条表现，但没有血尿，即使病史很短，也不能诊断为急性肾炎。急性肾炎的血尿可以是肉眼血尿，也可以是镜下血尿。蛋白尿可轻可重，少尿、水肿及高血压见于部分患者。

在确立急性肾炎的诊断时，还应注意与其他病原体感染后急性肾炎、系膜毛细血管性肾小球肾炎、系膜增生性肾小球肾炎、急进性肾小球肾炎、全身系统性疾病肾受累(如系统性红斑狼疮肾炎

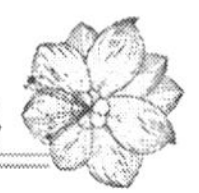

及过敏性紫癜肾炎），以及运动后尿异常、原发性肾病综合征、急性肾盂肾炎等疾病相鉴别。

32. 急性肾炎的病情转归如何

急性肾炎为自限性疾病，大多预后良好，常可在数月内临床自愈；也有少数急性肾炎患者迁延不愈而转变为慢性肾炎；极个别的急性肾炎患者因病情严重及治疗失当等原因出现急性肾衰竭或并发其他严重病症而死亡。

绝大多数急性肾炎患者于2～4周出现利尿、消肿、降压，尿检验也常随之好转，血清C3在8周内恢复正常，病理检查亦大部分恢复正常或仅遗留系膜细胞增生，但少量镜下血尿及微量尿蛋白有时可迁延半年至一年才消失，仅有＜1％的患者可因急性肾衰竭救治不当而死亡，且多为高龄患者。

急性肾炎的多数病例远期预后良好，可完全治愈。6％～18％的病例遗留尿异常和（或）高血压而转为“慢性”，或于“临床治愈”多年后又出现肾小球肾炎表现。一般认为老年患者，有持续性高血压、大量蛋白尿或肾功能损害者，预后可能较差；散发者较流行者预后可能差；肾组织增生病变重，伴有较多新月体形成者预后差。

33. 中医如何认识急性肾炎的病因病机

急性肾炎是现代医学的病名，中医典籍中虽没有这个病名，但对于本病的症状描述和防治方法却早有记载。由于历史条件的限制，古代不能检查尿常规，也没有检测血压的设备，而是以辨证的方法，根据患者主诉的症状，分析发病原因以确定病名，或者择其主要的证候作为病名。根据急性肾炎的临床表现和病程演变，可归属于中医学水肿、风水、溺血、肾风等病症的范畴，其中以“水肿”论述者最多。

急性肾炎多在人体正气不足之时，外感六淫之邪（以风寒、风热和风湿之邪为主)，或有疮疡痈毒，毒邪内侵，致使风湿毒邪伤及肺、脾、肾三脏，以致肺失宣降，上不能宣散水津，下不能通调水道；脾失健运，水湿内停，失于升清降浊；肾失开合，气化不利，精关不固。加之三焦水道失畅，膀胱气化无权，终致水湿毒邪在体内泛溢，水谷精微大量丢失，而见水肿、蛋白尿诸症。风、湿、毒是急性肾炎发生的主要外因，主要病变脏腑在肺、脾、肾三脏。其证候演变趋势是从表及里，由上焦、中焦而达下焦，由实向虚实夹杂演变。发展期(急性水肿期)为正邪剧烈抗争的过程，恢复期(水肿消退期)则进入正虚邪恋阶段。若失治、误治亦可上凌心肺，五脏俱病，变证丛生，或肺、脾、肾三脏俱虚，正不能胜邪，病久不愈，迁延难治。

根据急性肾炎的病情演变过程，可将急性肾炎分为发展期(急性水肿期)和恢复期(水肿消退期)两个阶段。在发展期以风水泛滥、湿毒浸淫、湿热壅盛为主要发病机制，在恢复期则常表现为脾气虚弱、肾阴不足和湿热未清。风邪外袭，内舍于肺，肺失宣降，水道不通，以致风遏水阻，风水相搏，流溢肌肤，发为水肿；肌肤因痈疡疮毒，未能清解消透，疮毒内归于脾肺，导致水液代谢受阻，溢于肌肤，亦成水肿；湿热侵袭，或湿郁化热，中焦脾胃失其升清降浊之能，三焦为之壅滞，水道不通，也可成为水肿。

34. 急性肾炎的西医治疗原则是什么

急性肾炎的西医治疗原则是解除患者的急性症状，预防和控制并发症，以休息及对症治疗为主。急性肾衰竭病例应予透析，待其自然恢复。本病为自限性疾病，不宜应用糖皮质激素及细胞毒药物。

(1)一般治疗：急性期应卧床休息，待肉眼血尿消失、水肿消退及血压恢复正常后逐步增加活动量。急性期应予低盐饮食(每日3克以下)。肾功能正常者不需限制蛋白质摄入量，但氮质血症时应限制蛋白质摄入，并以优质动物蛋白为主。明显少尿的急性肾

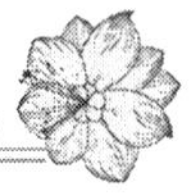

衰竭者需限制液体入量。

（2）治疗感染灶：一般主张病初注射青霉素10～14日（对青霉素过敏者可用大环内酯类抗生素）。反复发作的慢性扁桃体炎，待病情稳定后（尿蛋白少于+，尿沉渣红细胞少于10个/高倍视野）可考虑扁桃体摘除，术前、术后2周注射青霉素。

（3）对症治疗：包括利尿消肿、降血压，预防心脑并发症。经休息、低盐和利尿后，高血压控制仍不满意时，可加用降血压药物。

（4）透析治疗：少数发生急性肾衰竭而有透析指征时，应及时给予透析治疗，以帮助患者渡过急性期。由于急性肾炎具有自愈倾向，肾功能多可逐渐恢复，一般不需要长期维持透析。

（5）中医治疗：中西医结合治疗急性肾炎较单纯西医治疗有明显优势，所以通常宜采取中西医结合的方法进行综合治疗，以提高临床疗效。

35. 慢性肾炎有哪些临床表现

慢性肾炎是慢性肾小球肾炎的简称，系指蛋白尿、血尿、高血压、水肿为基本临床表现，起病方式各有不同，病情迁延，病变缓慢进展，可有不同程度的肾功能减退，最终将发展为慢性肾衰竭的一组肾小球病。由于本组疾病的病理类型及病期不同主要临床表现可各不相同，疾病表现呈多样化。

慢性肾炎可发生于任何年龄，但以青中年为主，男性多见，多数起病缓慢、隐袭。临床表现呈多样性，蛋白尿、血尿、高血压、水肿为其基本临床表现，可有不同程度肾功能减退，病情时轻时重、迁延，渐进性发展为慢性肾衰竭。早期患者可有乏力、疲倦、腰部疼痛、食欲缺乏，水肿可有可无，一般不严重，有的患者可无明显临床症状。

实验室检查多为轻度异常，尿蛋白常在每日1～3克。尿沉渣镜检红细胞可增多，可见管型。血压可正常或轻度升高。肾功能正常或轻度受损（内生肌酐清除率下降或轻度氮质血症），这种情况可持续数年，甚至数十年，肾功能逐渐恶化并出现相应的临床表现（如贫血、血压增高等），进入尿毒症。有的患者除上述慢性肾炎的一般表现外，血压（特别是舒张压）持续性中等以上程度升高，患者可有眼底出血、渗出，甚至视盘水肿，如血压控制不好，肾功能恶化较快，预后较差。另外，部分患者因感染、劳累呈急性发作，或用肾毒性药物后病情急骤恶化，经及时去除诱因和适当治疗后病情可一定程度缓解，但也可能由此而进入不可逆慢性肾衰竭。多数慢性肾炎患者肾功能呈慢性渐进性损害，病理类型为决定肾功能进展快慢的重要因素（如系膜毛细血管性肾小球肾炎进展较快，膜性肾病进展较慢），但也与是否合理治疗和认真护理等相关。

36. 慢性肾炎的发病原因有哪些

大多数慢性肾炎的病因尚不清楚，仅有少数慢性肾炎是由急性肾炎发展所致（直接迁延或临床痊愈若干年后再现）。慢性肾炎的病因、发病机制和病理类型不尽相同，但起始因素多为免疫介导炎症，导致病程慢性化的机制除免疫因素外，非免疫非炎症因素占有重要作用。

慢性肾炎可由多种病理类型引起，常见类型有系膜增生性肾小球肾炎（包括 IgA 和非 IgA 系膜增生性肾小球肾炎）、系膜毛细血管性肾小球肾炎、膜性肾病及局灶性节段性肾小球硬化等，其中少数非 IgA 系膜增生性肾小球肾炎可由毛细血管内增生性肾小球肾炎（临床上急性肾炎）转化而来。病变进展至后期，所有上述不同类型病理变化均可转化为程度不等的肾小球硬化，相应肾单位的肾小管萎缩、肾间质纤维化。疾病晚期肾体积缩小、肾皮质变薄，病理类型均可转化为硬化性肾小球肾炎。

慢性肾炎临床表现与病理之间未见密切联系，仅靠临床表现难以推断患者的病理类型，但慢性肾炎的各种病理类型在临床表

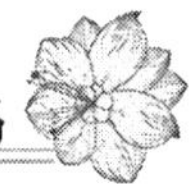

现上仍有一定的倾向性。系膜增生性肾炎多见于青少年，男性多于女性，临床表现为持续性镜下血尿，经常反复出现肉眼血尿，病程可延续多年。膜性肾病80%表现为肾病综合征，25岁以后发病多见，一般为隐匿发病。膜增生性肾炎多见于30岁以前的青年及少年，一般起病急，有前驱感染表现，易与急性肾炎混淆，肾功能常呈进行性减退。局灶节段性肾小球硬化几乎所有病例都是隐匿发病，临床表现以肾病综合征为主，也有开始表现为慢性肾炎的，并常伴有高血压。

37. 慢性肾炎应与哪些疾病相鉴别

凡尿检验异常（蛋白尿、血尿、管型尿）、水肿及高血压病史达一年以上，无论有无肾功能损害，均应考虑慢性肾炎。在除外继发性肾小球肾炎及遗传性肾小球肾炎后，临床上可诊断为慢性肾炎。

由于慢性肾炎的临床表现呈多样性，个体间差异较大，故要特别注意因某一表现突出，而易造成误诊。如慢性肾炎高血压突出而易误诊为原发性高血压，增生性肾炎（如系膜毛细血管性肾小球肾炎、IgA肾病等）感染后急性发作时易误诊为急性肾炎，应予以特别注意。在临床中，慢性肾炎主要应注意与继发性肾小球肾炎、Alport综合征、其他原发性肾小球病、原发性高血压肾损害相鉴别。

(1)继发性肾小球肾炎：如狼疮肾炎、过敏性紫癜肾炎等，依据相应的系统表现、特异性实验室检查，一般不难鉴别。

(2)Alport综合征：常起病于青少年（多在10岁以前），患者有眼（球形晶状体等）、耳（神经性耳聋）、肾（血尿，轻、中度蛋白尿及进行性肾功能损害）异常，并有阳性家族史（多为性连锁显性遗传）。

(3)其他原发性肾小球病：主要包括隐匿型肾小球肾炎和感染后急性肾炎。临床上轻型慢性肾炎应与隐匿型肾小球肾炎相鉴别，后者主要表现为无症状性血尿和（或）蛋白尿，无水肿、高血压和肾功能减退；有前驱感染并以急性发作起病的慢性肾炎需与感染后急性肾炎相鉴别，慢性肾炎急性发作多在短期内(数日)病情急骤恶化，血清C3一般无动态变化有助于与感染后急性肾炎相鉴别。慢性肾炎无自愈倾向，呈慢性进展，可资区别。

(4)原发性高血压肾损害：呈血压明显增高的慢性肾炎需与原发性高血压继发肾损害(即良性小动脉性肾硬化)相鉴别。后者先有较长期高血压，其后再出现肾损害，临床上远曲小管功能损伤(如尿浓缩功能减退、夜尿增多)多较肾小球功能损害早，尿改变轻微(微量至轻度蛋白尿，可有镜下血尿及管型)，常有高血压的其他靶器官(心、脑)并发症。

38. 慢性肾炎是从急性肾炎发展而来的吗

很多人认为，急性肾炎和慢性肾炎是同一疾病的两个阶段，慢性肾炎是从急性肾炎发展而来的，就像急性肝炎迁延不愈转为慢性肝炎一样。其实这是一种误解，慢性肾炎并非都是从急性肾炎发展而来的。

我们首先应该明确的是慢性肾炎和急性肾炎是两种不同的病，它们在临床表现、病理改变、治疗和预后方面都有着不同的特点。那么，急性肾炎和慢性肾炎之间就没有任何联系吗？当然也不是的。慢性肾炎中确实有一少部分是由急性肾炎发展所致(直接迁延或临床痊愈若干年后再现)。我们知道急性肾炎大部分可以获得临床痊愈，但仍有20%左右迁延不愈，病程超过一年，尿蛋白持续存在者，说明急性肾炎已演变为慢性肾炎。也有某些急性肾炎患者虽然临床治愈，没有任何临床症状，但病理改变并未治愈，若干年后而表现为慢性肾炎。

慢性肾炎的绝大部分不是从急性肾炎发展而来的，开始发病即是慢性肾炎，这是由患者肾小球的病理改变的类型所决定的。急性肾炎的病理改变为肾小球毛细血管内增生，慢性肾炎的病理改变则有系膜增生性肾炎、膜性肾病、膜增生性肾炎、局灶节段性

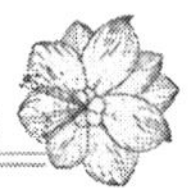

肾小球硬化等多种。因此，单纯根据发病年龄、病程及临床表现将急性肾炎与慢性肾炎完全分开有时是很困难的，特别是中老年患者，这时就需要做肾穿刺活组织检查以鉴别之。

39. 慢性肾炎的预后怎样

慢性肾炎的预后与患者的临床表现及病理改变有密切的关系。就临床观察来看，发病前有溶血性链球菌感染史者较无链球菌感染史者预后好。患者仅有蛋白尿或伴血尿，或者仅有血尿，而无其他临床症状者，预后较好。慢性肾炎高血压者，预后相对较差；若使用降压药血压能降至正常，并能较好地保持稳定者，预后相对好些；血压超过 165/110 毫米汞柱，使用一般降压药反应差，血压经常波动者，预后较差。蛋白尿伴有持续性血尿者，预后相对差些。

就病理改变来说，轻度系膜增生性肾炎预后良好，重度系膜增生性肾炎及膜增殖性肾炎预后差，大部分在数年内可能出现慢性肾衰竭，所幸这类病理变化的患者比例较少。膜性肾病进展缓慢，其预后尚属乐观，5 年内不会出现肾功能不全。局灶节段性肾小球硬化预后较差。除此之外，以下几种因素对慢性肾炎的预后也有显著影响：新月体的数量，新月体形成越多，则预后越差；新月体越大，其预后也越差；一般认为，新月体出现 70%以上者，多数在短期内死于尿毒症。肾小球病变伴有肾间质纤维化或肾小管萎缩者预后差；再者肾内血管病变明显者预后差。

40. 慢性肾炎能发展为慢性肾衰竭吗

慢性肾衰竭是各种慢性肾脏疾病肾功能逐渐恶化的结果，在这些肾脏疾病中，慢性肾炎占第一位，可见慢性肾炎迁延是可以发展成为慢性肾衰竭的。慢性肾炎发展成慢性肾衰竭都有一个过程，发展速度受多种因素的影响，其中与肾炎的病理类型的关系较为密切。是不是所有的慢性肾炎必然要发展成慢性肾衰竭呢？当然也不是。在诸多的慢性肾炎患者中，有相当一部分经过积极正确的治疗，病情可逐渐好转并稳定，有一部分患者经长期追踪观察，其远期预后良好。对于慢性肾炎，医生和患者并不是无所作为，积极的中西医结合治疗和适当的饮食起居调养能大大地延缓肾功能的恶化，部分患者甚至可以获得临床明显缓解。

这里提醒慢性肾炎患者注意以下几点：要树立战胜疾病的信心，绝不能灰心丧气，慢性肾炎是慢性病，病程长，易反复，应有思想准备，始终保持乐观的心态和良好的情绪，密切配合医生进行积极的治疗；注意饮食调理和起居调养，合理的饮食和适当的休息对肾炎患者来说有时比药物治疗还重要；积极治疗，并有打持久战的准备，切忌治治停停，或对疾病根本不重视，或有病乱投医，听信虚假广告，滥用所谓的“家传秘方”，常常导致不良后果。

41. 中医如何认识慢性肾炎的病因病机

慢性肾炎是现代医学的病名，归属于中医学水肿、腰痛、血尿、虚劳等病症的范畴。

中医学认为，外邪侵袭，肺、脾、肾三脏功能失调，使体内水精散布及气化功能发生障碍而发病，多属本虚标实之证。慢性肾炎的发生与外邪侵袭和脏腑功能失调有关，外邪侵袭主要是寒、热、风、湿和疮毒的影响，脏腑功能失调主要为肺、脾、肾三脏，其中脾、肾亏虚是慢性肾炎发病的基础，脾、肾亏虚致使水精散布及气化功能紊乱起着决定性的作用，湿热瘀毒是主要病理因素，乃发病之标。

慢性肾炎的一般演变规律，多数表现为脾肾两虚，气血不足或水湿之邪虽去而正气未复。若以脾阳虚为主，由于脾阳不足，使湿困中焦，则表现水湿滞留的症状；若以肾阳虚为主，由于肾阳不足，使水湿内盛，则表现水湿泛滥的症状；部分脾肾阳虚的病例可以阳损及阴，肾病及肝，则表现为肝肾阴虚，肝阳上亢的症状。病久不

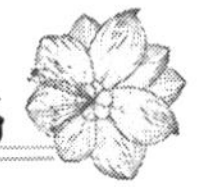

愈，肺、脾、肾三脏由虚入损，逐渐使肾的分清泌浊功能丧失，脾的运化输布功能衰退，机体的整个气化功能逐渐衰惫，则表现正虚邪实的症候，这当中瘀血阻滞，三焦水道不利，湿热毒瘀交互出现的表现较为突出。

42. 慢性肾炎的西医治疗原则是什么

慢性肾炎的治疗应以防止或延缓肾功能进行性恶化、改善或缓解临床症状及防治严重并发症为主要目的，而不以消除尿红细胞或轻微尿蛋白为目标。目前，西医尚无满意的治疗慢性肾炎的方法，常用的治疗手段为几种西药联合应用或采取中西医结合的综合措施。

(1)积极控制高血压：高血压是加速肾小球硬化、促进肾功能恶化的重要因素，积极控制高血压是十分重要的环节。力争把血压控制在理想的水平，如尿蛋白每日≥1 克，血压应控制在 125/75 毫米汞柱以下；尿蛋白每日＜1 克，血压控制可放宽到 130/80 毫米汞柱以下。选择能延缓肾功能恶化、具有保护作用的降血压药物。高血压患者应限盐(每日＜3 克)，有钠水潴留容量依赖性高血压患者可选用噻嗪类利尿药，对肾素依赖性高血压则首选血管紧张素转化酶抑制药或血管紧张素Ⅱ受体拮抗药，钙拮抗药也可常用。

(2)限制食物中蛋白质及磷的入量：减少摄入蛋白质能使血尿素氮水平下降，减轻尿毒症症状，还有利于降低血磷和减轻酸中毒，因为摄入蛋白质常伴有磷及其他无机酸离子的摄入，同时限制磷的入量能防治高磷血症及磷钙平衡失调等，所以肾功能不全氮质血症患者应限制蛋白质及磷的入量。

(3)应用抗血小板药：大剂量双嘧达莫(每日 300～400 毫克)、小剂量阿司匹林(每日 40～300 毫克)有抗血小板聚集作用。目前研究结果显示，对系膜毛细血管性肾小球肾炎有一定的降尿蛋白的作用。

(4)慎用糖皮质激素和细胞毒药物：鉴于慢性肾炎为一临床综合征，其病因、病理类型及其程度、临床表现和肾功能等变异较大，一般不主张积极应用；但患者肾功能正常或仅轻度受损，肾体积正常，病理类型较轻(如轻度系膜增生性肾炎、早期膜性肾病等)，尿蛋白较多，如无禁忌者可试用，无效者逐步撤去。

(5)避免加重肾损害的因素：感染、劳累、妊娠及应用肾毒性药物(如氨基糖苷类抗生素等)均可能损伤肾，导致肾功能恶化，应予以避免。

43. 肾病综合征有哪些临床表现

肾病综合征不是对疾病作出的最后诊断，是指由不同原因造成肾脏病理损害而致的一组临床表现相似的症候群，是肾小球疾病的常见表现。引起肾病综合征的原因有很多，临床表现亦有一定的差异，但其主要临床特点是大量蛋白尿(每日≥3.5克)、低蛋白血症(血浆白蛋白≤30克/升)、高脂血症和水肿，即所谓的“三高一低”，其中以高度的蛋白尿及低蛋白血症为诊断的必备条件。

水肿是肾病综合征最突出的临床表现之一，重者可出现全身水肿，包括头面部、会阴(阴囊、阴唇)、腹壁、腰背部、双下肢及胸水、腹水等。水肿的发生可急可缓，多自疏松组织如眼睑部或下肢踝部附近开始，继而蔓延全身。水肿的形成主要与低蛋白血症所致的血浆胶体渗透压降低及水、钠潴留有关，水肿的程度与病情的严重程度无明显对应关系。

肾病综合征是否出现高血压与病理类型有关，某些严重水、钠潴留的患者可出现一过性高血压。某些少尿患者可出现氮质血症，不要误认为是肾衰竭，随着病情的缓解，这种现象可自行消失。同时，肾病综合征还容易出现感染、急性肾衰竭、蛋白质及脂肪代谢紊乱，以及血栓、栓塞等并发症。肾病综合征患者血液检查可见

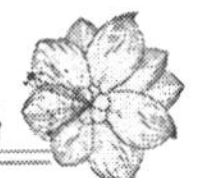

低蛋白血症和高脂血症，尿液检查除有高度的蛋白尿外，还可出现血尿，尿液检查中是否出现血尿与肾病综合征患者的病理类型有关。微小病变型肾病综合征一般尿中无红细胞增多，膜增殖性肾炎常有红细胞尿，尿沉渣镜检可见较多的管型，包括透明管型、颗粒管型、蜡样管型及细胞管型。

44. 引发肾病综合征的原因有哪些

根据肾病综合征发病原因的不同，可将其分为原发性和继发性两大类。原发性肾病综合征为原发性肾小球疾病所致，如微小病变性肾病、膜性肾病、系膜增生性肾炎等。原发性肾病综合征的诊断必须尽一切可能排除继发性肾病综合征后才能得出。导致继发性肾病综合征的原因有很多，归纳起来大致有以下几类。

(1)系统性疾病：如系统性红斑狼疮、混合性结缔组织疾病、干燥综合征、类风湿关节炎、多动脉炎等。

(2)代谢性疾病：如糖尿病、肾淀粉样变、多发性骨髓瘤、黏液水肿等。

(3)过敏性疾病：如过敏性紫癜、药物(如青霉胺、海洛因、驱虫药等)过敏及毒蛇咬伤、花粉和其他过敏原致敏。

(4)感染性疾病：如梅毒、疟疾、血吸虫病、亚急性细菌性心内膜炎等。

(5)肾毒性物质：如汞、铋、金、二甲双酮等。

(6)遗传性疾病：如家族遗传性肾炎、先天性肾病综合征等。

(7)恶性肿瘤：如多发性骨髓瘤、霍奇金病、淋巴细胞白血病等。

(8)其他：如妊娠高血压综合征、肾移植的慢性排异、肾硬化、肾动脉狭窄等。

以上罗列了众多引起肾病综合征的病因，但临床上常见的只有其中的少数几种。常见的肾病综合征主要为原发性肾小球疾病所致。在肾病综合征中，成年人继发性肾病综合征约占20%，儿童占4%左右。在继发性肾病综合征中，又以系统性红斑狼疮、糖尿病肾病、肾淀粉样变、多发性骨髓瘤为多见。

45. 为什么肾病综合征会出现“三高一低”

所谓肾病综合征的“三高一低”，是指大量蛋白尿（每日≥3.5克）、低蛋白血症（血浆白蛋白≤30克/升）、高脂血症和水肿，此乃肾病综合征的主要临床特点。肾病综合征之所以会出现“三高一低”，是由其病理特点所决定的。

（1）大量蛋白尿：在正常生理情况下，肾小球滤过膜具有分子屏障及电荷屏障作用，当这些屏障作用、特别是电荷屏障受限时，肾小球滤过膜对血浆蛋白（多以白蛋白为主）的通透性增加，致使原尿中蛋白含量增多，当超过近曲小管重吸收量时，形成大量蛋白尿。在此基础上，凡增加肾小球内压力及导致高灌注、高滤过的因素（如高血压、高蛋白饮食或大量输注血浆蛋白）均可加重蛋白尿的排出。

（2）低蛋白血症：肾病综合征时大量白蛋白从尿中丢失，促进白蛋白在肝的代偿性合成和在肾小管分解的增加，当肝白蛋白合成增加不足以克服丢失和分解时，则出现低白蛋白血症。肾病综合征患者因胃肠道黏膜水肿导致饮食减退、蛋白质摄入不足、吸收不良或丢失，也是加重低白蛋白血症的原因。除血浆白蛋白减少外，血浆的某些免疫球蛋白（如IgG）和补体成分、抗凝及纤溶因子、金属结合蛋白及内分泌素结合蛋白也可减少，尤其是大量蛋白尿，肾小球病理损伤严重和非选择性蛋白尿时更为显著。患者易产生感染、高凝、微量元素缺乏、内分泌紊乱和免疫功能低下等并发症。

（3）高脂血症：高胆固醇和（或）高三酰甘油血症，血清中低密度脂蛋白、极低密度脂蛋白和脂蛋白α浓度增加，常与低蛋白血症并存，其发生机制与肝合成脂蛋白增加和脂蛋白分解减弱相关，目前认为后者可能是高脂血症更为重要的原因。

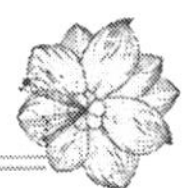

(4)水肿：肾病综合征时低白蛋白血症、血浆胶体渗透压下降，使水分从血管腔内进入组织间隙，是造成肾病综合征水肿的基本原因。近年的研究表明，约50%患者的血容量正常或增加，血浆肾素水平正常或下降，提示某些原发于肾内的钠、水潴留因素在肾病综合征水肿发生机制中起一定作用。

46. 如何正确诊断肾病综合征

要正确诊断肾病综合征，必须掌握其诊断要点，并注意做好鉴别诊断。肾病综合征的诊断包括3个方面。

(1)确诊肾病综合征：肾病综合征的诊断标准是尿蛋白每日＞3.5克、血浆白蛋白＜30克/升、水肿和血脂升高，其中尿蛋白每日＞3.5克和血浆白蛋白＜30克/升为诊断所必需。

(2)确认病因：必须首先除外继发性病因(表1)，才能诊断为原发性肾病综合征，最好能进行肾活检，做出病理诊断。

表1　肾病综合征的分类和不同人群常见病因

分　类	儿　童	青少年	中老年
原发性	微小病变型肾病	系膜增生性肾小球肾炎 系膜毛细血管性肾小球肾炎 局灶性节段性肾小球硬化	膜性肾病
继发性	过敏性紫癜肾炎 乙型肝炎病毒相关性肾小球肾炎 系统性红斑狼疮肾炎	系统性红斑狼疮肾炎 过敏性紫癜肾炎 乙型肝炎病毒相关性肾小球肾炎	糖尿病肾病 肾淀粉样变性 骨髓瘤性肾病 淋巴瘤或实体肿瘤性肾病

(3)判定有无并发症：肾病综合征常见的并发症有感染、急性肾衰竭、蛋白质及脂肪代谢紊乱，以及血栓、栓塞并发症等。

47. 肾病综合征应与哪些疾病相鉴别

需进行鉴别诊断的继发性肾病综合征病因主要包括过敏性紫癜肾炎、系统性红斑狼疮、乙型肝炎病毒相关性肾炎、糖尿病肾病、肾淀粉样变性及骨髓瘤性肾病等疾病。

(1)过敏性紫癜肾炎：好发于青少年，有典型的皮肤紫癜，可伴关节痛、腹痛及黑粪，多在皮疹出现后1～4周出现血尿和(或)蛋白尿，典型皮疹有助于鉴别诊断。

(2)系统性红斑狼疮：好发于青少年和中年女性，依据多系统受损的临床表现和免疫学检查可检出多种自身抗体，一般不难明确诊断。

(3)乙型肝炎病毒相关性肾炎：多见于儿童及青少年，以蛋白尿或肾病综合征为主要临床表现，常见的病理类型为膜性肾病，其次为系膜毛细血管性肾小球肾炎等。国内依据以下3点进行诊断：血清乙型肝炎病毒抗原阳性；患肾小球肾炎，并可除外狼疮肾炎等继发性肾小球肾炎；肾活检切片中找到乙型肝炎病毒抗原。我国为乙型病毒性肝炎的高发区，对有乙型病毒性肝炎的儿童及青少年蛋白尿或肾病综合征患者，尤其为膜性肾病者，应认真排除。

(4)糖尿病肾病：好发于中老年，肾病综合征常见于病程10年以上的糖尿病患者。早期可发现尿微量白蛋白排出增加，以后逐渐发展成大量蛋白尿、肾病综合征。糖尿病病史及特征性眼底改变有助于鉴别诊断。

(5)肾淀粉样变性：好发于中老年，肾淀粉样变性是全身多器官受累的一部分。原发性淀粉样变性主要累及心、肾、消化道(包括舌)、皮肤和神经，继发性淀粉样变性常继发于慢性化脓性感染、结核、恶性肿瘤等疾病，主要累及肾、肝和脾等器官。肾受累时体积增大，常呈肾病综合征。肾淀粉样变性常需肾活检确诊。

(6)骨髓瘤性肾病：好发于中老年，男性多见，患者可有多发性

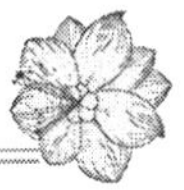

骨髓瘤的特征性临床表现，如骨痛、血清单株免疫球蛋白增高、蛋白电泳有 M 蛋白及尿本周蛋白检测阳性，骨髓象显示浆细胞异常增生（占有核细胞的 15%以上），并伴有质的改变。多发性骨髓瘤累及肾小球时可出现肾病综合征。上述骨髓瘤特征性表现有利于鉴别诊断。

48. 肾病综合征常见的并发症有哪些

(1)感染：感染的发生与营养不良、免疫功能紊乱及应用糖皮质激素治疗有关，是肾病综合征的常见并发症，常见感染部位的顺序为呼吸道、泌尿道、皮肤。由于应用糖皮质激素，其感染的临床征象常不明显，尽管目前已有多种抗生素可供选择，但若治疗不及时或不彻底，感染仍是导致肾病综合征复发和疗效不佳的主要原因之一，甚至造成死亡，应予以高度重视。

(2)急性肾衰竭：肾病综合征患者可因有效血容量不足而致肾血流量下降，诱发肾前性氮质血症，经扩容、利尿后可得到恢复，少数病例可出现急性肾衰竭，尤以微小病变型肾病者居多，发生多无明显诱因，表现为少尿甚或无尿，扩容利尿无效。肾活检病理检查显示肾小球病变轻微，肾间质弥漫重度水肿，肾小管可为正常，或部分细胞变性、坏死，肾小管腔内有大量蛋白管型。该急性肾衰竭的机制不明，推测与肾间质高度水肿压迫肾小管和大量管型堵塞肾小管有关，即上述变化形成管腔内高压，引起肾小球滤过率骤然减少，又可诱发肾小管上皮细胞损伤、坏死，从而导致急性肾衰竭。

(3)蛋白质及脂肪代谢紊乱：长期低蛋白血症可导致营养不良、小儿生长发育迟缓；免疫球蛋白减少造成机体免疫力低下、易致感染；金属结合蛋白丢失可使微量元素（铁、铜、锌等）缺乏；内分泌素结合蛋白不足可诱发内分泌紊乱（如低 T3 综合征等）；药物结合蛋白减少可能影响某些药物的药代动力学（使血浆游离药物浓度增加、排泄加速），影响药物疗效。高脂血症增加血液黏稠度，促进血栓、栓塞并发症的发生，还将增加心血管系统并发症，并可促进肾小球硬化和肾小管-间质病变的发生，促进肾病变的慢性进展。

(4)血栓、栓塞：由于血液浓缩(有效血容量减少)及高脂血症造成血液黏稠度增加，某些蛋白质从尿中丢失及肝代偿性合成蛋白增加，引起机体凝血、抗凝和纤溶系统失衡，加之肾病综合征时血小板功能亢进、应用利尿药和糖皮质激素等均进一步加重高凝状态，因此肾病综合征容易发生血栓、栓塞并发症，其中以肾静脉血栓最为常见(发生率为10%～50%，其中3/4病例因慢性形成，临床并无症状)。此外，肺血管血栓、栓塞，下肢静脉、下腔静脉、冠状血管血栓和脑血管血栓也不少见。血栓、栓塞并发症是直接影响肾病综合征治疗效果和预后的重要原因。

49. 肾病综合征水肿反复发作的因素有哪些

水肿是肾病综合征的特征性表现之一，肾病综合征的水肿给予适当的治疗后，往往可以减轻或者消失。微小病变和系膜增生性肾炎引起的肾病综合征对糖皮质激素很敏感，经激素治疗后大部分患者的水肿能很快消退，中医治疗对此亦有较好的疗效。其他病理类型引起的肾病综合征应采取中医或中西医结合的方法治疗，大部分患者的水肿也能消退，并伴有理化检查指标的改善。尽管如此，肾病综合征水肿反复发作率仍很高。肾病综合征水肿反复发作的因素是多种多样的，归纳起来主要有以下几个方面。

(1)撤减激素过程中，病情反复，出现水肿，多由于对激素产生依赖性或撤减激素过快，这在临床中极常见，再用激素或激素加量治疗依然有效。

(2)感染是肾病综合征常见的并发症，同时也是肾病综合征水肿反复的重要原因。肾病综合征患者体质较差，正气虚弱，抗御病邪的能力降低，易致感染，最常见的为上呼吸道感染。中医学认

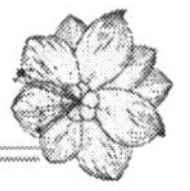

为，肺为水之上源，肺失宣降，水道不调，泛溢肌肤，发为水肿。

(3)治疗过程中忽视配合饮食调养，对食盐不加限制，也是肾病综合征水肿反复发作的因素之一。部分患者水肿消退后，自以为病已经完全治好了，对食盐的摄入不加任何控制，结果导致水肿反复。

50. 中医如何认识肾病综合征的病因病机

肾病综合征属中医学水肿之范畴，其发病机制与慢性肾炎有诸多相似之处，主要为肺、脾、肾三脏功能失调，尤其是以脾肾阳虚、气虚为主，外因则多为风寒湿邪侵袭。因脾主运化水湿，若冒雨涉水，居处潮湿，脾为湿困，可致水湿内盛而发为水肿。若脾阳不足，或脾气虚弱，运化功能减退，亦可导致水液代谢障碍而发为水肿。肾主水，开窍于二阴，若肾阳衰惫，则膀胱气化不利，水湿潴留，泛溢肌肤，发为水肿。肺主治节，为水之上源，若肺失宣降，不能通调水道，下输膀胱，水液停聚，发为水肿。脾主升清，肾主藏精，人体精微物质(如蛋白质)只宜封固，不可耗泄，肾虚则失封藏，精气外泄，下注膀胱则出现大量蛋白尿；脾虚则致精微物质生化无源，加之肾虚外泄，则可致机体精气更亏，故而出现低蛋白血症。脾肾俱虚，损及肝脏，而使肝阴亦虚，肝阴虚则阳无制而上亢，所以临床也有肝肾阴虚的情况存在。在肾病综合征的整个病变过程中，以肺、脾、肾功能失调为重心，致阴阳气血不足，为该病之本；水湿、湿热、瘀血阻滞为该病之标，表现为虚中夹实之复杂的病理过程。因正气虚弱，易复感外邪而加重病情，形成恶性循环，致使病情迁延难愈。现在普遍认为肾病综合征的病因病机属本虚标实，本虚即肺、脾、肾三脏虚损，有气虚、阳虚、阴虚，标实有风热、水湿、湿热、热毒、瘀阻等，若发展到晚期，则病机为正气衰惫，浊毒内留。

51. 肾病综合征的西医治疗原则是什么

肾病综合征的西医治疗，包括一般治疗、对症治疗、抑制免疫与炎症反应，以及防治并发症等几个方面。

(1)一般治疗：凡有严重水肿、低白蛋白血症者需卧床休息。水肿消失、一般情况好转后，可起床活动。

①给予正常量每日0.8～1.0克/千克的优质蛋白(富含必需氨基酸的动物蛋白)饮食。热能要保证充分，每日每千克体重不少于126～147千焦。尽管患者丢失大量尿蛋白，但由于高蛋白饮食增加肾小球高滤过，可加重蛋白尿并促进肾病变进展，故目前一般不再主张应用。

②水肿时应低盐(每日<3克)饮食。为减轻高脂血症，应少进富含饱和脂肪酸(动物油脂)的饮食，而多吃富含多种不饱和脂肪酸(如植物油、鱼油)及富含可溶性纤维(如燕麦、米糠及豆类)的饮食。

(2)对症治疗：水肿和蛋白尿是肾病综合征最主要的临床表现，对症治疗主要是利尿消肿和减少尿蛋白。利尿消肿可根据病情的需要应用噻嗪类利尿药、潴钾利尿药、襻利尿药、渗透性利尿药，并可提高血浆胶体渗透压。需要注意的是，对肾病综合征患者利尿治疗的原则是不宜过快、过猛，以免造成有效血容量不足、加重血液高黏倾向，诱发血栓、栓塞并发症。

持续性大量蛋白尿本身可导致肾小球高滤过、加重肾小管-间质损伤、促进肾小球硬化，是影响肾小球病预后的重要因素，已证实减少尿蛋白可以有效延缓肾功能的恶化。血管紧张素转化酶抑制药及其他降血压药物，如血管紧张素转化酶抑制药(如贝那普利每次10～20毫克，每日1次；或卡托普利每次12.5～50毫克，每日3次)，血管紧张素Ⅱ受体拮抗药(如氯沙坦每次50～100毫克，每日1次)，长效二氢吡啶类钙拮抗药(如氨氯地平每次5毫克，每

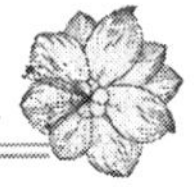

日1次)等,均可通过其有效的控制高血压作用而显示出不同程度地减少尿蛋白。此外,血管紧张素转化酶抑制药通过降低肾小球内压和直接影响肾小球基底膜对大分子的通透性,可有不依赖于降低全身血压的减少尿蛋白作用,血管紧张素Ⅱ受体拮抗药也具有相似的作用。

(3)抑制免疫与炎症反应:抑制免疫与炎症反应是治疗肾病综合征的主要治疗方法,可选用糖皮质激素、细胞毒药物、环孢素等。糖皮质激素可能是通过抑制炎症反应、抑制免疫反应、抑制醛固酮和抗利尿激素分泌,影响肾小球基底膜通透性等综合作用而发挥其利尿、消除尿蛋白的疗效,其使用原则和方案一般是起始足量、缓慢减药、长期维持。根据患者对糖皮质激素的治疗反应,可将其分为"激素敏感型"(用药8～12周内肾病综合征缓解)、"激素依赖型"(激素减药到一定程度即复发)和"激素抵抗型"(激素治疗无效)3类,其各自的进一步治疗有所区别。应当注意长期应用激素的患者可出现感染、药物性糖尿病、骨质疏松等不良反应,少数病例还可能发生股骨头无菌性缺血性坏死等,需加强监测,及时处理。

细胞毒药物可用于激素依赖型肾病综合征、激素抵抗型肾病综合征患者,协同激素治疗,若无激素禁忌,一般不作为首选或单独治疗用药。细胞毒药主要有环磷酰胺、氮芥、苯丁酸芥等。环孢素能选择性抑制T辅助细胞及T细胞毒效应细胞,已作为二线药物用于治疗激素及细胞毒药物无效的难治性肾病综合征,由于该药有肝、肾毒性,并可致高血压、高尿酸血症、多毛及牙龈增生等,停药后易复发,使其广泛应用受到限制。

应用激素及细胞毒药物治疗肾病综合征可有多种方案,原则上应以增强疗效的同时最大限度地减少不良反应为宜。对于是否应用激素治疗、疗程长短及是否使用细胞毒药物等,应结合患者的肾小球病理类型、年龄、肾功能和有否相对禁忌证等情况而有所区别。

(4)防治并发症:肾病综合征常见的并发症有感染、血栓、栓

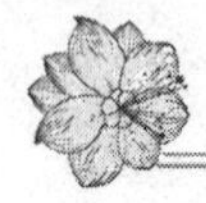

塞、急性肾衰竭及蛋白质代谢、脂肪代谢紊乱等。肾病综合征的并发症是影响患者长期预后的重要因素,应积极防治。

(5)中西医结合治疗:肾病综合征属难治之病,中医和西医治疗肾病综合征各有所长,也各有不足,采取中西医结合的方法,充分发挥综合治疗的优势,有助于提高临床疗效。

52. 肾病综合征的预后怎样

肾病综合征的预后个体差异很大,决定预后的主要因素包括病理类型、临床因素两个方面。

一般来说,微小病变型肾病和轻度系膜增生性肾小球肾炎的预后好。微小病变型肾病部分患者可自发缓解,治疗缓解率高,但缓解后易复发。早期膜性肾病仍有较高的治疗缓解率,晚期虽难以达到治疗缓解,但病情多数进展缓慢,发生肾衰竭较晚。系膜毛细血管性肾小球肾炎及重度系膜增生性肾小球肾炎疗效不佳,预后差,较快进入慢性肾衰竭。影响局灶性节段性肾小球硬化预后的最主要因素是尿蛋白程度和对治疗的反应,自然病程中非肾病综合征患者10年肾存活率为90%,肾病综合征患者为50%,而肾病综合征对激素治疗缓解者10年肾存活率达90%以上,无效者仅为40%。

临床因素也是影响肾病综合征预后的重要方面,大量蛋白尿、高血压和高脂血症均可促进肾小球硬化,如长期得不到控制,则成为预后不良的重要因素。此外,存在反复感染、血栓栓塞并发症者常影响预后。需要说明的是,中医治疗肾病综合征具有较大的潜力,一些现代医学认为难以恢复的肾病综合征病例,经中医或中西医结合治疗后病情好转,有的可获临床痊愈,其作用机制尚需进一步研究。

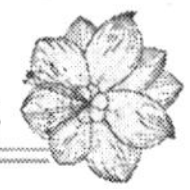

53. IgA肾病有哪些临床表现

IgA 肾病的临床表现可包括原发性肾小球病的各种临床表现，但几乎所有患者均有血尿。IgA 肾病好发于青少年，男性多见。起病前多有感染，常为上呼吸道感染（咽炎、扁桃体炎），其次为消化道、肺部和泌尿道感染。典型患者常在上呼吸道感染后（24～72 小时，偶可更短）出现突发性肉眼血尿，持续数小时至数日。肉眼血尿发作后，尿红细胞可消失，也可转为镜下血尿。肉眼血尿有反复发作特点，肉眼血尿发作时可有全身轻微症状，如低热、腰痛、全身不适等，尿痛有时很显著。另一类患者起病隐匿，主要表现为无症状性尿异常，常在体检时偶然发现，呈持续性或间发性镜下血尿，可伴或不伴轻度蛋白尿，其中少数患者病程中可有间发性肉眼血尿。IgA 肾病是原发性肾小球病中呈现单纯性血尿的最常见病理类型，占 60%～70%。

10%～15%的 IgA 肾病患者呈现血尿、蛋白尿、高血压、尿量减少、轻度水肿等急性肾炎综合征的表现。国内报道，IgA 肾病呈现肾病综合征者较国外明显高，为 10%～20%，治疗反应及预后与病理改变程度有关。少数 IgA 肾病患者（<10%）可合并急性肾衰竭，其中多数患者伴肉眼血尿发作，常有严重腰痛，肾活检可显示急性肾小管坏死、广泛的红细胞管型和部分的小新月体形成（<50%肾小球）。上述患者急性肾衰竭多为可逆性，少数呈弥漫性新月体形成者的肾功能可进行性恶化，常需透析治疗，但肾功能多难恢复。IgA 肾病早期高血压并不常见（5%～10%），随着病程延长高血压发生率增高，年龄超过 40 岁的 IgA 肾病患者高血压发生率为 30%～40%，少数患者可呈恶性高血压，持续高血压者预后差。10 年内有 10%～20%的 IgA 肾病患者发展为慢性肾衰竭，也可粗略估计从 IgA 肾病诊断确立后每年有 1%～2%的患者发展为慢性肾衰竭。

IgA肾病患者尿沉渣检查常显示尿红细胞增多，相差显微镜显示变形红细胞为主，提示肾小球源性血尿，但有时可见到混合性血尿。尿蛋白可阴性，少数患者呈大量蛋白尿(每日>3.5克)，血IgA可达30%～50%。

54. 中医如何认识IgA肾病

IgA肾病属中医学尿血、虚劳等的范畴，其发病多是在素体气虚、阴虚或气阴两虚，以及七情内伤、劳倦过度，致使正气耗伤，机体抗病能力减弱，免疫功能失调的基础上，复加感受外邪，如感受风热之邪、感受风寒之邪入里化热、乳蛾热毒，以及饮食不节滋生湿热等而发病。

IgA肾病多为本虚标实、虚实夹杂之证，本虚是IgA肾病发病的根本原因。在疾病过程中，往往因虚致实，产生以热毒、湿热、瘀血为主的标实之证，而热毒、湿热、瘀血又成为使病情恶化加重的病理因素。IgA肾病病程进展较慢，六淫或劳倦内伤常为主要诱因，患病初起多以邪实为主，病程日久，气阴不足，可见肝肾阴虚、肺脾气虚诸证，气虚易夹湿，阴虚生内热，病程日久必有瘀滞，而呈现复杂的病理机制。

根据IgA肾病发病情况之不同，可将其分为急性发作期和慢性进展期。急性发作期多与外邪侵袭有关，病机重点以邪实为主；慢性进展期以脏腑功能失调为主，病机重点以正虚为主。在急性发作期，有热毒壅盛、迫血下行型，心火炽盛、迫血下行型，肠胃湿热、迫血下行型，以及膀胱湿热、迫血下行型4种基本证型存在；在慢性进展期，有脾肺气虚型、肝肾阴虚型、气阴两虚型及脾肾阳虚型4种基本证型存在，其临床表现是各不一样的。

热毒壅盛、迫血下行型主要表现为发热，微恶风寒，咽痛，咳嗽，尿血，舌边尖红，苔薄白或薄黄，脉浮数；心火炽盛、迫血下行型主要表现为心胸烦热，口舌生疮，尿红赤，舌尖红，苔薄黄，脉数；肠

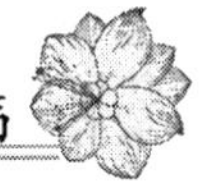

胃湿热、迫血下行型主要表现为腹痛，腹泻，或伴恶心，纳呆，舌质红，苔白腻或黄腻，脉滑；膀胱湿热、迫血下行型主要表现为小便浑浊，口苦口黏，胸闷口渴，舌质红，苔黄腻，脉濡数。脾肺气虚型主要表现为面浮肢肿，面色萎黄，少气乏力，腰膝酸软，容易感冒，腹胀纳差，大便稀溏，舌质淡，苔薄白，脉沉细弱；肝肾阴虚型主要表现为头晕耳鸣，五心烦热，口干咽燥，眼睛干涩，视物模糊，梦遗或月经失调，舌质红，苔薄少，脉细数或弦细；气阴两虚型主要表现为面色无华，神疲乏力，手足心热或午后潮热，腰膝酸软，大便或干或稀，舌质红，苔薄白少津，脉细弱；脾肾阳虚型主要表现为面色苍白，水肿明显，畏寒肢冷，腰膝酸软或胫酸腿软，足跟痛，纳呆神疲，便溏，阳痿或月经失调，舌质嫩淡胖，边有齿痕，苔薄白，脉沉迟无力。

55. 急性肾衰竭发病原因有哪些

急性肾衰竭是由各种原因引起的肾功能在短时间(几小时至几天)内突然下降而出现的临床综合征。肾功能下降可发生在原来无肾功能不全的患者，也可发生在原已稳定的慢性肾脏病者，突然有急性恶化。急性肾衰竭主要表现为血肌酐和尿素氮升高，水、电解质和酸碱平衡紊乱及全身各系统并发症。常伴有少尿(每日＜400 毫升)，但也可以无少尿表现。急性肾衰竭与慢性肾衰竭不同，如能早期诊断，及时抢救，正确治疗，则肾功能可完全恢复；如延误诊治，则可致死亡。

广义的急性肾衰竭可分为肾前性、肾性和肾后性 3 类，狭义的急性肾衰竭是指急性肾小管坏死。肾前性急性肾衰竭的常见病因包括血容量减少(如各种原因的液体丢失和出血)、有效动脉血容量减少和肾内血流动力学改变(包括肾前小动脉收缩或肾后小动脉扩张)等。肾后性急性肾衰竭的特征是急性尿路梗阻，可发生在尿路从肾盂到尿道的任一水平。肾性急性肾衰竭有肾实质损伤，最常见的是肾缺血或肾毒性物质(包括药物性或色素性肾病如血管内溶血及横纹肌溶解)损伤肾小管上皮细胞,在这一分类中也包括肾小球病,血管病和间质炎症伴有的肾功能突然下降,其中急性肾小管坏死是肾性急性肾衰竭最常见的类型。

56. 急性肾衰竭有哪些临床表现

根据急性肾衰竭的临床病程,通常将其分为起始期、维持期和恢复期,在不同的时期,其临床表现是各不一样的。

(1)起始期:此期患者遭受一些已知急性肾小管坏死的病因,如低血压、缺血、脓毒病和肾毒素等。但尚未发生明显的肾实质损伤。在此阶段急性肾衰竭是可预防的。但随着肾小管上皮发生明显损伤,肾小球滤过率突然下降,临床上急性肾衰竭综合征的表现变得明显,则进入维持期。

(2)维持期:又称少尿期,典型的为 7～14 日,但也可短至几日,长至 4～6 周。肾小球滤过率保持在低水平,许多患者可出现少尿(每日＜400 毫升),但也有些患者可没有少尿,每日尿量在 400 毫升以上,称为非少尿型急性肾衰竭,其病情大多较轻,预后较好。然而,不论尿量是否减少,随着肾功能减退,临床上均可出现一系列尿毒症表现。

①急性肾衰竭的全身并发症。包括消化系统症状、呼吸系统症状、循环系统症状、神经系统症状、血液系统症状及感染等。消化系统症状有食欲缺乏、恶心、呕吐、腹胀、腹泻等,严重者可发生消化道出血。呼吸系统症状除感染的并发症外,因过度容量负荷,尚可出现呼吸困难、咳嗽、憋气、胸痛等症状。循环系统症状多因尿少和未控制饮水,以致体液过多,出现高血压及心力衰竭、肺水肿表现,因毒素滞留,电解质紊乱,贫血及酸中毒引起各种心律失常及心肌病变。神经系统症状表现在出现意识障碍、躁动、谵妄、抽搐、昏迷等尿毒症脑病症状。血液系统症状表现为可有出血倾向及轻度贫血现象。感染是急性肾衰竭另一常见而严重的并发

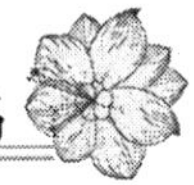

症，在急性肾衰竭同时或在疾病发展过程中还可合并多个脏器衰竭，患者病死率可高达70%。

②水、电解质和酸碱平衡紊乱。可表现为代谢性酸中毒、高钾血症、低钠血症。代谢性酸中毒主要因为肾排酸能力减低，同时又因急性肾衰竭常合并高分解代谢状态，使酸性产物明显增多；高钾血症除肾排泄钾减少外，酸中毒、组织分解过快也是主要原因，在严重创伤、烧伤等所致横纹肌溶解引起的急性肾衰竭，有时每日血钾可上升1.0～2.0毫摩/升；低钠血症主要由水潴留过多引起。此外，还可有低钙、高磷血症，但远不如慢性肾衰竭时明显。

(3)恢复期：肾小管细胞再生，修复，肾小管完整性恢复。肾小球滤过率逐渐回复正常或接近正常范围。少尿型患者开始出现利尿，可有多尿表现，每日尿量可达3 000～5 000毫升，或更多。通常持续1～3周，继而再恢复正常。与肾小球滤过率相比，肾小管上皮细胞功能(溶质和水的重吸收)的恢复相对延迟，常需数月后才能恢复。少数患者可最终遗留不同程度的肾脏结构和功能缺陷。

57. 中医如何认识急性肾衰竭

急性肾衰竭属中医学癃闭、水肿、关格等的范畴。中医学认为，其发病与感受六淫邪毒，伤于饮食情志，以及意外伤害、失血失液、中毒虫咬等密切相关。以上诸因素作用于机体，形成火热、湿毒、瘀浊之邪，壅塞三焦，决渎失司，而成癃闭。热毒上壅于肺，肺失清肃，水道不利；湿热中遏于脾，致使脾失升清降浊之功能，运化失常，水不能下渗膀胱；浊邪下阻于肾，开合失司；失血失液，阴津耗竭，肾无化源，皆可引发癃闭、水肿之证。湿热中阻，气机升降失常，胃气上逆，则见恶心、呕吐等。

急性肾衰竭起病急，来势凶猛，变化迅速，病理性质总属本虚标实。其病位在肾，病机关键在于肾失气化，水湿浊邪不能排出体外，与肺、脾、三焦、膀胱关系密切，五脏六腑皆可殃及而诸证丛生。

一般初期多为火热、湿毒、瘀浊之邪壅塞三焦，影响其通调水道的功能，以实热为主，病至后期，则以脏腑虚损为主。根据急性肾衰竭发病机制和临床表现的不同，中医通常将其分为热入营血型、肾伤瘀阻型、肾虚邪恋型及药毒伤肾型4种基本证型，下面是其临床表现。

热入营血型主要表现为高热神昏，出现皮肤瘀斑，衄血，尿血，少尿，尿闭，甚至恶心呕吐，舌质红，苔黄腻，脉滑数。肾伤瘀阻型主要表现为肾伤瘀阻，外伤或挤压伤后出现蛋白尿、少尿、血尿，肢体瘀斑，身体疼痛重着，纳差食少，恶心，舌质瘀紫，苔薄少，脉细涩。肾虚邪恋型主要表现为小便清长，尿量增多，神疲乏力，口干多饮，纳差食少，舌质红少津，苔薄少，脉细无力。药毒伤肾型多因抗炎或化疗使用肾毒性药物，或误服有肾毒性的中草药，造成肾功能急剧恶化。

58. 慢性肾衰竭分为几期

各种慢性肾脏疾病，随着病情的进展恶化，肾单位进行性破坏，以致残存有功能肾单位不足以充分排出代谢废物和维持机体内环境稳定，进而发生泌尿功能障碍和内环境紊乱，包括代谢废物和毒物的潴留，水、电解质和酸碱平衡紊乱，并伴有一系列临床症状的病理过程，称之为慢性肾衰竭，严重时称为尿毒症。

慢性肾衰竭不是一种独立的疾病，它发生在各种慢性肾脏病的基础上，缓慢地出现肾功能减退而致衰竭。肾功能损害是一个较长的发展过程，不同阶段有其不同的程度和特点，按肾功能损害的程度通常将慢性肾衰竭分为肾贮备能力下降期、氮质血症期、肾衰竭期和尿毒症期。

肾贮备能力下降期肾小球滤过率减少至正常的50%～80%(临床上常用内生肌酐清除率来代表肾小球滤过率)，血肌酐正常，患者无症状；氮质血症期是肾衰竭的早期，肾小球滤过率减少至正

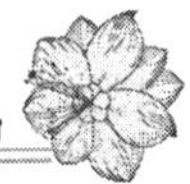

常的25％～50％，出现氮质血症，血肌酐高于正常，但<450微摩/升，通常无明显症状，可有轻度贫血、多尿和夜尿；肾衰竭期肾小球滤过率减少至正常的10％～25％，血肌酐显著升高(450～707微摩/升)，贫血较明显，夜尿增多及水电解质失调，并可有轻度胃肠道、心血管和中枢神经系统症状；尿毒症期是肾衰竭的晚期，肾小球滤过率减少至正常的10％以下，血肌酐>707微摩/升，临床表现和血生化异常已十分显著。

59. 尿毒症早期有哪些征兆

尿毒症并不能与慢性肾衰竭画等号，不是一个独立的疾病，而是各种晚期肾脏疾病共有的临床综合征，是进行性慢性肾衰竭的终末阶段。在此阶段中，除了水与电解质代谢紊乱和酸碱平衡失调外，由于代谢产物在体内大量潴留而呈现消化道、心、肺、神经、肌肉、皮肤、血液系统等广泛的全身中毒症状。也就是说，尿毒症这一名词是从临床表现这一角度来讲的，因而医生诊断时不仅要结合血尿素氮、血肌酐的数值来衡量，更重要的是要根据患者所出现的机体自身中毒的症状来判断，不能随便地下尿毒症的诊断，以免加重患者的思想负担。

肾脏有强大的潜在代偿能力，在肾脏患病功能受损时，通常代偿能承担人体的基本生理功能，因此患者可自感"一切正常"。尽管尿毒症的发生和发展有一个较长的逐渐加重的过程，且这个过程有时十分隐匿，但早期也常有不少"蛛丝马迹"可以寻找，只要善于发现这些不显眼的迹象，及时到医院找医生就诊，检查尿液和血液，便能尽早发现尿毒症。尿毒症早期的征兆多种多样，主要有身困乏力、面色萎黄、水肿、尿量改变、高血压、胃口不佳等。

(1)身困乏力：身困乏力可能是很早的表现，但最容易被忽略，因为引起的原因的确太多了。特别是那些在事业上"全力拼搏"的人，大多将之归咎于工作紧张和劳累，若稍加休息而症状好转，则更易被忽视。

(2)面色萎黄:面色萎黄主要由贫血所致,由于这种表现发生和发展十分缓慢,因而在一段不太短的时间内不会出现明显的“反差”,这像人们在早期见面难以发现各种缓慢发生的变化一样。

(3)水肿:水肿是一个比较容易觉察的症状,是因肾脏不能清除体内多余的水分而导致液体滞留在体内组织间隙所致,早期仅在足踝部及眼睑部水肿,休息后消失;若发展至持续性或全身性水肿时,病已不轻。

(4)尿量改变:由于肾脏滤过功能下降,部分患者随病程进展尿量会逐渐减少。即使是尿量正常,由于尿液中所排出的毒素减少,质量下降,不能排出体内过多的废物,所以在一定程度上尿量并不能完全说明肾脏功能的好坏。

(5)高血压:因为肾脏有排钠、排水的功能,肾功能受损时体内会发生钠和水的潴留。另外,此时肾脏会分泌一些升高血压的物质,因此尿毒症患者早期会有不同程度的高血压。若有高血压加凝血机制差,易导致鼻或牙龈出血,要引起注意。

(6)食欲不佳:食欲不佳是由于毒素在体内潴留,影响消化功能所致,多数人不以为然。待病情发展,将会出现腹部闷胀不适、恶心、呕吐等,甚至大便次数增多或便质稀烂,此时病已较重,这也往往是患者不得不就医的重要原因。

60. 慢性肾衰竭的发病原因有哪些

任何能破坏肾的正常结构和功能的泌尿系统疾病均可引起慢性肾衰竭,如原发和继发性肾小球病、梗阻性肾病、慢性间质性肾炎、肾血管疾病、先天性和遗传性肾病等,都可发展至慢性肾衰竭。国外常见的病因依次是糖尿病肾病、高血压肾病、肾小球肾炎、多囊肾等,然而在我国则为肾小球肾炎、糖尿病肾病、高血压肾病、多囊肾、梗阻性肾病等。有些患者由于起病隐匿,到肾衰竭晚期才就

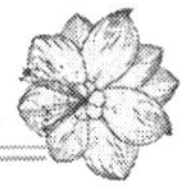

诊，此时双侧肾已固缩，往往不能确定其病因。由于慢性肾衰竭往往是进行性的、不可逆的，而且诸多病因均可导致慢性肾衰竭，因而积极治疗引发慢性肾衰竭的原发病显得尤其重要，这对避免或延缓慢性肾衰竭的出现具有十分重要的意义。

61. 慢性肾衰竭有哪些临床表现

在慢性肾衰竭的早期，除血肌酐升高外，往往无临床症状，而仅表现为基础疾病的症状，病情发展到残余肾单位不能调节适应机体最低要求时，肾衰竭症状才会逐渐表现出来。尿毒症时每个器官系统的功能均失调而出现尿毒症的各种症状，透析可改善尿毒症大部分症状，但一些症状可持续甚至加重。

(1)水、电解质和酸碱平衡失调：肾衰竭时常有钠、水潴留，如果摄入过量的钠和水，易引起体液过多而发生水肿、高血压和心力衰竭。同时还容易导致钠、水平衡失调，钾的平衡失调，代谢性酸中毒，磷和钙的平衡失调，以及高镁血症，而引发相应的症状和体征。

(2)各系统症状：心血管疾病是肾衰竭最常见的死因，心血管系统主要表现为高血压和左心室肥大、心力衰竭、心包炎及动脉粥样硬化。呼吸系统症状表现为在酸中毒时呼吸深而长，体液过多可引起肺水肿，尿毒症毒素可引起"尿毒症肺炎"。血液系统的表现主要有贫血、出血倾向及白细胞异常。神经、肌肉系统症状在肾衰竭早期主要有疲乏、失眠、注意力不集中，其后会出现性格改变、抑郁、记忆力减退、判断错误，并可有肌肉兴奋性增加，尿毒症时常有精神异常，表现为对外界反应淡漠、谵妄、惊厥、幻觉、昏迷等。肾衰竭时患者常有胃肠道症状，食欲缺乏是常见的早期表现，尿毒症时口气常有尿味和恶心、呕吐。皮肤症状主要表现为皮肤瘙痒，有时难以忍受。肾性骨营养不良症可表现为纤维囊性骨炎、肾性骨软化症、骨质疏松症等。由于内分泌失调，可出现性功能障碍、闭经、不孕不育等。肾衰竭时易并发感染，且尿毒症患者易并发严重感染，以肺部感染为最常见，感染时发热没有正常人那么明显。同时肾衰竭患者还常有代谢失调，出现体温过低、糖类代谢异常、高尿酸血症，以及脂质代谢异常等。

62. 如何正确诊断慢性肾衰竭

要正确诊断慢性肾衰竭，必须掌握诊断慢性肾衰竭的方法。慢性肾衰竭的诊断通常不难，过去病史不明的，有时需要和急性肾衰竭相鉴别，贫血、尿毒症面容、高磷血症、低钙血症、血甲状旁腺激素浓度升高、双肾缩小，支持慢性肾衰竭的诊断。需要时可做肾活检，同时应尽可能地查出引起慢性肾衰竭的基础疾病，寻找促使肾衰竭恶化的因素。

(1)基础疾病的诊断：早期肾衰竭的基础疾病诊断较易，这主要是肾影像学检查和肾活检危险性较小，而诊断意义较大。晚期肾衰竭则较难，但仍是重要的，因为有一些基础疾病可能仍有治疗价值，如狼疮性肾炎、肾结核、缺血性肾病、镇痛药肾病和高钙血症肾病等。

(2)寻找促使肾衰竭恶化的因素：肾有强大的贮备能力，当肾脏只有正常肾功能的25%～50%时，通常患者仍可无肾衰竭症状。但在此时如稍加重其损害，则患者即可迅速出现肾衰竭症状。促使肾功能恶化的因素主要有以下几个方面。

①血容量不足。可使肾小球滤过率下降，加重肾衰竭，常见于有钠、水丢失的患者。

②感染。常见的是呼吸道感染、尿路感染，败血症伴低血压时对肾衰竭影响尤大。

③尿路梗阻。最常见的是尿路结石。

④心力衰竭和严重心律失常。心力衰竭和严重心律失常可影响肾脏血液供应等，对肾衰竭有不利影响。

⑤肾毒性药物。如使用氨基糖苷类抗生素等。

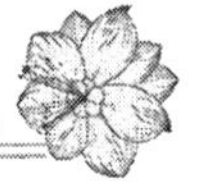

⑥急性应激状态。如严重创伤、大手术等。

⑦高血压。如恶性高血压或高血压的降压过快过剧。

⑧高钙血症、高磷血症或转移性钙化。高钙血症、高磷血症或转移性钙化亦是促使肾衰竭恶化的因素之一。

63. 中医如何认识慢性肾衰竭的病因病机

慢性肾衰竭可由水肿、淋证、尿血等多种疾病发展而来。中医学认为，各种肾病日久，损及脏腑功能，并以脾、肾虚损为主，病情逐步发展而使病情加重，最后导致正气虚衰，浊邪、瘀血壅滞肾络，肾脏失去开阖之功能，湿浊尿毒潴留于体内，而引发本病。在其发展过程中，往往由于某些因素而使病程进展加快，病情恶化。常见的诱因如感受外邪、饮食不节、劳倦过度等，如外邪侵袭肺卫肌表，致使肺失宣降，治节失职，三焦水道不利，湿浊潴留，或湿热下注，伤及脾肾，或过劳损伤正气，加之素体脾虚，饮食不节，过食生冷、辛辣、肥腻等，使脾、肾虚损更甚，尿毒潴留加剧。

慢性肾衰竭病程冗长，病机错综复杂，既有正气的耗损，又有实邪蕴阻，属本虚标实、虚实夹杂之证。正虚有气、血、阴、阳之不同，邪实有外邪、湿浊、热毒、瘀血、动风、蕴痰等。病位涉及脏腑较多，但主要在脾、肾，同时往往波及肝、心、肺、胃等。本病的病机关键在于肾开阖功能失调，而肾的开阖功能有赖于机体的气化作用。肾气亏虚可引起肾的气化功能障碍，肾失开阖，不能及时疏导、转输、运化水液及毒物，因而形成湿浊、湿热、瘀血、尿毒等邪毒。邪毒虽源于正虚，反过来又阻碍气血的生成，因实致虚，成为本病的重要病理因素。湿浊、尿毒等波及五脏六腑、四肢百骸而产生诸多症状。湿浊蕴脾，致使脾失健运，气血生化之源匮乏，则气血亏虚加重；若湿浊阻遏心阳，心气不足，运血无力，则可出现心悸、气短等；水气凌心，则见心悸、胸闷、气促等；湿浊中阻，脾胃升降失常，则见恶心呕吐、纳呆、腹胀等；肝风内动则抽搐；肾脏虚衰，膀胱气化不利，则尿少、水肿，甚则小便点滴全无而为闭证；如果尿毒蒙蔽或扰乱神明，可致精神抑郁或亢奋；浊毒化热，内陷心包，则可致心气欲脱，阴阳离决，危及生命。

64. 慢性肾衰竭的西医治疗原则是什么

慢性肾衰竭总的来说是一个不可逆的变化，至今中西医均无有效的治疗方法，其预后不佳，治疗的目的在于阻止或延缓病情的发展。慢性肾衰竭的西医治疗主要包括治疗基础疾病和使慢性肾衰竭恶化的因素、延缓慢性肾衰竭的发展及并发症的治疗，并应注意药物的使用，做好追踪随访，必要时可采用替代治疗。

(1)治疗基础疾病和使慢性肾衰竭恶化的因素：有些引起肾衰竭的基础疾病在治疗后有可逆性，哪怕是肾病变有轻微改善，也可望肾功能有不同程度的改善。例如，狼疮肾炎的尿毒症，若肾活检示病变中度慢性化而活动指数高者，经治疗后肾功能会有所改善。此外，纠正某些使肾衰竭加重的可逆因素，亦可使肾功能获得改善。例如，纠正水、钠缺失，及时地控制感染，解除尿路梗阻，治疗心力衰竭，停止肾毒性药物的使用等。

(2)延缓慢性肾衰竭的发展：延缓慢性肾衰竭的发展应在肾衰竭的早期进行，包括饮食治疗、必需氨基酸的应用、控制全身性和(或)肾小球内高压力及治疗高脂血症、高尿酸血症等。中医药在延缓慢性肾衰竭的发展方面有一定疗效，可单独使用，也可与西药配合使用。

饮食控制可以缓解尿毒症症状，延缓“健存”肾单位的破坏速度，主要包括限制蛋白饮食，重视高热能饮食的摄入，注意控制钠、钾和磷的摄入。给予低蛋白饮食应当个体化考虑，并注意营养指标监测，避免营养不良的发生。要重视高热能饮食的摄入，为了能摄入足够的热能，可多食用植物油和食糖，如觉饥饿，可食甜薯、芋头、马铃薯、苹果、山药粉等，食物应富含B族维生素、维生素C和

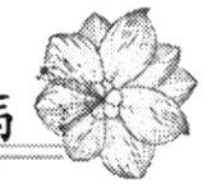

叶酸。除有水肿、高血压和少尿者要限制食盐外，一般不宜加以严格限制。只要尿量每日超过 1 000 毫升，一般无需限制饮食中的钾。同时要注意低磷饮食，每日不超过 600 毫克。有尿少、水肿、心力衰竭者，应严格控制进水量，但对尿量超过 1 000 毫升而又无水肿者，则不宜限制水的摄入。对于已经开始透析的患者，应改为透析的饮食方案。

如果肾小球滤过率≤10 毫升/分钟，而患者由于种种原因不能施行透析，由于食欲差致使摄入蛋白质太少(每日为 20 克左右)，如超过 3 周，则会发生蛋白质营养不良症，必须加用必需氨基酸或必需氨基酸及其 α-酮酸混合制剂，才可使尿毒症患者维持较好的营养状态。全身性高血压不仅会促使肾小球硬化，而且能增加心血管并发症，故必须控制，首选血管紧张素Ⅱ抑制药，包括血管紧张素转化酶抑制药和血管紧张素Ⅱ受体拮抗药。肾小球内高压力亦会促使肾小球硬化，故虽无全身性高血压，也宜使用血管紧张素转化酶抑制药和血管紧张素Ⅱ受体拮抗药。对于高脂血症应积极治疗，高尿酸血症通常不需治疗，但如有痛风，则应给予别嘌醇 0.1 克，每日 1～2 次，口服。

(3)并发症的治疗：慢性肾衰竭的并发症较多，较常见的有水、电解质失调，心血管和肺并发症，血液系统并发症，以及感染、神经精神和肌肉系统症状等，应视具体情况进行相应的治疗。

(4)药物的使用：需经肾排泄的药物，肾衰竭时会在体内潴留，增加其不良反应。因此，应根据药物代谢与排泄途径、内生肌酐清除率及透析对其影响等因素，而决定药物使用的剂量。首次使用时可给予一次正常人的药物量，作为负荷量，以后按内生肌酐清除率查肾衰竭患者用药方法表，可查出其以后用量。

(5)追踪随访：对慢性肾衰竭患者必须定期随访，以便对病情发展进行监护。就诊的频度应按病情决定，如有否高血压、心力衰竭及残余肾功能恶化的速度等。所有的患者至少需每 3 个月就诊

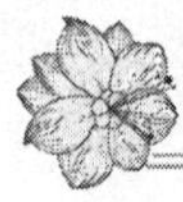

一次，就诊时必须询问病史、体检，同时做必要的实验室检查，如血常规、尿常规、血尿素氮、肌酐浓度及电解质情况检测等。

(6)替代治疗：根据慢性肾衰竭的具体情况，可选用替代治疗，包括血液透析、腹膜透析，若有必要还可进行肾移植。

65. 肾盂肾炎的易感因素有哪些

肾盂肾炎是一侧或两侧肾盂和肾实质受非特异性细菌直接侵袭所引起的感染性疾病，一般伴下泌尿道炎症，临床上不易区别。肾盂肾炎在尿路感染中称为上尿路感染，大肠埃希菌为主要致病菌。肾盂肾炎的易感因素是多方面的，主要因素与感染有关。

(1)由于女性尿道短，细菌容易侵入，感染机会多，故女性发病率比男性高8～10倍。

(2)女性尿道口有大肠埃希菌存在，性交常常是引起感染的重要原因。

(3)由于妊娠女性雌激素分泌增多，输尿管张力降低，蠕动减弱，导致尿路不畅，尿液反流的发生率较高，故妊娠期的尿路感染多数为肾盂肾炎。肾盂肾炎多由膀胱炎上行感染所致，尤其是膀胱-输尿管反流，是上行感染的重要原因。

(4)膀胱炎如未能及时或充分地治疗，有30%～50%可上行感染引起肾盂肾炎。

(5)尿路梗阻，如尿路结石、肿瘤、狭窄、前列腺肥大及神经源性膀胱等，致使尿流不畅，局部抗菌能力降低，有利于感染并致尿道压力增高，这是肾盂肾炎的重要诱因。尿路梗阻者约60%并发肾盂肾炎。

(6)肾实质病变，如肾小球肾炎、肾囊肿、肾肿瘤及慢性肾小管间质性疾病，可使肾脏局部抗菌能力减退，易并发肾盂肾炎。

(7)全身性因素，如糖尿病、高血压病、长期低血钾、心力衰竭及许多慢性消耗性疾病易并发肾盂肾炎。

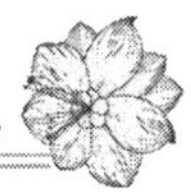

除上行性感染外，肾盂肾炎还可经血行和淋巴道及附近脏器直接感染，同时肾盂肾炎与免疫也有一定关系。

66. 肾盂肾炎主要临床表现有哪些

临床上根据肾盂肾炎的病情可分为急性肾盂肾炎和慢性肾盂肾炎两种类型。急性肾盂肾炎经积极彻底治疗，绝大多数可获根治，少数患者由于各种原因使感染持续，病程迁延，反复发作，也可发展为慢性肾盂肾炎，其是导致慢性肾衰竭的重要原因之一。

(1)急性肾盂肾炎：多发生于生育年龄的女性，一般起病急骤，突然畏寒或寒战，随即发热，患者常主诉腰痛，肾区有压痛及叩击痛，多数患者表现为尿频、尿急、尿痛等膀胱刺激症状，并伴随有全身不适、头痛、恶心、呕吐等全身症状，血常规检查白细胞总数升高，一般无高血压及氮质血症。尿常规检查脓尿为其特征性改变，尿细菌培养及菌落计数是明显急性肾盂肾炎的重要指标。必须注意的是，不少急性肾盂肾炎的临床表现与膀胱炎很相似，有膀胱刺激症状而全身感染现象不明显，临床上有时很难与膀胱炎区别，常需借助实验室检查才能做出正确的诊断。

(2)慢性肾盂肾炎：多数由急性肾盂肾炎未积极治疗或诱发因素(如泌尿道梗阻等)未能解除转变而来，亦有无明显的急性起病阶段者。慢性肾盂肾炎的症状轻微而且复杂，在漫长的肾盂肾炎病程中，患者常无明显的临床症状，其主要表现是真性细菌尿，尿中仅有少量白细胞和蛋白。有时仅有疲乏感，不规则低热、腰酸、腰痛等。患者多有长期或反复发作的尿路感染病史，有时可出现急性尿路感染的症状。在晚期可有贫血及血尿素氮升高，逐渐出现肾衰竭的现象，并可出现形体消瘦、神疲乏力、食欲缺乏等消化道症状，有些患者可有高血压。由于慢性肾盂肾炎病变主要在肾髓质和乳头部，故肾小管的功能常先受累，肾浓缩功能障碍，所以有些患者出现多尿的症状，有的患者出现尿酸化功能失常而致继发肾小管性酸中毒，亦有的患者由于多尿性失钠或丢钾过多而演变为失钠性肾病或失钾性肾病。有些无明显临床症状的慢性肾盂肾炎患者可以肾功能不全为其第一个临床表现。

67. 如何正确诊断急性肾盂肾炎和慢性肾盂肾炎

(1)急性肾盂肾炎的诊断要点

①发热。体温多在39℃以上，伴有头痛、全身酸痛，以及恶心呕吐等。

②腰痛。可单侧或双侧腰痛，有肾区压痛，肋脊角叩痛。

③膀胱刺激症状，主要表现为尿频、尿急、尿痛。

④尿常规检查。可有白细胞、红细胞、蛋白及管型。

⑤尿细菌学检查。尿细菌定量培养≥10^5/毫升，尿涂片镜检平均每个视野≥1个细菌。

⑥血常规检查。白细胞计数升高，中性粒细胞升高、核左移。

⑦影像学检查。B超、CT等检查有助于确定有无梗阻、结石等。

(2)慢性肾盂肾炎的诊断要点

①一般无症状，少数可间歇发生症状性肾盂肾炎，更为常见的是间歇性无症状性细菌尿和(或)间歇性尿急、尿频等下尿道感染症状和(或)间歇低热。

②可有慢性间质性肾炎的表现，多尿、夜尿，易发生脱水、低钠，低钾或高钾血症，肾小管酸中毒。

③尿常规检查。白细胞增多。

④尿细菌学检查。尿细菌定量培养≥10^5/毫升。

⑤影像学检查。X线肾盂造影可见局灶的粗糙皮质瘢痕伴附属的肾乳头收缩，肾盂的扩张和变钝。B超、CT等检查有助于鉴别诊断，必要时可进行肾活组织检查以求确诊。

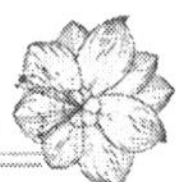

68. 中医如何认识肾盂肾炎的病因病机

《金匮要略·消渴小便不利淋病》篇中说："淋之为病，小便如粟状，小腹弦急，痛引脐中。"《景岳全书·淋浊》中则有"淋之为病，小便痛涩滴沥，欲去不去，欲止不止者是也"的记载。根据肾盂肾炎的发病机制和临床表现，可将其归属于中医学淋证、腰痛、虚劳等的范畴，发病主要是由于湿热之邪注于下焦蕴蒸而成。

肾盂肾炎的病位在于肾与膀胱，病理是肾虚膀胱热。肾与膀胱，为一脏一腑，互为表里，其间有经脉互通，生理功能甚为密切，若脏虚损，腑将失利；若腑受邪，脏即受累。也就是说，当肾虚不能制水，则水道不利，易成湿热蓄于膀胱；而膀胱气化失常，湿热内蕴，亦必然熏蒸于肾。一旦外邪乘虚而入，可由脏及腑，或由腑及脏，均能引起脏腑俱病。膀胱湿热蕴结，肾失开阖，水道不利，以致尿频、尿急、尿痛、腰痛等一系列症状相继而出。疾病过程，由于病的新旧、邪正相交、盛衰情况的不同，以及脏腑受累轻重不一，故可分为急性与慢性。疾病初起，邪实为主，正邪相搏，表现为一派湿热征象，属于本病的急性阶段；湿热久稽，则耗伤津液，损伤正气，致使临床上表现出肾阴不足、脾肾两虚等证候，此时正虚邪恋，则属于本病的慢性阶段。

69. 慢性肾盂肾炎的西医治疗原则是什么

慢性肾盂肾炎的治疗应是综合的，其西医治疗原则包括一般治疗、控制和去除复杂因素、抗感染治疗等。

(1)一般治疗：增强体质，提高机体的防御能力，鼓励多饮水、勤排尿，以降低肾髓质渗透压，提高机体吞噬细菌的能力，并冲走膀胱中的细菌，减轻排尿的不适症状。膀胱刺激症状明显时可给予碳酸氢钠(每次 1 克，每日 3 次)，以碱化尿液，缓解症状。

(2)控制和去除复杂因素：积极去除结石、梗阻、畸形等病因；

对膀胱输尿管反流的患者给予外科治疗，从而制止尿液反流，定期排空膀胱；“二次排尿”，必要时可给予长程低剂量抑菌治疗。

(3)抗感染治疗：急性发作时应强调治疗前行尿细菌培养以确定病原菌。针对细菌产生耐药性、病变部位形成瘢痕明显、局部血液循环差、病灶内抗菌药物浓度不足的情况，使用较大剂量细菌敏感抗生素。并遵循下列原则。

①仅治疗有症状的细菌尿，因无症状菌尿往往治疗无效，但如果准备进行尿路器械检查者则可使用3～7日抗生素，有助于减少并发症。

②使用抗生素前最好行清洁中段尿培养，根据药物敏感试验结果选用抗生素，如确需在培养出结果前用药，应选用广谱和耐酶的抗生素，重症可用氨苄西林加氨基糖苷类、亚胺培南(西拉司丁钠)或哌拉西林，轻者可用复方磺胺甲噁唑、喹诺酮类或含β-内酰胺酶抑制药的青霉素口服。

③切忌盲目使用抗生素而不注意去除复杂因素，如能去除复杂因素，可以采用较长疗程的抗生素(4周或6周)，以期达到彻底清除细菌的目的，但若短期内不能将复杂因素去除，则采用短程抗菌治疗控制症状比较合适，感染严重者如高热和菌血症，常需联合用药和静脉用药。

④对于已经出现慢性肾功能不全的患者，应给予低蛋白饮食、降压、排毒等护肾措施，禁用有肾脏毒性的药物，以保护残余肾功能。

70. 引发肾结石的原因有哪些

肾结石是指发生于肾盏、肾盂及肾盂与输尿管连接部的结石，多数位于肾盂肾盏内，肾实质结石少见。肾是泌尿系形成结石的主要部位，其他任何部位的结石都可以原发于肾脏，输尿管结石几乎均来自肾脏，而且肾结石比其他任何部位结石更易直接损伤肾脏，因此积极预防、早期诊断和恰当治疗肾结石非常重要。引发肾

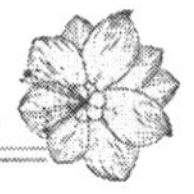

结石的原因较为复杂，通常认为与以下几方面密切相关。

(1)饮用水的水质含晶体钙较高，使尿钙增高，容易形成结石。天气炎热，出汗多而饮水少，尿液浓缩，尿中晶体饱和度高，容易形成结石。

(2)不良的饮食习惯，摄入过多的高糖、高蛋白、高脂肪饮食，食用含草酸钙较高的食物，如动物内脏、菠菜、豆腐等，饮用浓茶、咖啡等，以及食物过于精细，吃肉类食物多而吃富含纤维素的食物少等，均容易引发肾结石。

(3)不良的生活习惯，如日常生活中运动过少、活动过少，也容易引发肾结石。长期卧床者，如骨折后久卧病床，容易使血钙增高，加之不当补钙，进一步造成尿钙增加，而容易形成肾结石。

(4)溃疡病患者服用硅酸镁可形成硅酸盐结石，青光眼患者服用乙酰唑胺可形成磷酸钙过饱和而容易引发肾结石。各种原因的尿路梗阻使尿液淤积、尿路感染也容易出现肾结石。甲状旁腺功能亢进患者，由于血钙增高，血磷降低，尿钙增高容易形成肾结石；痛风患者，嘌呤代谢紊乱，血中尿酸增高，尿中尿酸排泄增加，尿酸易于沉积而形成结石。

(5)孕妇由于妊娠子宫被撑大，压迫到输尿管，易造成输尿管蠕动减慢，淤滞或不畅通，加之妊娠期内分泌的变化，也较容易产生肾结石。

71. 肾结石有哪些临床表现

肾结石的临床表现个体差异很大，且决定于结石的大小、数目、位置、活动度、有无梗阻感染及肾实质病理损害的程度等。轻者可以完全没有症状；严重的可发生无尿、肾衰竭、中毒性休克，甚至死亡，其中以疼痛和血尿为肾结石最突出和常见的症状。

肾结石引起的疼痛可分为隐痛、钝痛和绞痛。较大的结石压迫局部摩擦或引起肾积水，可引起隐痛或钝痛；较小的结石在肾

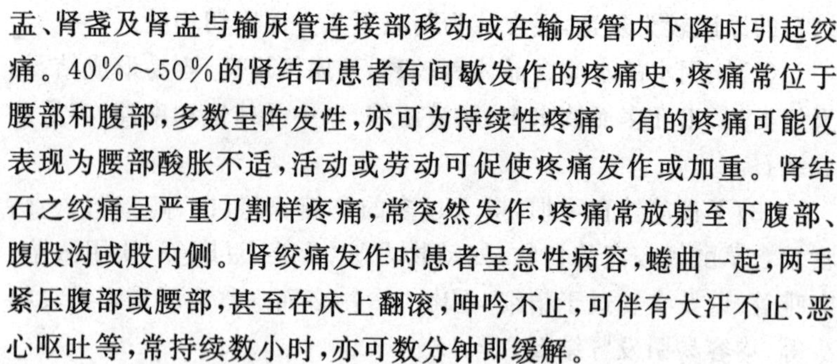

盂、肾盏及肾盂与输尿管连接部移动或在输尿管内下降时引起绞痛。40%～50%的肾结石患者有间歇发作的疼痛史，疼痛常位于腰部和腹部，多数呈阵发性，亦可为持续性疼痛。有的疼痛可能仅表现为腰部酸胀不适，活动或劳动可促使疼痛发作或加重。肾结石之绞痛呈严重刀割样疼痛，常突然发作，疼痛常放射至下腹部、腹股沟或股内侧。肾绞痛发作时患者呈急性病容，蜷曲一起，两手紧压腹部或腰部，甚至在床上翻滚，呻吟不止，可伴有大汗不止、恶心呕吐等，常持续数小时，亦可数分钟即缓解。

由于结石对黏膜损伤较重，故常有血尿，可为肉眼或镜下血尿，其中以后者居多，大量肉眼血尿并不多见，体力活动后血尿可加重。肾结石患者尿中可排出沙石，特别在疼痛和血尿发作时，尿内混有沙粒或小结石，结石通过尿道时发生阻塞或刺痛。肾结石并发感染时尿中出现脓细胞，有尿频、尿痛症状。当继发急性肾盂肾炎或肾积脓时可有发热、畏寒等全身症状；梗阻时可引起肾积水、出现上腹部或腰部肿块；双侧上尿路结石或肾结石完全梗阻时可导致无尿、肾衰竭等。

72. 中医如何认识肾结石的病因病机

肾结石是西医之病名，根据其发病机制和临床表现，可将其归属于中医学“砂淋、石淋、血淋、腰痛”等范畴。中医学认为，在肾虚气化功能失常的基础上，又因饮食不节、情志失调诸因素的影响，致使湿热蕴于下焦，逐渐结而为石。

《诸病源候论·淋病诸侯》中说：“若饮食不节、喜怒不时、虚实不调，则脏腑不和，致肾虚而膀胱热也。肾虚则小便数，膀胱热则水下涩，数而且涩，则淋漓不宣，故谓之为淋。”《丹溪心法·淋》中也有“诸淋所发，皆肾虚而膀胱生热也”的记载。引发肾结石的病因病机是复杂多样的，肾虚气化功能失常致使水液代谢障碍是发病的基础，饮食不节、情志失调诸因素常是发病的诱因。

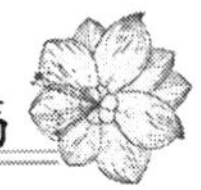

(1)饮食不节:饮食不节,嗜食肥甘油腻,使脾失健运,不能及时把湿热排出体外,流注于下焦,致使湿热久蕴不散形成结石。病程日久,热必入血,血络破溢而成血淋。

(2)情志失调:情志失调,气滞不舒,郁而化火,火移下焦,尿液受其煎熬浓缩,使尿中湿热不能及时排出,日久尿中杂质结成砂石,成为石淋。

(3)其他因素:湿热体质者,随着年龄的增长,排泄湿热能力减退,亦使湿热成石;阴虚体质者,不能及时补充阴液,阴虚火旺,津枯煎熬成石。

一般来说,肾结石急性发作期标实突出,主要表现为湿热及有形之结石,临床以湿热蕴结型、气滞血瘀型常见。慢性缓解期以本虚标实为主要病理机制,本虚主要责之于肾虚,肾虚有偏阳虚、偏阴虚的不同,临床中以偏于阴虚者为多。在肾结石的发病过程中,若清利过度以致肾阳耗伤,血尿日久使阴亏津枯成肾阴亏损,肾阳、肾阴损伤日久,势必阴损及阳、阳损及阴,而成阴阳两虚之证。

73. 肾病患者能结婚和怀孕生孩子吗

许多青年肾病患者常常询问医生患了肾病可不可以结婚。我们说不能一概而论,如急性肾炎、肾盂肾炎及肾结石经治疗可以完全康复,待康复后是不影响结婚的;而对慢性肾炎、肾病综合征,结婚应谨慎,在疾病活动期,如有水肿或中等量以上的蛋白尿、血尿、中等度以上的高血压时,宜抓紧时间积极治疗,暂时不考虑结婚问题,待病情基本缓解或完全缓解并稳定时,在征求医生的意见后可以考虑结婚的问题。有些青年在恋爱阶段患了肾病,思想压力很大,心情十分矛盾,这对治疗是不利的,应集中精力配合医生治病,要充满信心,保持乐观的情绪,等病情稳定后再结婚也不迟。对于慢性肾衰竭患者,因为肾功能已受损到一定的程度,结婚后的夫妻性生活将进一步加重肾损害,更不利于其治疗,故对于结婚之事应慎之又慎，最好在征求医生的意见后综合考虑。

在诸多的肾病患者中，有相当一部分是青年女性患者，能不能怀孕生孩子是十分关注的问题，这里谈一谈肾病患者妊娠的适应证和禁忌证，以供读者参考。妊娠期间为了供应胎儿的生长需要，肾脏的生理负担必然加重，这样就会导致肾脏相对缺血，促使肾血管的病理变化加重，不利于肾功能的恢复，倘若患者已有肾功能不全的表现，到妊娠后期则容易使病情恶化而发生尿毒症。另外，在妊娠前或妊娠初有水肿、蛋白尿和高血压者，到妊娠后期并发先兆子痫或子痫的机会明显较多，且症状重，死胎的发生率也高。由上可以看出，妊娠可加重肾脏疾病的发展，肾脏疾病患者常不能正常妊娠，而且对胎儿及母亲的生命也有较大威胁，因而在肾病患者临床症状突出阶段（即活动期），以及肾功能不全患者应注意避免怀孕生孩子。

当然，任何事情都应具体分析，有下列情况的患者是可以怀孕生孩子的，即肾盂肾炎治疗后；肾结石在没有影响肾功能的前提下；急性肾炎痊愈在1年以上，并无复发者；隐匿性肾炎经过两年观察病情较为稳定者。但是，对于这部分患者在妊娠期间也不可掉以轻心，要经常检查尿蛋白、血压及肾功能，如有下列情况则应终止妊娠：尿蛋白＋＋以上，并伴有水肿；血压在150/100毫米汞柱以上，服用降压药也不能降至正常范围者；肾小球功能检查或肾小管功能检查指标异常者。

总之，对于青年女性肾病患者是否可以妊娠，应取谨慎负责的态度，切莫要子心切而置母子两代人生命安全于不顾，应采取积极的态度抓紧治疗肾脏疾病，等病情稳定或恢复健康后再考虑怀孕生育问题，方为两全之策。

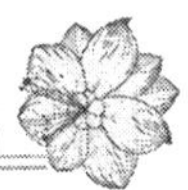

74. 为什么患了肾病要及早治疗并注意打持久战

有些肾病患者得不到及早治疗的主要原因有两个方面，一是未能早期发现，如有一部分慢性肾炎呈隐匿经过，一旦发现就已进入慢性肾衰竭阶段；二是明知自己患了肾病，觉得无大碍，不及时就医，饮食起居也不注意，致使病情迁延。由于以上因素，致使肾脏在早期受损时未能及时治疗，以致迁延不愈，逐渐进展到肾衰竭，其预后就可想而知了。因此，要十分注意早期发现和及早治疗肾病。早期发现可根据患者的临床症状，如见高血压、水肿、血尿、腰痛时要高度警惕，最简便的方法是查尿常规，如发现有蛋白尿、管型尿等，则可确认肾脏出了问题，再通过进一步检查就可明确诊断，施行恰当的治疗措施，只有这样才能截断病程，争取早日治愈。患了肾病绝不能粗心大意或满不在乎，以至于贻误治疗时机，造成病程缠绵难愈，影响正常的生活工作，重者常危及生命。

肾病有两大特点，一是病程较长，急性肾炎的病程长者可达1年以上，慢性肾炎、肾病综合征等病程更长；二是病情容易反复，因为感染、劳累及起居不当诸因素常可以使已经稳定的病情出现反复，致使病情缠绵难愈，逐渐进展。鉴于上述原因，对肾病的治疗要注意打持久战，有的甚至要治疗几年或者更长一段时间，寻求速效或短期内治愈诸如慢性肾炎、肾病综合征等肾病是不现实的。当然，由于肾病的具体情况不同，其治疗方法也不一样，在同一疾病的不同时期其治疗方法和用药也是不尽一样的。如果麻痹大意，病情一旦稳定就任其自然，不注意调治，则易于反复。因为肾病的病程较长，其疗程也长，经过一段时间的治疗，如果效果不满意，患者容易背上沉重的思想包袱，甚至悲观失望，这更不利于疾病的治疗和康复。因此，肾病患者对自己的病情要有一个清醒的认识，要做好长期治疗和调养的准备，注意打持久战。

二、中医调治肾病

75. 治疗肾病常用的单味中药有哪些

(1)黄芪

性味归经:味甘,性微温。归脾、肺经。

功效应用:补气升阳,益卫固表,利水消肿,托疮生肌。黄芪擅长补中益气,适用于脾胃气虚证及中气下陷证,凡脾虚气短、食少便溏、倦怠乏力等,常配白术以补气健脾;凡气虚较甚者,多配党参以增强补气作用;凡中焦虚寒者,多配肉桂、白芍等以补气温中;用于脾阳不升,中气下陷之久泻脱肛、内脏下垂者,常与人参、升麻、柴胡等同用,方如补中益气汤。黄芪能补肺气、益卫气以固表止汗,所以也常用于肺气虚及表虚自汗证。根据黄芪补气利尿消肿之功效,也用于气虚水湿失运之水肿、小便不利,常与防己、白术等同用,方如防己黄芪汤。现在,以黄芪为主,配伍补脾肾、利水湿之品治疗慢性肾炎水肿及尿蛋白长期不消者,亦颇为有效。黄芪有较好的补气托毒、排脓生肌之功效,故也可用于气血不足,疮疡内陷的脓成不溃或溃久不敛。此外,黄芪对气虚血亏的面色萎黄、神倦脉虚等,能补气以生血,常与当归等同用;对气虚不能摄血的便血、崩漏等,能补气以摄血,常与人参、龙眼肉、当归等同用;对气虚血滞不行之肢体痹痛、麻木及半身不遂等,能补气以行滞,常与桂枝、当归、红花、地龙等同用;对气虚津亏之消渴,能补气生津以止渴,常与熟地黄、山药、生地黄等同用。

用法用量:煎服,10～30克,大剂量30～60克。益气补中宜炙用,其他多生用。

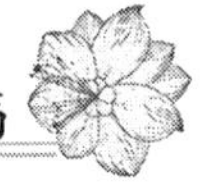

注意事项:凡表实邪盛,内有积滞,阴虚阳亢,疮疡阳证等实证,均不宜用。

(2)党参

性味归经:味甘,性平。归脾、肺经。

功效应用:益气,生津,养血。根据其补中益气之功效,用于中气不足的体虚倦怠、食少便溏等,常配黄芪、白术等;取其补益肺气之功能,用于肺气亏虚的咳嗽气促、语声低弱等,可与黄芪、五味子等同用;党参还有益气生津和益气生血的作用,故也用于气津两伤的气短口渴、气血双亏的面色萎黄、头晕心悸等,可分别与麦冬、五味子等生津药或当归、熟地黄等补血药同用。此外,对气虚外感及正虚邪实之证,亦可随证配解表药或攻里药同用,以扶正祛邪。党参是补气良药,大凡肾病,不论是急性肾炎、慢性肾炎、肾病综合征,还是慢性肾衰竭、肾盂肾炎等,只要有气虚均可选用。

用法用量:煎服,10~30 克。

(3)白术

性味归经:味苦、甘,性温。归脾、胃经。

功效应用:补气健脾,燥湿利水,固表止汗,安胎。根据白术补气健脾之功效,用于脾胃气虚、运化无力所致的纳差食少,便溏腹泻,脘腹胀满,倦怠乏力等证。治脾气虚弱,食少神疲常与人参、茯苓等同用,以益气补脾;治脾胃虚寒,腹满泄泻常与人参、干姜等同用,以温中健脾;治脾虚而有积滞,脘腹痞满,常配用枳实、陈皮,以消补兼施。白术既可补气健脾,又能燥湿利水,故还用于脾虚水停之痰饮、水肿、小便不利等。治痰饮常配用桂枝、茯苓等以温脾化饮,方如苓桂术甘汤;治水肿常配茯苓、泽泻等以健脾利湿,方如四逆散。白术能补脾益气,固表止汗,也用于脾虚气弱,肌表不固之汗多等,可单用为散服,亦可与黄芪、浮小麦等同用。根据白术补气健脾安胎之功效,还用于脾虚气弱之胎动不安等,常配砂仁等同用。

用法用量:煎服,10~15 克。燥湿利水宜生用,补气健脾宜炒用，健脾止泻宜炒焦用。

(4)麻黄

性味归经：味辛、微苦，性温。归肺、膀胱经。

功效应用：发汗解表，宣肺平喘，利水消肿。麻黄味辛发散，性温散寒，主入肺与膀胱经，功能开腠理，透毛窍，发汗解表以散风寒，为辛温解表之要药，故多用于外感风寒，恶寒无汗，发热头痛，脉浮而紧的感冒重证，即风寒表实证，每与桂枝相须为用，方如麻黄汤。麻黄能开宣肺气，有良好的宣肺平喘之功效，所以还用于风寒外束，肺气壅遏的喘咳实证，常配伍杏仁、甘草同用，方如三拗汤。此外，麻黄配伍细辛、干姜、半夏等，还可治寒痰停饮，咳嗽气喘，痰多清稀，方如小青龙汤；若肺热壅盛、高热喘急者，每与石膏、杏仁、甘草配用，以清肺平喘，方如麻杏石甘汤。麻黄上开肺气，下输膀胱，为宣肺利尿之要药，也用于风水水肿，对风寒袭表，肺失宣降的水肿、小便不利兼有表证的风水证，每与甘草同用；若兼见内热及脾虚者可配石膏、生姜、甘草、白术等。此外，取麻黄散寒通滞的作用，还用于风寒痹证、阴疽、痰核等。

用法用量：煎服，3～10克。发汗解表宜生用，止咳平喘多炙用。

注意事项：本品发散力强，凡表虚自汗、阴虚盗汗及虚喘均当慎用。

(5)茯苓

性味归经：味甘、淡，性平。归脾、肾经。

功效应用：利水渗湿，健脾安神。茯苓能健脾补中，故可用于脾虚诸证。若脾胃虚弱，食少纳呆，倦怠乏力等，常与党参、白术、甘草等同用，方如四君子汤；若脾虚停饮，常与桂枝、白术同用，方如苓桂术甘汤；若脾虚湿泻，可与山药、白术、薏苡仁等同用，方如参苓白术散。茯苓甘补淡渗，性平作用和缓，无寒热之偏，也用于治疗寒热虚实各种水肿。若表邪不解，随经入腑之膀胱蓄水证，或水肿、小便不利，多与猪苓、白术、泽泻等同用；若水热互结，阴虚小

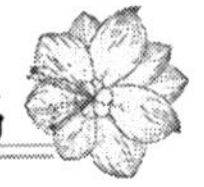

便不利之水肿，可与滑石、阿胶、泽泻同用；若脾肾阳虚水肿，可与附子、生姜等同用。此外，根据茯苓益心脾而宁心安神之功效，还用于心悸、失眠。心脾两虚、气血不足之心神不宁多与黄芪、当归、远志等同用，方如归脾汤；水气凌心之心悸，常与桂枝、白术、生姜等同用，方如茯苓甘草汤。

用法用量：煎服，10～15 克。

(6)泽泻

性味归经：味甘、淡，性寒。归肾、膀胱经。

功效应用：利水渗湿，泄热。泽泻淡渗，其利水作用较茯苓强，且性寒能泄肾与膀胱之热，下焦湿热者尤为适宜，用于治疗水肿，小便不利，泄泻，淋浊，带下，以及痰饮等，常与猪苓、茯苓、薏苡仁等药同用。若水湿痰饮所致的眩晕，可与白术配伍，方如泽泻汤。根据泽泻利水渗湿之作用，现在与其他药物配伍治疗急性肾炎、慢性肾炎、肾病综合征等肾病引起的水肿，取得了较好的效果。

用法用量：煎服，5～10 克。

(7)山药

性味归经：味甘，性平。归肺、脾、肾经。

功效应用：益气养阴，补脾肺肾，固精止带。山药能平补气阴，且性兼涩，适用于脾胃虚弱证，凡脾虚食少，体倦便溏，以及妇女带下、儿童消化不良等，皆可应用，常配党参、白术、茯苓等同用，方如参苓白术散。山药既能补脾肺之气，又益肺肾之阴，并能固涩肾精，故可用于肺虚咳喘及肺肾两虚之久咳久喘，肾虚不固的遗精遗尿、尿频，肾虚不固之带下清稀、绵绵不止等。治肺虚咳喘及肺肾两虚之久咳久喘，常配人参、麦冬、五味子等同用；治肾虚不固的遗精遗尿、尿频，常配熟地黄、山茱萸、菟丝子、金樱子等同用；治肾虚不固之带下清稀、绵绵不止，常与熟地黄、山茱萸、五味子等同用。山药有益气养阴、生津止渴之功效，所以还用于阴虚内热，口渴多饮，小便频数，消渴证等，常与黄芪、生地黄、天花粉等同用。山药益气健脾，补肾固精的功效显著，以山药配黄芪、芡实等，治疗各种肾病尿蛋白长期不消者，疗效较好。

用法用量：煎服，10～30克，大量可用60～250克。研末吞服，每次6～10克。补阴生津宜生用，健脾止泻宜炒用。

(8)生地黄

性味归经：味甘、苦，性寒。归心、肝、肺经。

功效应用：清热凉血，养阴生津。生地黄甘寒质润，苦寒清热，入营分、血分，为清热凉血、养阴生津之要药，用于热入营血，口干舌绛。治湿热病热入营血，壮热神昏，口干舌绛，常与玄参等同用，方如清营汤；治湿热病后期，余热未尽，阴液已伤，夜热早凉，舌红脉数者，常与鳖甲、青蒿、知母等同用，方如青蒿鳖甲汤。生地黄清热泻火，凉血止血，也用于血热妄行，斑疹吐衄。治血热吐衄、便血崩漏，常与鲜荷叶、生艾叶、生侧柏叶等同用，方如四生丸；治温热病热入营血，血热毒盛，吐血衄血，斑疹紫黑，常与赤芍、牡丹皮等同用。生地黄甘寒，清热养阴，生津止渴，还用于津伤口渴，内热消渴。治内热消渴常与山药、生黄芪、猪胰子同用；治温病伤阴，肠燥便秘，可与玄参、麦冬等同用，方如增液汤。生地黄清热凉血、养阴的作用显著，对急性肾炎、慢性肾炎、肾盂肾炎、肾结石出现热盛伤阴症状者，多用生地黄调治之。

用法用量：煎服，10～30克，鲜品用量加倍，或以鲜品捣汁入药。鲜生地黄味甘、苦，性大寒，作用与干地黄相似，滋阴之力稍逊，但清热生津、凉血止血之力较强。

注意事项：本品性寒而滞，脾虚湿滞腹满便溏者不宜使用。

(9)地龙

性味归经：味咸，性寒。归肝、脾、膀胱经。

功效应用：清热熄风，通络，平喘，利尿。地龙有清热、熄风、定惊之功效，用于高热惊厥、癫狂。治温病热极生风神昏谵语、痉挛抽搐，可单用本品煎服，或与钩藤、牛黄、白僵蚕等熄风止痉药同

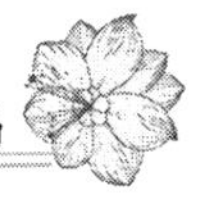

用;治高热、狂躁或癫痫,常单用鲜品同盐化为水饮服。地龙长于通行经络,常与黄芪、当归、川芎等药配伍,治疗中风后气虚血瘀之经络不利、半身不遂、口眼㖞斜等,方如补阳还五汤。根据地龙性寒清热、通经活络的作用,也用于各种痹证。地龙清肺热而平喘之功效显著,所以也常用于肺热哮喘,用于邪热壅肺、肺失宣降之喘息不止,喉中哮鸣有声者,单用研末内服即效,亦可与麻黄、石膏、杏仁等同用。此外,根据地龙清热结,利水道之功能,还用于治疗热结膀胱、小便不利或尿闭不通等。

用法用量:煎服,5～15 克,鲜品 10～20 克;研末吞服,每次 1～2 克。

注意事项:脾胃虚寒者不宜服,孕妇禁用。

(10)三七

性味归经:味甘、微苦,性温。归肝、胃经。

功效应用:化瘀止血,活血定痛。三七既能止血,又能散瘀,药效卓著,有止血而不留瘀、化瘀而不伤正之特点,诚为血证之良药。用于各种内外出血证,尤以有瘀者为宜,单味内服或外用即可奏效,用于治咳血、吐血、便血、尿血、崩漏及外伤出血等,亦可配花蕊石、血余炭等同用,方如化血丹。三七能活血化瘀而消肿定痛,为伤科要药,用于跌打损伤,瘀滞疼痛,可单味内服或外敷,或配活血行气药同用。此外,近年来以其活血化瘀之功,广泛应用于治疗冠心病心绞痛、缺血性脑血管病、脑出血后遗症、慢性肾炎、肾病综合征、慢性肝炎等。

用法用量:多研末服,每次 1～1.5 克;亦可入煎剂,3～10 克;外用适量,研末外掺或调敷。

(11)滑石

性味归经:味甘、淡,性寒。归胃、膀胱经。

功效应用:利水通淋,清解暑热,收湿敛疮。滑石能清膀胱热结,通利水道,是治湿热淋证常用之药,用于小便不利,淋漓涩痛等。若湿热下注之小便不利、热淋、石淋及尿闭等，常与木通、车前子、瞿麦等同用，方如八正散；若用于石淋，可与海金沙、金钱草、木通等配伍，方如二金排石汤。滑石甘寒，既能利水，又能解暑热，也是治暑湿之常用药，可用于暑湿、湿温等。若暑热烦渴，小便短赤，可与甘草同用，方如六一散；若湿温胸闷，气机不畅者，可与薏苡仁、杏仁、白蔻仁等配伍，方如三仁汤。此外，滑石外用有清热收湿敛疮之功效，所以还用于治疗湿疮、湿疹。

用法用量：煎服，10～15 克，宜布包；外用适量。

注意事项：脾虚、热病伤津及孕妇忌用。

(12)石韦

性味归经：味苦、甘，性微寒。归肺、膀胱经。

功效应用：利水通淋，清肺止咳。石韦为清热利尿通淋的常用药物，用于治疗湿热淋证，治癃闭淋漓常与车前子、滑石、瞿麦等同用，方如石韦散。石韦又有凉血止血之功效，故用治血淋涩痛尤为适宜，多与白茅根、蒲黄、小蓟等同用，以收凉血通淋之效。石韦能清肺热，止咳平喘，所以也用于肺热咳嗽气喘。此外，石韦寒凉入血分，又能凉血止血，还用于血热出血证。

用法用量：煎服，5～10 克，大剂量可用至 30～60 克。

(13)桂枝

性味归经：味辛、甘，性温。归心、肺、膀胱经。

功效应用：发汗解肌，温通经脉，助阳化气。桂枝辛甘温煦，甘温通阳扶卫，故有助卫实表，发汗解肌，外散风寒之功效，用于风寒感冒。如治风寒表实无汗者，常配麻黄同用，以开宣肺气，发散风寒，方如麻黄汤；如治表虚有汗者，当与白芍同用，以调和营卫，发汗解肌，方如桂枝汤。桂枝有温通经脉，散寒止痛之功效，所以也用于寒凝血滞诸痛证。用于胸阳不振，心脉瘀阻，胸痹心痛，常与枳实、薤白同用，方如枳实薤白桂枝汤；若中焦虚寒，脘腹冷痛，每与白芍、饴糖等同用，方如小建中汤；若血寒瘀阻，经闭腹痛，多与

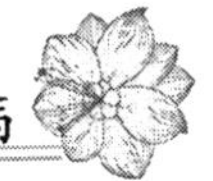

当归、吴茱萸等同用，方如温经汤；若风寒湿痹，肩臂疼痛，可与附子同用，方如桂枝附子汤。桂枝甘温，助阳化气，以行水湿痰饮之邪，故用于痰饮、蓄水证。如脾阳不运，痰饮眩晕者，常与茯苓、白术同用，方如苓桂术甘汤；若膀胱气化不行，水肿小便不利者，每与猪苓、泽泻等同用，方如五苓散。此外，根据桂枝温心阳、通血脉，止悸动之功能，还用于心阳不振，不能宣通血脉之心动悸，脉结代。

用法用量：煎服，3～10 克。

注意事项：本品辛温助热，容易伤阴动血，凡外感热病、阴虚火旺、血热妄行等证，均当忌用。孕妇及月经过多者慎用。

(14)附子

性味归经：味辛、甘，性热，有毒。归心、肾、脾经。

功效应用：回阳救逆，助阳补火，散寒止痛。附子能上助心阳，中温脾阳，下补肾阳，为“回阳救逆第一品药”，用于治疗亡阳证。治久病体虚，阳气衰微，阴寒内盛，或大汗、大吐、大泻所致之亡阳证，多与干姜、甘草同用，以回阳救逆，方如四逆汤；治久病气虚欲脱，或出血过多，气随血脱者，配人参同用，方如参附汤。附子辛甘温煦，有峻补元阳、益火消阴之效，所以用于虚寒性的阳痿、宫冷、脘腹冷痛、泄泻、水肿等。若治肾阳不足，命门火衰所致之阳痿宫冷，腰膝冷痛，夜尿频多，常与肉桂、山茱萸、熟地黄等同用，方如右归丸；治脾肾阳虚，寒湿内盛的脘腹冷痛，大便溏泻，常与党参、白术、干姜等同用，方如附子理中汤；治脾肾阳虚的阴寒水肿，多与白术、茯苓、生姜等同用；治脾阳不足、寒湿内阻的阴黄证，可与茵陈、白术、干姜等同用；治阳虚感寒者，可与麻黄、细辛等同用。此外，根据附子辛散温通，有较强的散寒止痛作用，还用于寒痹证，凡风寒湿痹周身骨节疼痛者，每多用之，尤善治寒痹痛剧者，多与桂枝、白术、甘草同用。

用法用量：煎服，3～15 克，宜先煎 0.5～1 小时，至口尝无麻辣感为度。

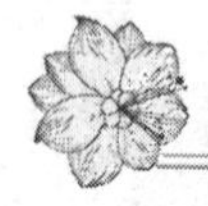

注意事项:本品辛热燥烈,凡阴虚阳亢及孕妇忌用。反半夏、瓜蒌、贝母、白蔹、白及。本品有毒,内服须经炮制。若内服过量,或炮制、煎煮方法不当,可引起中毒。

(15)肉桂

性味归经:味辛、甘,性热。归脾、肾、心、肝经。

功效应用:补火助阳,散寒止痛,温经通脉。肉桂甘热助阳补火,为治命门火衰之要药,常用于治肾阳不足,命门火衰的阳痿宫冷,腰膝冷痛,夜尿频多,滑精遗尿等,多与附子、熟地黄、山茱萸等同用,方如金匮肾气丸、右归饮;若治下元虚衰、虚阳上浮之面赤、虚喘、汗出、心悸、失眠、脉微弱者,可用本品以引火归源,常与山茱萸、五味子、人参、牡蛎等同用。肉桂甘热助阳以补虚,辛热散寒以止痛,用于治疗寒邪内侵或脾胃虚寒之脘腹冷痛,脾肾阳虚的腹痛呕吐、四肢厥冷、大便溏泄,以及寒疝腹痛等。肉桂辛散温通,能通行气血经脉,散寒以止痛,所以也用于风寒湿痹,寒痹腰痛,胸痹,阴疽,以及闭经、痛经等。肉桂补火助阳散寒的作用显著,与附子配伍应用治疗急性肾炎、慢性肾炎、肾病综合征出现脾肾阳虚症状者,有较好疗效。

用法用量:煎服,2~5克,宜后下;研末冲服,每次1~2克。

注意事项:畏赤石脂。

(16)干姜

性味归经:味辛,性热。归脾、胃、心、肺经。

功效应用:温中散寒,回阳通脉,温肺化饮。干姜辛热燥烈,主入脾胃而长于温中散寒,健运脾阳,用于脘腹冷痛,寒呕,冷泻。治胃寒呕吐,脘腹冷痛,每配高良姜同用,方如二姜丸;治脾胃虚寒,脘腹冷痛,呕吐泄泻,多与党参、白术等同用,方如理中丸。干姜性味辛热,能回阳通脉,故用于亡阳证,用于心肾阳虚,阴寒内盛所致之亡阳厥逆,脉微欲绝者,每与附子相须为用,方如四逆汤。此外,干姜辛热,能温肺化饮,所以还用于寒饮咳喘,形寒背冷,痰多清稀

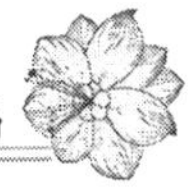

之证，常与细辛、五味子、麻黄等同用，方如小青龙汤。干姜健运脾阳的功效较好，大凡急性肾炎、慢性肾炎、肾病综合征出现寒湿困脾、脾肾阳虚症状者，均可用干姜治疗。

用法用量：煎服，3～10克。

注意事项：阴虚内热、表虚有热汗出，以及自汗盗汗者均不宜用。

(17)黄芩

性味归经：味苦，性寒。归肺、胃、胆、大肠经。

功效应用：清热燥湿，泻火解毒，凉血止血，除热安胎。本品苦寒，清热燥湿，能清肺胃胆及大肠经之湿热，尤善清中上焦湿热，用于湿温暑湿，湿热痞闷，黄疸泻痢。治湿温暑湿，湿热郁阻，胸脘痞闷，恶心呕吐，身热不扬，舌苔黄腻，多与滑石、白蔻仁、通草等同用，方如黄芩滑石汤。若湿热中阻，痞满呕吐，常与黄连、干姜、半夏配伍，方如半夏泻心汤；若大肠湿热，泄泻痢疾，可与黄连、葛根同用，方如葛根芩连汤；用于湿热黄疸，则常与茵陈、栀子等并用。黄芩善于清肺火及上焦之实热，并有较强的泻火解毒之力，所以也用于外感热病、肺热咳嗽、热病烦渴，以及痈肿疮毒、咽喉肿痛。根据黄芩清热凉血之功效，还用于火毒炽盛、迫血妄行的出血证，如吐血、衄血、便血、尿血、妇女崩漏等，对急性肾炎、肾结石火热炽盛引起的尿血有较好疗效。此外，黄芩还有除热安胎之功效，也常用于妊娠胎热之胎动不安。

用法用量：煎服，3～10克。清热多生用，安胎多炒用，止血多炒炭用，清上焦热多酒炒用。本品又分枯芩，即生长年久的宿根，善清肺火；条芩，为生长年少子根，善清大肠之火，泻下焦湿热。

注意事项：本品苦寒伤胃，脾胃虚寒者不宜使用。

(18)连翘

性味归经：味苦，性微寒。归肺、心、胆经。

功效应用：清热解毒，消痈散结，疏散风热。连翘苦寒，主入心经，“诸痛痒疮，皆属于心”，连翘既能清心火，解疮毒，又能散气血

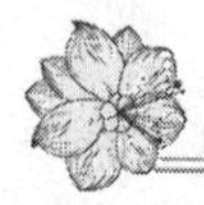

凝聚，兼有消痈散结之功效，故有“疮家圣药”之称。治痈肿疮毒，常与金银花、蒲公英、野菊花等解毒消肿之品同用；治瘰疬痰核，常与夏枯草、浙贝母、玄参、牡蛎等清肝散结，化痰消肿之品同用。连翘苦能泻火，寒能清热，入心、肺二经，长于清心火，散上焦风热，所以也用于外感风热，温病初起。连翘兼有清心利尿之功效，还可用于治热淋涩痛，多与竹叶、木通、白茅根等利尿通淋药同用，临床用于治疗肾结石、肾盂肾炎之小便淋涩疼痛，每获佳效。

用法用量：煎服，6～15克。

注意事项：脾胃虚寒及气虚脓清者不宜用。

(19)瞿麦

性味归经：味苦，性寒。归心、小肠、膀胱经。

功效应用：利尿通淋，活血通经。瞿麦苦寒降泄，能清心与小肠火，导热下行，而有利尿通淋之功效，为治淋之要药，用于治疗湿热诸淋，尤以热淋、血淋最为适宜，常与萹蓄、木通、车前子等同用，方如八正散。治石淋，与金钱草、海金沙配伍；治血淋则与琥珀、牛膝、大蓟、小蓟等同用。瞿麦还能活血通络，也用于血热瘀阻之经闭和月经不调，常与桃仁、红花、丹参、赤芍等同用。

用法用量：煎服，10～15克。

注意事项：孕妇忌服。

(20)益母草

性味归经：味苦、辛，性微寒。归肝、心、膀胱经。

功效应用：活血调经，利水消肿。益母草苦泄辛散，主入血分，善于活血祛瘀调经，为妇科经产要药，故有益母之名，用于血滞经闭、痛经、经行不畅、产后瘀滞腹痛、恶露不尽等，可单用熬膏，如益母草膏，亦常配当归、川芎、赤芍等，以加强活血调经之功效，方如益母丸。根据益母草利水消肿、活血化瘀之功效，还用于水肿、水便不利，对水瘀互阻的水肿尤为适宜，可单用，亦可与白茅根、泽兰等同用，近代用于治疗各种肾炎取得了较好的疗效。此外，根据益

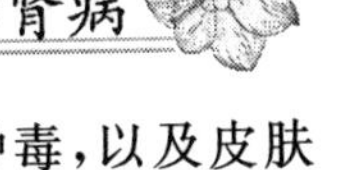

母草清热解毒消肿之功效，还用于跌打损伤、疮痈肿毒，以及皮肤痒疹等。

用法用量：煎服，10～30 克，或熬膏，入丸剂；外用适量捣敷或煎水外洗。

注意事项：孕妇忌服，血虚无瘀者慎用。

(21)桑白皮

性味归经：味甘，性寒。归肺经。

功效应用：泻肺平喘，利水消肿。本品性寒入肺经，能泻肺火兼泻肺中水气而平喘，用于肺热咳喘等，治肺热咳喘常配地骨皮同用，方如泻白散。若水饮停肺，胀满喘急，可配麻黄、杏仁、葶苈子等宣肺逐饮之药同用；若肺虚有热而咳喘气短、潮热、盗汗者，则与人参、五味子、熟地黄等补肺药配伍，方如补肺汤。桑白皮能清降肺气，通调水道而利水，也用于水肿，如风水、皮水等，是治疗急性肾炎、慢性肾炎、肾病综合征等肾病水肿的常用药物，通常与茯苓皮、大腹皮等配伍，方如五皮饮。此外，根据桑白皮止血清肝之功效，还用于治衄血、咯血及肝阳肝火偏旺之高血压。

用法用量：煎服，5～15 克。泻肺利水，平肝清火宜生用；肺虚咳嗽宜蜜炙用。

注意事项：本品甘寒降泄，善利小便，肺虚无火、小便多及风寒咳嗽应慎用。

(22)白茅根

性味归经：味甘，性寒。归肺、胃、膀胱经。

功效应用：凉血止血，清热利尿。白茅根能清肺、胃、膀胱经之热而凉血止血，用于血热妄行之出血证，如咯血、吐血、衄血、尿血等，可单用或配其他凉血止血药同用。白茅根能清热利尿，用于热淋、水肿等。治热淋常配木通、滑石等；治水肿、小便不利常配车前子同用。此外，白茅根还可治温热烦渴，胃热呕吐，肺热咳嗽，以及湿热黄疸等。

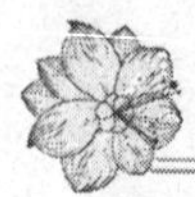

用法用量：煎服，10～30克，鲜品加倍，以鲜品为佳，可捣汁服。多生用，止血亦可炒炭用。

(23)冬瓜皮

性味归经：味甘，性微寒。归肺、小肠经。

功效应用：利水消肿。冬瓜皮具有利水消肿之功效，且其性偏凉能清热，用于水肿、小便不利，以水肿偏有热者为宜，单用力弱，多与茯苓、白术、黄芪等同用。

用法用量：煎服，15～30克。

(24)玉米须

性味归经：味甘，性平。归膀胱、肝、胆经。

功效应用：利水消肿，利湿退黄。玉米须具有较弱的利水消肿之功效，用于水肿，小便不利，以及小便短赤淋痛等症，可单用大剂量煎汤服，或与冬瓜皮、赤小豆、车前草等配伍组方用。根据玉米须利胆退黄之功效，还用于湿热黄疸，因其药性平和，故阴黄或阳黄均可用，可单用大剂量煎汤服；或与郁金、茵陈、栀子等同用。

用法用量：煎服，30～60克。

(25)海金沙

性味归经：味甘，性寒。归膀胱、小肠经。

功效应用：利尿通淋。海金沙其性下降，善清小肠、膀胱湿热，功专利尿通淋止痛，尤善止尿道疼痛，为治诸淋涩痛之要药，用于各种淋证。治热淋急痛，以海金沙为末，甘草汤送服；治血淋，配牛膝、琥珀、小蓟等药；治石淋，同鸡内金、滑石、金钱草等配伍；治膏淋，常与萆薢、滑石等同用。海金沙还能利水消肿，尤以湿热肿满为宜，故也用于小便不利、水肿，多与泽泻、猪苓、木通等配伍，以加强利尿消肿之功效。

用法用量：煎服，6～12克，宜布包。

(26)车前子

性味归经：味甘，性寒。归肾、肝、肺经。

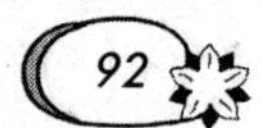

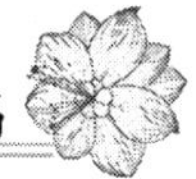

功效应用：利尿通淋，渗湿止泻，清肝明目，清肺化痰。车前子甘而滑利，寒凉清热，有利尿通淋之功效。用于小便淋涩，对湿热下注于膀胱而致小便淋漓涩痛尤为适宜，常与木通、滑石、萹蓄等清热利湿药同用，方如八正散。车前子能利水湿，分清浊而止泻，即利小便以实大便，所以还用于暑湿泄泻。治疗湿盛于大肠而小便不利之水泻，可单用本品研末，米汤送服；或与白术、茯苓、泽泻等同用。根据车前子善清肝热而能明目之功效，也用于目赤涩痛，目暗昏花，翳障等，治目赤涩痛多与菊花、决明子等同用；若肝肾阴亏，两目昏花或内障不明，则需配熟地黄、菟丝子等养肝明目药，方如驻景丸。此外，车前子能清肺化痰止咳，还用于痰热咳嗽，用治肺热咳嗽痰多，多与瓜蒌、贝母、枇杷叶等清肺化痰药同用。

用法用量：煎服，10～15 克，宜布包。

(27)蒲公英

性味归经：味苦、甘，性寒。归肝、胃经。

功效应用：清热解毒，消痈散结，利湿通淋。蒲公英苦以泄降，甘以解毒，寒能清热兼散滞气，为清热解毒、消痈散结之佳品，主治内外热毒疮痈诸证，兼能通经下乳，又为治疗乳痈之良药。用治痈肿疔毒，常与野菊花、紫花地丁、金银花等同用，方如五味消毒饮；治疗乳痈肿痛，可单用本品浓煎内服，或以鲜品捣汁内服，渣敷患处，也可与全瓜蒌、金银花、牛蒡子等药同用；治肠痈腹痛，常与大黄、牡丹皮、桃仁等同用；治肺痈吐脓，常与鱼腥草、冬瓜子仁、芦根等同用；与板蓝根、玄参等配伍还可用于咽喉肿痛；鲜品外敷可用治毒蛇咬伤等。蒲公英苦寒，清热利湿，利尿通淋，故对湿热引起的淋证、黄疸等也有较好的疗效，常用于热淋涩痛、湿热黄疸。治热淋涩痛常与白茅根、金钱草、车前子等同用，以加强利尿通淋的效果；治湿热黄疸常与茵陈、栀子、大黄等同用。此外，蒲公英还有清肝明目之功效，所以也用于治疗肝火上炎引起的目赤肿痛，可单用取汁点眼，或浓煎内服，或者与菊花、夏枯草、黄芩等药同用。

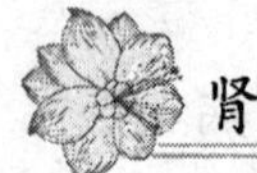

用法用量:煎服,10～30克。外用适量。

注意事项:用量过大可致缓泻。

(28)冬葵子

性味归经:味甘,性寒。归大肠、小肠、膀胱经。

功效应用:利水通淋,下乳润肠。冬葵子甘寒滑利通窍,有利尿通淋之功效。用于水肿、淋证,治血淋、妊娠子淋,以一味冬葵子煎即有效;若用于水肿胀满,小便不利,淋漓涩痛,则常与茯苓、萹蓄、海金沙同用。根据冬葵子下乳之功效,也用于乳汁不行,乳房胀痛。此外,冬葵子能润肠通便,所以还用于治肠燥便秘。

用法用量:煎服,10～15克。

注意事项:孕妇慎用。

(29)金钱草

性味归经:味甘、淡,性微寒。归肝、胆、肾、膀胱经。

功效应用:除湿退黄,利尿通淋,解毒消肿。金钱草既能清肝胆之火,又能除下焦湿热,有清热利湿退黄之功效,用于湿热黄疸,常与茵陈、栀子、虎杖等同用。金钱草利尿通淋,排出结石的功效显著,可用于石淋、热淋,治疗石淋尤为多用,可单用大剂量煎汤或代茶饮,或与海金沙、鸡内金、滑石等同用,方如二金排石汤。此外,根据金钱草解毒消肿之功效,还用于恶疮肿毒,毒蛇咬伤,可用鲜品捣烂取汁饮,并以渣外敷。

用法用量:煎服,30～60克,鲜品加倍;外用适量。

(30)葶苈子

性味归经:味苦、辛,性大寒。归肺、膀胱经。

功效应用:泻肺平喘,利水消肿。葶苈子苦降辛散,性寒清热,专泻肺中水饮及痰火而平喘咳,用于痰涎壅盛,喘咳不得平卧之证,常佐大枣以缓其性,方如葶苈大枣泻肺汤,临床常配紫苏子、桑白皮、杏仁等泻肺平喘。葶苈子泄肺气之壅闭而通调水道,利水消肿,故也用于水肿、悬饮、胸腹积水、小便不利等,治腹水肿满属湿

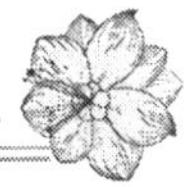

热蕴阻者，配防己、椒目、大黄，方如己椒苈黄丸；治结胸证之胸胁积水，配杏仁、大黄、芒硝，方如大陷胸丸。近年来，用葶苈子配伍其他药物治疗渗出性胸膜炎等有效。现代临床有单以葶苈子研末服，或配以生脉散、参附汤等同用，治疗肺心病、心力衰竭症见水肿喘满者，有较好疗效。

用法用量：煎服，10～15 克；研末服，3～6 克。

注意事项：本品性泄利易伤正，凡肺虚喘促、脾虚肿满、膀胱气虚、小便不利者均当忌用；或可配伍补脾益气药同用。

76. 治疗肾病常用的中药方剂有哪些

(1)实脾饮(《重订严氏济生方》)

组成：厚朴、白术、木瓜、木香、草果仁、大腹子、附子、白茯苓、炮干姜各 6 克，炙甘草 3 克。

用法：加生姜、大枣，每日 1 剂，水煎服。

功效：温阳健脾，行气利水。

主治：阳虚水肿。症见肢体水肿，半身以下更甚，胸腹胀闷，口不渴，畏寒肢冷，食少身重，尿少便溏，舌淡苔腻，脉沉迟。

方解：方中以附子、干姜为主药。附子善温肾阳，助气化以行水；干姜偏温脾阳，助运化以制水。两者合用，温肾暖脾，扶阳抑阴。佐以茯苓、白术健脾渗湿，使水湿从小便而利；厚朴、木瓜、大腹子、草果仁行气导滞，化湿行水，使气行则湿化，气顺则胀消，俱为佐药。使以甘草、生姜、大枣，调和诸药，益脾和中。诸药合用，共奏温肾暖脾，行气利水之功效，因其功著脾土，故有实脾之名。

按语：本方以肢体水肿，腰以下更甚，胸腹胀满，舌淡苔腻，脉沉迟为辨证要点。现在常用本方根据辨证加减治疗慢性肾炎、心源性水肿、肝硬化腹水等属阳虚证者。若水湿壅盛者，宜重用茯苓，并加猪苓、泽泻、车前子；大便溏泻者，以大腹皮易大腹子；大便秘结者，可加牵牛子；正气虚甚者，加党参、黄芪。

(2)真武汤(《伤寒论》)

组成:茯苓、生姜、炮附子各9克,白芍、白术各6克。

用法:每日1剂,水煎服。

功效:温阳,化气,行水。

主治:脾肾阳虚,水气内停证。症见小便不利,四肢沉重疼痛,恶寒腹痛,下利;或肢体水肿,舌淡,苔白滑,脉沉;或太阳病发汗后,汗出不解,仍发热,心下悸,头眩,身瞤动者。

方解:方中以大辛大热之附子为主药,温肾助阳,以化气行水,兼暖脾土,以温运水湿;辅以茯苓、白术健脾利湿,淡渗利水,使水气从小便而去;佐以生姜之温散,既助附子温阳祛寒,又伍茯苓、白术散水湿;其用白芍者,乃一药三用,一者利小便以行水气,二者柔肝以止腹痛,三者敛阴舒筋以止筋惕肉瞤。诸药配伍,温脾肾,利水湿,共奏温阳利水之功效。

按语:本方以水肿,小便不利,苔白,口不渴为辨证要点。现在常用本方根据辨证加减治疗慢性肾炎、心源性水肿、甲状腺功能低下、慢性支气管炎、慢性肠炎、肠结核、梅尼埃病等属脾肾阳虚、水湿内盛者。现代药理研究证实,本方具有强心利尿,促进胃肠吸收,排除体内残余物质等多种作用。

(3)五皮散(《华氏中藏经》)

组成:桑白皮、陈橘皮、生姜皮、大腹皮、茯苓皮各9克。

用法:共为粗末,每服9克,水煎去滓,不计时候温服;现多用饮片做汤剂,每日1剂,水煎服。

功效:利水消肿,理气健脾。

主治:脾虚湿盛,皮水。症见一身悉肿,肢体沉重,心腹胀满,上气喘急,小便不利,舌苔白腻,脉沉缓。

方解:方中以茯苓皮为主药,取其甘淡渗利,行水消肿。辅以大腹皮下气行水,消胀除满;陈橘皮理气和胃,醒脾化湿。佐以桑白皮肃降肺气,以通调水道而利水消肿;生姜皮和脾降肺,行水消

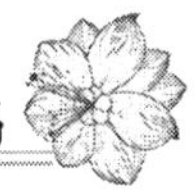

肿而除胀满。五药合用，使三焦通畅，水道通调，故诸症可愈。

按语：本方以一身悉肿，脘腹胀满，上气喘急，小便不利，苔白腻为辨证要点。现在常用本方根据辨证加减治疗肾炎水肿、心源性水肿、妊娠水肿等属脾虚湿盛者。如外感风寒，腰以上肿者，加紫苏叶、荆芥、防风、秦艽；湿热下注，腰以下肿者，加赤小豆、赤茯苓、防己；水湿较甚者，与五苓散同用；寒湿内盛，形寒畏冷者，加干姜、肉桂。

(4)八正散(《太平惠民和济局方》)

组成：车前子、瞿麦、萹蓄、滑石、栀子、大黄、木通、甘草各500克。

用法：将上药制成散剂，每次6克，每日2次，入灯心草水煎，去渣温服；也可用饮片作汤剂，每日1剂，水煎服，用量按原方比例酌减。

功效：清热泻火，利水通淋。

主治：湿热淋证。症见尿频尿急，尿时涩痛，淋漓不畅，尿色浑浊，甚则癃闭不通，小腹急满，口燥咽干，舌质红，苔黄腻，脉数实。

方解：方中木通、车前子、瞿麦、萹蓄、滑石均为清热除湿，利水通淋之品，既可祛湿热以除病因，又可改善淋涩之症状；栀子清泄三焦湿热，亦可助木通、车前子等药以利水；大黄荡涤秽浊，破结滞，泻火解毒，直挫病邪；甘草调和诸药，并可缓急止痛。诸药合用，令热退火清，尿利淋通，则诸症状自除。

按语：本方以小便淋漓涩痛，尿道灼热，小腹胀满，口燥咽干，舌苔黄腻为辨证要点。现在常用本方根据辨证加减治疗膀胱炎、前列腺炎、尿道炎、泌尿系结石、急性肾盂肾炎等属于湿热证型者。如身热脉数便秘者，制大黄应改为生大黄，并加金银花、蒲公英；如出现血尿者，加小蓟、墨旱莲、白茅根；如有结石者，加金钱草、海金沙、石韦、鸡内金；如小腹胀急者，加乌药、川楝子。本方为苦寒通利之剂，对淋证日久、体质虚弱者及孕妇均不宜使用。

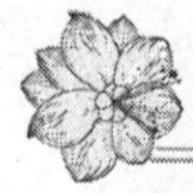

(5)胃苓汤(《丹溪心法》)

组成:五苓散(猪苓、白术、茯苓各9克,泽泻15克,桂枝6克)合平胃散(苍术25克,厚朴、陈皮各15克,甘草9克)组成。

用法:每日1剂,加生姜、大枣水煎,每日2次,空腹服。

功效:祛湿和胃,行气利水。

主治:夏秋之间,脾胃伤冷,水谷不分,泄泻不止,以及水肿、腹胀、小便不利者。

方解:方中以平胃散运脾燥湿,合五苓散利水渗湿,标本兼顾。

按语:本方以脘腹胀痛,泄泻,小便短少,舌苔白腻为辨证要点。现在常用本方根据辨证加减治疗急性肾炎、慢性肾炎,急性肠炎、慢性肠炎。如脘腹胀满较甚者,加枳壳、砂仁;不思饮食者,加山楂、神曲;恶心呕吐者,加半夏、生姜;神疲乏力者,加党参、薏苡仁。应当注意的是,本方性偏温燥,且利水力强,易耗伤阴血,血虚阴亏者慎用。

(6)五苓散(《伤寒论》)

组成:猪苓、白术、茯苓各9克,泽泻15克,桂枝6克

用法:将上药制成散剂,每次6克,每日3次,水煎服;现多用饮片作汤剂,每日1剂,水煎服。

功效:利水渗湿,温阳化气。

主治:水湿停蓄证。症见头痛发热,烦渴欲饮,水入即吐,小便不利,舌苔白腻或白厚,脉浮;或为水肿、泄泻、痰饮、眩晕、脐下动悸者。

方解:方中重用泽泻为主药,取其甘淡性寒,直达肾与膀胱,利水渗湿。辅以茯苓、猪苓之淡渗,增强利水渗湿之力。佐以白术健脾而运化水湿,转输津液,使水精四布,而不直驱于下;又佐以桂枝,一药两用,即外解太阳之表,又内助膀胱气化。五药合用,利水渗湿,化气解表,使水行气化,表邪得解,脾气健运,则蓄水留饮诸症自除。

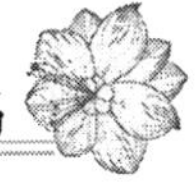

按语:本方以小便不利,渴欲饮水,小腹胀满,苔白腻或白厚为辨证要点。现在常用本方根据辨证加减治疗肾炎、肝硬化所引起的水肿,以及急性肠炎、尿潴留等属水湿内盛者。若水肿兼有表证者,可与越婢汤合用;水湿壅盛者,可与五皮散合用;泄泻偏于热者,需去桂枝,加车前子、黄连、黄芩。应当注意的是湿热者忌用。

(7)导赤散(《小儿药证直诀》)

组成:生地黄、木通、甘草梢各9克,淡竹叶6克。

用法:上药为末,每次9克,每日2次,水煎服;亦可改作汤剂,每日1剂,水煎服。

功效:清心养阴,利水通淋。

主治:心经热盛,心胸烦热,口渴面赤,意欲饮冷,以及口舌生疮,或心移热于小肠之小便赤涩刺痛,舌质红,脉数。

方解:方中生地黄凉血滋阴以制心火;木通上清心经之热,下则清利小肠,利水通淋;甘草梢清热解毒,调和诸药,用"梢",古有直达茎中止淋痛之说;淡竹叶清心除烦。诸药合用,清心与养阴两顾,利水并导热下行,共收清心养阴,利水通淋之功效。

按语:本方以口舌生疮,或小便短赤涩痛,舌质红,脉数为辨证要点。现在常用本方根据辨证加减治疗急性泌尿系感染,前列腺炎,尿路结石,口腔溃疡等。若心火较盛者,加黄连、灯心草;血淋涩痛者,加墨旱莲、小蓟;小便数急刺痛者,加白茅根;大便秘结者,加大黄。

(8)六一散(《黄帝素问宣明论方》)

组成:滑石180克,甘草30克。

用法:上药研为细末,每次9~18克,温开水或加蜜蜂少许调服;或布包水煎服;亦可加入其他方药中煎服。

功效:清暑利湿。

主治:感受暑湿,身热烦渴,小便不利,或呕吐泄泻;亦治膀胱湿热,小便赤涩淋痛及砂淋等。

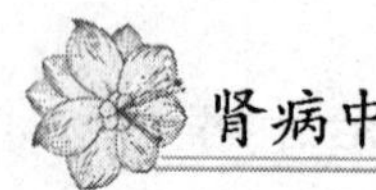

方解：方中滑石质重体滑，味甘淡而性寒，能清利小便，使三焦湿热从小便而出，以解除暑湿所致的心烦、口渴、小便不利诸证，用为主药；甘草生用，既能清热和中，又同滑石合成甘寒生津之用，使小便利而津液不伤，为佐使药。本方药虽二味，却具巧思，有清热而不留湿，利水又不伤正之妙，为治疗暑湿病的常用基础方。但本方究属药少力薄之剂，暑湿重者，还当同其他方药配合使用。

按语：本方以身热汗出，口渴心烦，小便短赤或赤涩淋痛为辨证要点。现在常用本方根据辨证加减治疗中暑、泌尿系结石、尿路感染、小儿消化不良、口疮等。暑湿证者，加西瓜翠衣、丝瓜络、竹叶；小便涩痛或砂淋者，加海金沙、金钱草、琥珀；血淋者，加侧柏叶、小蓟、蒲黄等。若暑病不兼湿，或小便利者忌用。

(9)五淋散(《太平惠民和济局方》)

组成：赤茯苓18克，当归、生甘草各15克，赤芍、栀子各60克。

用法：共研细末，每次6克，每日2次，水煎服。

功效：清热凉血，利水通淋。

主治：湿热血淋，尿如豆汁，尿时涩痛，或溲有砂石，脐腹急痛。

方解：方中以赤茯苓、栀子清热利湿通淋；赤芍、当归凉血和血；甘草解毒和中。诸药合用，共奏清热凉血，利水通淋之功效。

按语：本方以小便涩痛，尿如豆汁，面色萎黄，舌淡脉细为辨证要点。现在常用本方根据辨证加减治疗膀胱炎，尿道炎，前列腺炎，泌尿系结石，肾盂肾炎等。若血尿明显者，加白茅根、小蓟；热象明显者，加金银花、紫花地丁、车前子；腹胀便秘者，加枳实、大黄；结石盘踞日久者，加金钱草、海金沙、石韦；血虚明显者，加白芍、阿胶。

(10)参苓白术散(《太平惠民和剂局方》)

组成：莲子肉、薏苡仁、缩砂仁、桔梗各500克，白扁豆750克，白茯苓、人参、白术、山药、甘草各1000克。

用法：将上药共为细末，每次6克，每日2～3次，枣汤调服。

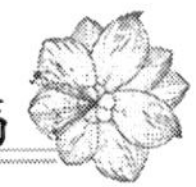

功效：益气健脾，渗湿止泻。

主治：脾胃虚弱，食少便溏，或吐或泻，四肢乏力，形体消瘦，胸脘闷胀，面色萎黄，舌质淡，舌苔白，脉细缓或虚缓。

方解：方中以四君子汤补脾胃之气为主药；配以白扁豆、薏苡仁、山药之甘淡，莲子之甘涩，辅助白术健脾，又能渗湿而止泻；加砂仁之辛温芳香醒脾，佐四君子更能使中州运化，使上下气机贯通吐泻可止；桔梗为手太阴肺经引经药，配入本方，如舟楫载药上行，达于上焦以益肺。各药合用，补其虚，除其湿，行其滞，调其气，和脾胃，则诸症自除。

按语：本方以脾虚夹湿，四肢乏力，饮食不化，舌苔薄白腻，脉濡缓为辨证要点。现在常用本方根据辨证加减治疗慢性肠炎、慢性胃炎、慢性肾炎、消化不良、胃肠功能紊乱、糖尿病、肝硬化、肺源性心脏病、慢性支气管炎、恶性肿瘤放疗化疗中胃肠道不良反应等。

(11)济生肾气丸(《济生方》)

组成：熟地黄、川牛膝、官桂各 15 克，炒山药、山茱萸、泽泻、茯苓、牡丹皮、车前子各 30 克，炮附子 2 个。

用法：上药共研细末，炼蜜为丸，如梧桐子大，每次 9 克，每日 1～2 次，温开水送服；也可用饮片作汤剂，每日 1 剂，水煎服，各药用量按原方比例酌情增减。

功效：温补肾阳，利水消肿。

主治：肾阳不足，腰重脚肿，小便不利，腰酸肢冷等。

方解：方中熟地黄滋补肾阴，山茱萸、山药滋补肝脾，辅助滋补肾中之阴；官桂、附子温补肾阳，化气利水；泽泻、茯苓利水渗湿消肿；牡丹皮清泻肝火；牛膝、车前子加强利尿消肿之力。全方合用，达温补肾阳，利水消肿之功效。

按语：本方以形寒肢冷，腰以下尤甚，小便不利，排出无力，水肿下半身为主，舌淡嫩体胖，苔白滑，脉沉弦为辨证要点。现在常用本方根据辨证加减治疗慢性肾炎，慢性前列腺炎，前列腺增生，

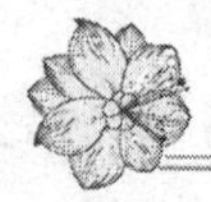

尿潴留，精液异常，高血压病，慢性肾盂肾炎等。如见大便溏薄者，加补骨脂、白扁豆；阳痿早泄者，加锁阳、巴戟天；神气怯弱、少腹坠胀者，加黄芪、人参；水肿明显者，加干姜、白术。

(12)金匮肾气丸(《金匮要略》)

组成：干地黄240克，山药、山茱萸各120克，泽泻、茯苓、牡丹皮各90克，桂枝、附子各30克。

用法：上药共研为细末，炼蜜为丸，每丸重15克。每次1丸，每日2次，温开水送服；也可用饮片作汤剂，每日1剂，水煎服，各药用量按原方比例酌情增减。

功效：温补肾阳。

主治：肾阳不足，腰痛脚软，下半身常有冷感，少腹拘急，小便不利或小便反多；也用于脚气、痰饮、消渴、转胞等，查其舌质淡，体胖，苔薄白，脉沉细。

方解：方中干地黄滋补肾阴，山茱萸、山药滋补肝脾，辅助滋补肾中之阴；并用少量桂枝、附子温补肾中之阳，意在微微生长少火以生肾气；方中泽泻、茯苓利水渗湿，牡丹皮清泻肝火，与温补肾阳药相配，意在补中寓泻，使补而不腻。诸药配合，共成温补肾阳之剂。

按语：本方以腰酸腿软，下半身常有冷感，小便不利或小便过多，尿色清淡，舌质淡体胖，苔白，脉沉细为辨证要点。现在常用本方根据辨证加减治疗慢性肾炎，白内障，尿路感染，糖尿病，高血压病，低血压，前列腺炎，神经衰弱，慢性支气管炎，阳痿，肺气肿，不孕症，精子缺乏症，不射精症等。现代药理研究证实，本方具有增强免疫功能，抗衰老，预防白内障，降低血糖等多种作用。

(13)龙胆泻肝汤(《医方集解》)

组成：生地黄、木通、车前子、栀子、黄芩各9克，当归3克，泽泻12克，龙胆草、柴胡、生甘草各6克。

用法：每日1剂，水煎服。

功效：泻肝胆实火，清三焦湿热。

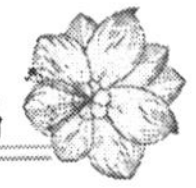

主治:肝胆实火上炎之头痛、眩晕、目赤肿痛、耳聋耳肿、胁痛口苦,肝经湿热下注之小便淋涩作痛、阴肿阴痒、妇女带下,以及湿热黄疸等。

方解:方中龙胆草既能泻肝胆实火,又能除下焦湿热,是主药;黄芩、栀子助主药泻肝胆实火;泽泻、木通、车前子助主药清利湿热;配生地黄、当归滋养阴血,甘草和中解毒,又能防止龙胆草、黄芩等苦寒伤胃;佐柴胡疏达肝气。本方乃苦寒直折,泻肝火而清利下焦湿热之剂。

按语:本方以头晕目赤,胁痛,口苦尿赤,舌红,脉弦数为辨证要点。现在常用本方根据辨证加减治疗急性黄疸型肝炎,急性肾盂肾炎,膀胱炎,神经衰弱,高血压病,上消化道出血,急性胆囊炎,急性阑尾炎,急性前列腺炎,带状疱疹,阴囊湿疹,遗精,急性睾丸炎等。需要说明的是,本方药多苦寒,易伤脾胃,中病即止,不宜久服,同时近年来发现,龙胆泻肝汤可引起肾损害,这也是应当注意的。

(14)六味地黄汤(《小儿药证直诀》)

组成:熟地黄 24 克,山茱萸、山药各 12 克,泽泻、牡丹皮、茯苓各 9 克。

用法:每日 1 剂,水煎服。

功效:滋阴补肾养肝。

主治:肝肾阴虚,腰膝酸软,头晕目眩,耳鸣耳聋,口燥咽干,盗汗遗精,消渴,骨蒸潮热,手足心热,牙齿动摇,小便淋漓,舌红少苔,脉沉细数。

方解:方中熟地黄滋肾填精为主药,辅以山茱萸养肝肾而涩精,山药补益脾阴而固精,三药合用,以达到三阴并补之功效,这是补的一面。又配茯苓淡渗脾湿,以助山药益脾,泽泻清泄肾火,并防熟地黄之滋腻,牡丹皮清泄肝火,并制山茱萸之温,共为佐使药,这是泻的一面。各药合用,使之滋补而不留邪,降泄而不伤正,补中有泻,寓泻于补,相辅相成,是通补开合的方剂。

按语:本方以头晕耳鸣,腰膝酸软,口燥咽干,舌红少苔,脉沉细数为辨证要点。现代常用于治疗慢性肾炎,高血压病,糖尿病,神经衰弱,男性不育症,慢性咽炎,妇女绝经期综合征,突发性耳聋,再生障碍性贫血,食管癌术后复发,食管上皮细胞重度增生等。应当注意的是,本品长期服用有碍胃之弊,大凡有脾虚痰湿内阻之象者应慎用。

(15)黄连解毒汤(《外台秘要》)

组成:黄连3～9克,黄芩、黄柏各6克,栀子9克。

用法:每日1剂,水煎服。

功效:泻火解毒。

主治:一切实热火毒,三焦热盛之证。症见大热烦躁,口燥咽干,错语不眠;或热病吐血、衄血;或热甚发斑,身热下痢,湿热黄疸,外科痈肿疔毒,小便黄赤,舌红苔黄,脉数有力。

方解:方用黄连为主药,以泻心火,兼泻中焦之火;黄芩清肺热,泻上焦之火,黄柏泻下焦之火,栀子通泻三焦之火,导热下行,共为辅助药。四药合用,苦寒直折,使火邪祛而热毒解,大凡火毒上逆、外越而生之诸症,用之皆可除之。

按语:本方以大热烦躁,错语不眠,吐衄发斑,下痢,黄疸,舌红苔黄,脉数有力为辨证要点。现在常用本方根据辨证加减治疗流行性脑脊髓膜炎、乙型脑炎、急性黄疸型肝炎、重型肝炎、钩端螺旋体病、膀胱炎、肾盂肾炎、胆道感染、肺炎、肠炎、痢疾、败血症、丹毒、脓疱疮等。大便秘结者,加大黄;吐衄发斑者,加生地黄、玄参、牡丹皮;瘀热发黄者,加茵陈、大黄;痈疽疔毒者,加蒲公英、金银花、紫花地丁;下痢脓血、里急后重者,加木香、槟榔。需要说明的是本方为大苦大寒之剂,久服易伤脾胃,若非实热之证不可轻投。

(16)苓桂术甘汤(《金匮要略》)

组成:茯苓12克,桂枝9克,白术、炙甘草各6克。

用法:每日1剂,水煎服。

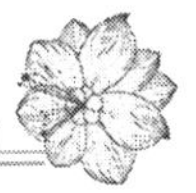

功效:温化痰饮,健脾利湿。

主治:中阳不足之痰饮病,胸胁支满,目眩心悸,或短气而咳,舌苔白滑,脉弦滑。

方解:方中以茯苓为主药,健脾渗湿,祛痰化饮。以桂枝为辅,温阳化气,既可温阳以化饮,又能化气以利水,且兼平冲降逆;与茯苓相伍,一利一温,对于水饮滞留而偏寒者,实有温化渗利之妙用。湿源于脾,脾虚则生湿,故佐以白术健脾燥湿,助脾运化,俾脾阳健旺,水湿自除。使以炙甘草益气和中。共收饮去脾和,湿不复聚之功效。药虽四味,配伍严谨,温而不热,利而不峻,确为痰饮之和剂。

按语:本方以胸胁支满,目眩心悸,舌苔白滑,脉弦滑为辨证要点。现在常用本方根据辨证加减治疗慢性支气管炎、支气管哮喘、冠心病、风湿性心脏病、心力衰竭、高血压病、慢性胃炎、慢性肾炎、内耳眩晕病、胃及十二指肠溃疡等。若呕吐痰水者,加半夏、陈皮;小便不利者,加泽泻、猪苓;脘部冷痛、吐涎沫者,加干姜、吴茱萸;心下胀满者,加枳实;脾气虚甚者,加党参;哮喘者,加紫苏子、麻黄、杏仁。

(17)己椒苈黄丸(《金匮要略》)

组成:防己、椒目、葶苈子、大黄各30克。

用法:上药研末,炼蜜为丸,每丸6克,每次1丸,食前温水送服,每日3次;亦可用饮片作汤剂,每日1剂,水煎服,用量按原方比例酌减。

功效:攻逐水饮,利水通便。

主治:水饮停聚,水走肠间,辘辘有声,腹满便秘,小便不利,口舌干燥,脉沉弦。

方解:方中防己善走下行,利水退肿,为主药;椒目功专利水消肿,葶苈子泻肺行水,导水从小便而出,大黄通利大便,逐水从大便而去,均为辅助药。如此前后分消,水饮得以排除,津气输布无阻,则诸症自除。

按语:本方以腹满肠鸣,大小便涩滞,口舌干燥为辨证要点。现在常用本方根据辨证加减治疗肝硬化腹水、肺源性心脏病、心包炎、胸膜炎、急性肾炎、肠梗阻等。兼见咳喘者,加麻黄、杏仁;痰涎壅盛者,加紫苏子、莱菔子;脘腹胀满较甚者,加厚朴、槟榔;水肿者,加茯苓、泽泻、大腹皮;气虚者,加黄芪、白术;阳虚肢冷者,加附子、干姜。应当注意的是,本方泻下之力较强,脾胃阳虚而致水饮停留者不宜使用;中病即止,不可久服。

(18)防己黄芪汤(《金匮要略》)

组成:防己12克,黄芪15克,甘草6克,白术9克。

用法:每日1剂,加生姜、大枣,水煎服。

功效:益气祛风,健脾利水。

主治:卫表不固,风水或风湿。症见汗出恶风,身重水肿,小便不利,舌淡苔白,脉浮;或湿痹肢体重着麻木,脉濡细。

方解:方中以防己祛风行水,黄芪益气固表,且能行水消肿,两者配伍,祛风不伤表,固表不留邪,且能行水气,共为主药;辅以白术补气健脾祛湿,与黄芪为伍则益气固表之力增,与防己相配则祛湿行水之功倍;使以甘草培土和中,调和诸药;煎加姜、枣为佐,解表行水,调和营卫。诸药相合,共奏益气祛风,健脾利水之效,使风邪得除,表气得固,脾气健旺,水湿运化,于是风水、风湿之表虚证悉得痊愈。

按语:本方以水肿,汗出恶风,小便不利,苔白脉浮为辨证要点。现在常用本方根据辨证加减治疗慢性肾炎、心源性水肿、风湿性关节炎等属表虚湿盛者。

(19)清心莲子饮(《太平惠民和剂局方》)

组成:黄芩、麦冬、地骨皮、车前子、石莲肉、茯苓、炙黄芪各10克,炙甘草、人参各6克。

用法:每日1剂,水煎服。

功效:清心利湿,益气养阴。

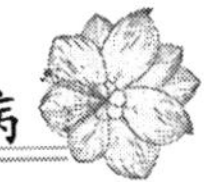

主治：心火偏旺，气阴两虚，湿热下注。症见遗精淋浊，血崩带下，遇劳则发，五心烦热，四肢倦怠，口舌干燥。

方解：方中以石莲肉清心火，除湿热，为主药。配以黄芩、地骨皮清退虚热；车前子、茯苓清利湿热；人参、黄芪、麦冬、炙甘草益气养阴。诸药配伍，共收清心利湿，益气养阴之效。

按语：本方以淋浊遗精，五心烦热，四肢倦怠，口舌干燥为辨证要点。现在常用本方根据辨证加减治疗乳糜尿、血尿、慢性肾炎、慢性肾盂肾炎、膀胱炎、病毒性心肌炎等。如小便涩痛者，加瞿麦、萹蓄；尿中带血者，加小蓟、藕节、白茅根；水肿者，加冬瓜皮、益母草、白茅根。

(20)麻黄附子细辛汤(《伤寒论》)

组成：麻黄、熟附子各 6 克，细辛 3 克。

用法：每日 1 剂，水煎服。

功效：温经散寒，助阳解表。

主治：素体阳虚，外感风寒，发热恶寒，寒重热轻，头痛无汗，四肢不温，神疲倦卧，舌质淡，苔薄白，脉沉。

方解：方中麻黄发汗解表；附子温经助阳；细辛辛温散寒，通彻表里，助麻黄发散风寒于外，协附子温散阴寒于内。麻黄、附子、细辛配伍，补散兼施，扶阳而助解表，发汗而不伤阳气，为助阳解表之名方。

按语：本方以恶寒重，发热轻，无汗，四肢不温，倦卧，脉沉为辨证要点。现在常用本方根据辨证加减治疗虚人感冒、慢性支气管炎、支气管哮喘、急性肾炎、肾绞痛、头痛、腰腿痛、风湿性脊柱炎、过敏性鼻炎等。

(21)大补阴丸(《丹溪心法》)

组成：黄柏、知母各 120 克，熟地黄、龟版各 180 克。

用法：将上药共为细末，猪脊髓蒸熟，炼蜜为小丸。每次 6～9 克，早晚各服 1 次；也可用饮片作汤剂，每日 1 剂，水煎服，用量按原方比例酌减。

功效:滋阴降火。

主治:肝肾阴虚,虚火上炎。症见头晕耳鸣,骨蒸潮热,盗汗,咳嗽咯血、吐血,或烦热易饥,足膝痛热,舌红少苔,尺脉数而有力。

方解:方用熟地黄、龟版滋阴潜阳以制虚火,配以黄柏、知母清泄相火而保真阴,合前药以滋阴清热,填精保阴,更以猪脊髓、蜂蜜血肉甘润之品以补津液,合以滋阴精而泄相火,使真阴得养,虚火内清。

按语:本方以骨蒸潮热,面部潮红,舌红少苔,尺脉数而有力为辨证要点。现在常用本方根据辨证加减治疗肺结核咯血,慢性肾盂肾炎,糖尿病,遗精,阳强,血淋,甲状腺功能亢进,绝经期综合征,慢性前列腺炎,高血压病,附睾炎等。应当注意的是,素有脾胃虚寒、痰湿内阻的患者不宜用。

(22)桂枝茯苓丸(《金匮要略》)

组成:桂枝、茯苓、牡丹皮、桃仁、赤芍各9克。

用法:共研细末,炼蜜为丸。每次3克,每日1~2次,温开水送服;也可用饮片作汤剂,每日1剂,水煎服,各药用量按原方比例酌定。

功效:活血化瘀,缓消癥块。

主治:癥块留结胞宫,妊娠胎动不安,漏下不止,血色紫黑晦暗,腹痛拒按等。

方解:方中桂枝温通血脉,茯苓渗利下行而益心脾之气,既有助于行瘀血,亦有利于安胎元,共为主药;宿有癥块,郁久多能化热,故又配牡丹皮、赤芍合桃仁以化瘀血,并能清瘀热,共为辅佐药;丸以白蜜,亦取其有缓和诸祛瘀药力,起到缓消的作用,以之为使。诸药合用,共奏活血化瘀,缓消癥块之效。

按语:本方以腹部刺痛拒按,或触及包块、下血紫暗有块,舌紫暗有瘀斑,脉沉涩为辨证要点。现在常用本方根据辨证加减治疗经期综合征、崩漏、子宫肌瘤、盆腔炎、不孕症、习惯性流产、宫外

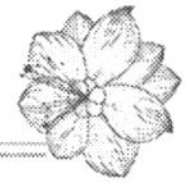

孕、子宫内膜异位症、慢性肝炎、慢性肾炎、泌尿系结石、前列腺增生、血栓性疾病、心脏病等。应当注意的是体虚者、孕妇慎用。现代药理研究证实，本方具有镇痛，抑菌消炎，降血脂，抑制血黏度上升等作用。

77. 如何正确煎煮中药汤剂

汤药是临床最常采用的中药剂型，煎煮汤药的方法直接影响药物的疗效。为了保证临床用药能获得预期的疗效，煎煮汤药必须采用正确的方法。要正确煎煮中药，应注意以下几点。

(1)煎药器具的选择：煎煮中药最好选择沙锅、沙罐，因其不易与药物成分发生化学反应，并且导热均匀，传热较慢，保暖性能好，可慢慢提高温度，使药内有效成分充分释放到汤液中来。其次也可选用搪瓷制品。煎煮中药忌用铁、铜、铝等金属器具。

(2)煎药用水的选择：煎药用水必须无异味、洁净、澄清，含杂质少，以免影响口味，引起中药成分的损失或变化。

(3)煎煮时加水量：煎药用水量应根据药物的性质、患者的年龄及用途而定。加水量应为饮片吸水量、煎煮过程中蒸发量及煎煮后所需药液量的总和。一般用水量为将饮片适当加压后，液面淹没过饮片约 2 厘米为宜。质地坚硬、黏稠或需要久煎的药物，加水量可比一般药物略多；质地疏松或有效成分容易挥发、煎煮时间较短的药物，则液面淹没药物即可。

(4)煎煮前浸泡：中药饮片煎前浸泡，既有利于有效成分的充分溶出，又可缩短煎煮时间。多数药物宜用冷水浸泡，一般药物可浸泡 20～30 分钟，以果实、种子为主的药可浸泡 1 小时左右。夏季气温较高时，浸泡的时间不宜过长，以免腐败变质。

(5)煎煮的火候和时间：煎煮中药的火候和时间应根据药物的性质和用途而定。煎一般药宜先武火后文火，即未沸前用大火，沸后用小火保持微沸状态。解表药及其他芳香性药物，一般用武火迅速煮沸，之后改用文火维持10～15分钟即可。有效成分不易煎出的矿物类、骨角类、贝壳类、甲壳类药及补益药，一般宜文火久煎，通常是沸后再煎20～30分钟，以使有效成分充分溶出。第二煎则通常较第一煎缩短5～10分钟。

(6)榨渣取汁：汤剂煎成后应榨渣取汁，因为一般药物加水煎煮后都会吸附一定的药液，同时已经溶入药液的有效成分可能被药渣再吸附。如药渣不经压榨取汁就抛弃，会造成有效成分的损失。

(7)煎煮的次数：煎药时药物有效成分首先会溶解进入药材组织的水溶液中，然后再扩散到药材外部的水溶液中，到药材内外溶液的浓度达到平衡时，因渗透压平衡，有效成分就不再溶出了，这时只有将药液滤出，重新加水煎煮，有效成分才能继续溶出。为了充分利用药材，避免浪费，使药物有效成分充分溶出，每剂中药不可煎一次就弃掉，最好是煎2～3次。

(8)入药方法：一般药物可以同时入煎，但部分药物因其性质、性能及临床用途的不同，所需煎煮的时间不同，所以煎煮中药汤剂还应讲究入药的方法，以保证药物应有的疗效。入药方法有先煎、后下、包煎、另煎、烊化及冲服等。

①先煎。凡质地坚硬、在水里溶解度小的药物，如矿物类的磁石、寒水石，贝壳类的牡蛎、石决明等，应先入煎一段时间，再纳入其他药物同煎；川乌、附子等药，因其毒性经久煎可以降低，也应先煎，以确保用药安全。

②后下。凡因其有效成分煎煮时容易挥发、扩散或破坏而不耐煎煮者，如发汗药薄荷、荆芥，芳香健胃药白蔻仁、茴香，以及大黄、番泻叶等宜后下，待他药煎煮将成时投入，煎沸几分钟即可。大黄、番泻叶等药有时甚至可以直接用开水冲泡服用。

③包煎。凡药材质地过轻，煎煮时易飘浮在药液面上，或成糊状，不便于煎煮及服用者，如蒲黄、海金沙等，应用布包好入煎。药材较细，又含淀粉、黏液质较多的药，如车前子、葶苈子等，煎煮时

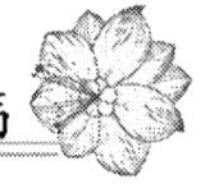

容易粘锅、糊化、焦化，也应包煎。有些药材有毛，对咽喉有刺激性，如辛夷、旋覆花等，也要用纱布包裹入煎。

④另煎。人参等贵重药物宜另煎，以免煎出的有效成分被其他药渣吸附，造成浪费。

⑤烊化。有些药物，如阿胶、蜂蜜、饴糖等，容易黏附于其他药物的药渣中或锅底，既浪费药物，又容易焦糊，宜另行烊化后再与其他药汁对服。

⑥冲服。入水即化的药，如竹沥等汁性药物，宜用煎好的其他药液或开水冲服。价格昂贵的药物，不易溶于水及加热易挥发的药物，如牛黄、朱砂、琥珀等，也宜冲服。

78. 怎样服用中药汤剂才恰当

汤药煎成以后，服药是否合适对疗效也有一定影响，服用方法包括服药时间和服药的方法。服药的时间，一般汤药宜饭前服，对胃肠有刺激的药物宜在饭后服，滋腻补益药宜空腹服。另外，根据病情，有的可以一天数服，有的也可以煎汤代茶不拘时服。前人认为“病在胸膈以上者，先食而后服药，病在心腹以下者，先服药而后食”，即是说病在上焦，欲使药力停留上焦较久者，宜食后服；病在下焦，欲使药力迅速下达者，宜食前服，可作参考。服药的方法，一般是1剂中药分为2～3次服，病情紧急的则顿服，同时还有根据需要采用持续服药，以维持疗效的。治疗急性肾炎、慢性肾炎、肾病综合征、肾盂肾炎等肾病的汤药，一般每日1剂，分为头煎、二煎，混合后分早晚服，如遇特殊情况，也可1日连服2剂，以增强效力。

中药汤剂一般多用温服。热证用寒药则宜冷服，寒证用热药宜温服。但有时寒热错杂，相互格拒，可出现服药后呕吐的情况，如系真寒假热，则宜热药冷服；如系真热假寒，则宜寒药热服，此即《素问·五常政大论》中所说“治寒以热，凉而行之，治热以寒，温则行之”的服药反佐法。其他如服药呕吐者，宜先饮少许姜汁，或嚼少许陈皮，然后再服汤药，或用冷服、频饮少进的方法。对于使用峻烈或毒性药，宜先进小量，而后根据情况逐渐增加，至有效为止，慎勿过量，以免发生中毒。总之，在治疗过程中，应根据病情的需要和药物的性能来决定不同的服用方法。

79. 中医怎样辨证治疗急性肾炎

辨证论治是中医的特色和优势，辨证分型治疗是中医治疗急性肾炎的主要方法。急性肾炎有发展期和恢复期两个阶段，根据其发病机制和临床表现的不同，中医通常将其分为风水泛滥型、湿毒浸淫型、湿热壅盛型、脾气虚弱型、肾阴不足型和湿热未清型6种基本证型进行辨证治疗。当然，各证型间是相互联系的，可单独出现，亦可合并出现，临证时应仔细分析。需要说明的是，急性肾炎为自限性疾病，其治疗应是综合的，在急性肾炎的治疗中，恰当的休息和饮食调理占有十分重要的地位，在某种意义上来说，休息比药物治疗更重要，临床中应特别注意。

(1)风水泛滥型(发展期)

主症：主要表现为急性肾炎突然发病，眼睑水肿，继则四肢及全身皆肿，来势迅速，多有恶寒、发热、肢节酸楚、小便不利等症状。偏于风热者，伴咽喉红肿疼痛，舌质红，脉浮滑数；偏于风寒者，兼恶寒，咳喘，舌苔薄白，脉浮滑或浮紧，如水肿较甚亦可见沉脉。

治则：散风清热，宣肺行水。

方药：越婢加术汤加减。麻黄9克，连翘、桔梗、泽泻、茯苓、白术、滑石各15克，杏仁12克，石膏、薏苡仁各18克，蝉蜕、益母草各10克，白茅根30克，生姜3片，大枣6枚，甘草6克。若偏于风寒者，去石膏、连翘，加紫苏叶、桂枝各6克，防风10克。

用法：每日1剂，水煎分早晚温服。

(2)湿毒浸淫型(发展期)

主症：主要表现为急性肾炎眼睑水肿，延及全身，小便不利，身

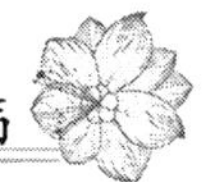

发疮痍，甚则溃烂，恶风发热，舌质红，苔薄黄，脉浮数或滑数。

治则：宣肺解毒，利湿消肿。

方药：麻黄连翘赤小豆汤合五味消毒饮加减。麻黄 9 克，杏仁 10 克，桑白皮、赤芍、白术、陈皮、茯苓各 12 克，连翘、金银花、野菊花各 15 克，紫花地丁、蒲公英各 18 克，赤小豆、白茅根各 24 克，大枣 6 枚，甘草 6 克。

用法：每日 1 剂，水煎分早晚温服。

(3)湿热壅盛型(发展期)

主症：主要表现为急性肾炎遍体水肿，皮肤绷紧光亮，胸脘痞闷，烦热口渴，小便短赤，大便秘结，舌质红，苔黄腻，脉沉数或濡数。

治则：分利湿热，利水消肿。

方药：疏凿饮子加减。秦艽、黄柏、苍术、泽泻、大腹皮、生姜皮各 12 克，藕节、茯苓皮各 18 克，泽兰 9 克，赤小豆、白茅根各 24 克，滑石、车前子、白术各 15 克，大枣 6 枚，甘草 6 克。

用法：每日 1 剂，水煎分早晚温服。

(4)脾气虚弱型(恢复期)

主症：主要表现为急性肾炎经治疗后症状明显减轻，处于恢复期，有轻度水肿，主要是早晨起床时眼睑水肿，血尿消失，但在尿液检查时发现有少量蛋白，常伴有精神困倦，全身乏力，纳少便溏，面色苍黄，舌质淡，苔薄白，脉缓弱。

治则：健脾益气，补虚固肾。

方药：补中益气汤加减。黄芪、山药、白茅根各 18 克，党参、白术、茯苓各 15 克，陈皮、熟地黄、泽泻、当归、黄精、车前子、益母草各 12 克，五味子 9 克，大枣 6 枚，甘草 6 克。

用法：每日 1 剂，水煎分早晚温服。

(5)肾阴不足型(恢复期)

主症：主要表现为急性肾炎经治疗后症状已不明显，水肿基本消失，肉眼已看不到血尿，但在显微镜下仍可查出少量红细胞，患

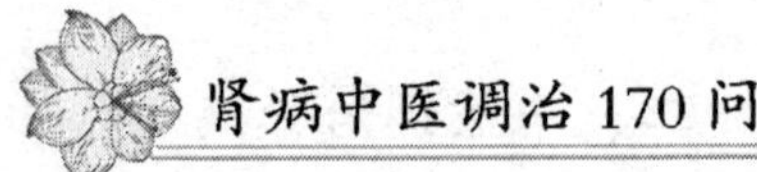

者一般有乏力的感觉，常伴有腰酸膝软，手足心热等，舌质红，苔薄少，脉细数。

治则：滋阴补肾，佐以止血。

方药：六味地黄汤加减。黄芪18克，山药、白茅根各24克，熟地黄、山茱萸、茯苓、牡丹皮、泽泻、陈皮、当归、紫草、栀子、车前子各12克，藕节15克，大枣6枚，甘草6克。

用法：每日1剂，水煎分早晚温服。

(6)湿热未清型(恢复期)

主症：主要表现为急性肾炎经治疗后症状明显减轻，处于恢复期，水肿基本消失，但有气短乏力、神疲纳呆、烦热口渴、小便短赤，尿常规检查可见不同程度的红细胞、蛋白等，舌质红或淡，苔薄，脉细或细数无力。

治则：健脾补肾，清热利湿。

方药：八正散加减。车前子、栀子、熟地黄、泽泻、连翘各12克，益母草、淡竹叶、山茱萸各9克，滑石、白茅根、白术、茯苓、党参各15克，山药24克，大枣6枚，甘草6克。

用法：每日1剂，水煎分早晚温服。

80. 中医辨证治疗慢性肾炎的思路有哪些

在诸多的肾病中，以慢性肾炎较为多见，因其治疗取效慢，是一种难治之病，故找准中医辨证治疗慢性肾炎的思路，是取得好的临床疗效的前提和基础。通常认为，中医辨证治疗慢性肾炎应从以下几点考虑。

(1)病根在于脾肾虚，补益脾肾是根本：现代医学认为，慢性肾炎是以蛋白丢失为主要病理改变的肾脏疾病，病根在肾；中医学认为，慢性肾炎的基本病机为脾肾亏虚，气血不足，脾肾亏虚是发病之本，所以补益脾肾乃治疗慢性肾炎的根本所在。

慢性肾炎的发病与脾虚失于健运密切相关，脾气虚水湿运化

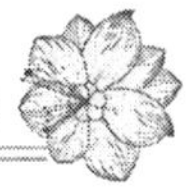

受阻，下不能助肾利水，上不能散精于肺，从而出现腰酸水肿诸症状。“善补肾者，当于脾胃求之”，健运脾胃，使脾胃旺以资后天，对恢复肾功能有积极意义。健脾宜取甘温助运化湿之剂，方剂可选四君子汤、参苓白术散加减，在药物的选择上，可用黄芪、白术、茯苓、山药、薏苡仁之属健脾运湿为好，非水湿太盛则不用干姜。肾为水火并居之脏，肾阳蒸发阴精化肾气，所谓肾虚气化失司，其实质是肾精匮乏，阳气不足，阳无以蒸精化肾气，由于阴阳是互根互用的，所以在补肾时应注意阴中求阳，阳中求阴，补阴不忘温阳，温阳不忘滋阴，此即《景岳全书·新方八略》中所说的“善补阳者必于阴中求阳，则阳得阴助而生化无穷；善补阴者必于阳中求阴，则阴得阳升而泉源不竭”。在用药上还应注意忌燥也忌腻，肾恶燥，过燥则伤肾阴，过腻则阻碍气化，用怀牛膝、山茱萸、桑寄生、杜仲平补肾脏为好，非水湿盛时不宜用附子、桂枝。

(2)病标常是湿热瘀，清热利湿兼化瘀：慢性肾炎总属本虚标实之证，在本主要是脾肾亏虚，在标主要责之于湿热和瘀滞，所以慢性肾炎的治疗应扶正与祛邪并施，标本兼顾，祛邪治标要着眼于湿热和瘀滞，选用清热利湿化瘀之法。

脾为湿土之脏，转精微而运化水湿，肾为水脏，藏阴精而蒸化水湿，慢性肾炎日久，脾虚肾损，水湿蒸化转输不利，蕴郁生湿热，湿热蕴极为毒，湿滞阴血则成瘀，继而出现水湿、热毒、瘀血内留为患。从临床上来看，湿热深伏于肾与膀胱，损伤肾功能，是慢性肾炎的发病前提和基础，湿热久蕴往往有热毒的性质。此外，湿热阻滞膀胱气化而凝滞阴血，使血行不畅，形成瘀血凝滞肾络，可以说瘀血伤肾是继发于湿热蕴肾的又一病理损害。大量临床研究也证实，湿热毒邪蕴于肾脏和肾脏微循环阻碍难以改善是慢性肾炎病情缠绵难愈的病理基础，应用清利湿热与活血化瘀、改善微循环的药物有助于改善肾功能，促进慢性肾炎康复，因此治疗慢性肾炎从祛邪的角度考虑要着眼于清利湿热与活血化瘀、改善微循环。在药物的选择上，清热利湿可用薏苡仁、车前子、益母草、黄连、泽泻等；湿热聚成热毒则用半枝莲、土茯苓、鱼腥草、白花蛇舌草等；而活血化瘀、改善微循环则宜用益母草、丹参、三七、泽兰、石韦之属。

(3)复感外邪时常见，肿甚注意开上源：复感外邪是慢性肾炎病情反复和加重的直接原因，在临床上时常可以见到，对于此类患者，若水肿较重，治疗宜注意宣肺以开上源，使水道通调，水湿排泄顺畅，则肿势可很快消退。

慢性肾炎正气亏虚，卫外不固，抵抗力低下，极易感受外邪，使水湿壅盛，肿势猛然加重。慢性肾炎病情稳定的患者，每因感冒而致水肿明显加重的病例不是很多吗？水本畏土，健脾固然能制水，但水气太甚，运土难制泛滥；肾为水脏，气化固然能利水，但肾脏本虚，温补往往无功，对于复感外邪水肿较重的患者，可选用桂枝、杏仁、浮萍、桑白皮、防己之属以调治节，宣肺开上源。若同时配以启下，加用白茅根、通草、猪苓等利尿之品，则效果更好。当然，用药时应注意开上源不可峻汗，以免汗更伤卫表；启下利尿不可峻利，以免劫伤下焦阴精。

(4)病机多变机制异，辨证论治显特色：慢性肾炎的临床表现复杂多样，病机变化多端，单用一方一药很难取得较好的临床疗效，治疗时应根据辨证论治之原则，找出其发病机制所在，分辨出其具体证型，辨证论治，这是中医治疗慢性肾炎的特色所在，也是提高临床疗效的可靠方法。

就临床上来看，慢性肾炎以脾气虚弱、水湿滞留型，脾肾阳虚、水湿泛滥型，肝肾阴虚、湿热内留型，以及气阴两虚、瘀血内阻型为多见，根据辨证论治的原则，应分别采用健脾益气、化湿利尿，温补脾肾、利湿行水，滋补肝肾、清热利湿，以及益气养阴、清热化瘀之法治之。应当注意的是，各证型间并不是孤立存在的，常有其兼夹，并且可相互转化，典型的单一证型并不多见，临证时应注意根据病情的变化及时调整治疗原则，做到观其脉证，知犯何逆，随证治之。

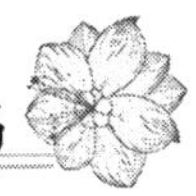

(5)宏观微观相结合，消除蛋白治血尿：慢性肾炎患者的病情主要显示在症状、体征及生化指标三个方面，其临床表现差异很大，有症状、体征明显且生化指标异常者，有症状不明显或无症状而尿常规中出现蛋白尿、血尿者，更有生化指标已正常而仍有明显症状者。在临床上，注意症状、体征及生化的变化，做到宏观的症状、体征与微观的检查相结合，进行综合分析，以缓解症状、体征和消除蛋白尿、血尿，恢复肾脏的正常功能为治疗目标，乃现代中医治疗慢性肾炎的基本思路，也是促进慢性肾炎患者顺利康复，避免慢性肾炎病情反复的可靠手段。

对于有明显的症状，如水肿、头痛、眩晕、腰酸痛，尿常规中出现蛋白尿、血尿及肾功能异常的患者，应中医辨证与西医辨病相结合，做到宏观与微观并重，综合分析，谨慎用药；对于症状不明显或无症状而尿常规中出现蛋白尿、血尿者，应以现代检查为主，在微观辨病的基础上再考虑中医辨证。如若只是出现蛋白尿，中医无证可辨，宜以益气涩精法为主治之，可选用黄芪、白术、菟丝子、山茱萸等药；如若只是出现血尿，可用和络止血法治之，药用牡丹皮炭、白芍、女贞子、墨旱莲、仙鹤草等。当然治疗蛋白尿、血尿并不是孤立的，宜根据患者的体质情况配合他法。对于生化指标已正常而仍有明显症状的患者，如尿常规、肾功能已正常，但仍有腰酸痛、足肿等，此时应以宏观辨证为主，并注意适当加入纠正蛋白尿、血尿之药，以防死灰复燃，病情再发。总之，治疗慢性肾炎要立足于改善自觉症状与恢复肾功能相结合，单纯中医辨证治疗以改善症状，或单纯根据现代检查以恢复肾功能都是不可取的。

(6)慢性肾炎病难愈，坚持治疗是上策：慢性肾炎属难以治愈的疾病，中医辨证论治虽然较西医有一定的疗效优势，但也不是药到病除，至今中西医均无理想的治疗方法。慢性肾炎的病程较长，常以年计，中医治疗的目的在于阻止病情继续发展，防止出现肾衰竭，在此基础上希冀向治愈的方向转化。

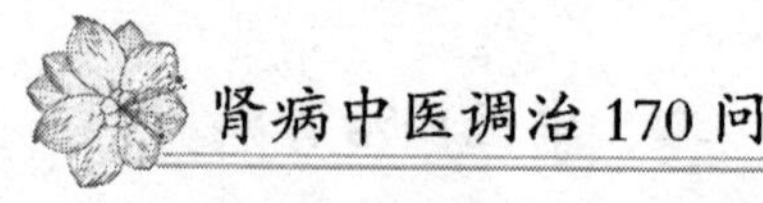

中医治疗慢性肾炎不像感冒、腹泻等病那样2～3剂中药就能解决问题，常需数十剂甚至更多的中药才能有较明显的变化，频繁地变换用药是不会有好的治疗效果的。同时，对于自觉症状消失，甚至尿常规、肾功能亦恢复正常的患者，也应再坚持巩固治疗一段时间，以防病情反复。过早停药是治疗肾炎的大忌，坚持治疗、科学用药是治疗慢性肾炎的上策。

(7)杜绝诱因防复发，科学调养很重要：慢性肾炎有反复发作、顽固难愈的特点，而反复发作与诱因有一定的关系，杜绝诱发因素是预防病情复发的重要一环。就临床上来看，感冒、过度房事及劳累是主要诱发因素。感冒是常见的诱发因素之一，有相当一部分慢性肾炎患者病情已很稳定，但就是因为感冒使病情复发了，所以预防感冒相当重要，要注意气候的变化，适时增减衣服，防止外邪侵入，以预防感冒的发生。房事不节也是慢性肾炎病情易于反复的主要原因，在临床上常可见到病情已经控制而因结婚或房事过多又复发的病例，节制房事是防止慢性肾炎病情反复的一个重要方面。慢性肾炎患者体质虚弱，抵抗力低下，宜于静养，不可过劳，劳累进一步削弱了机体的抵抗力，不仅易于感冒，更能使慢性肾炎病情反复，所以慢性肾炎患者尤应注意防止劳累。

慢性肾炎患者病程长，把机体调养到最佳状态，能避免病情反复，科学调养对慢性肾炎患者来说很重要。慢性肾炎的调养应做到动静结合、合理膳食和适寒温、慎用药。慢性肾炎总的休养原则是以静为主，适当活动，动静结合。对于病情较重，有水肿、高血压、肾功能不全的患者，应避免剧烈运动，增加卧床休息时间，以静养为主；待肾功能好转或正常时，可动静结合，适当步行活动，以增加肾脏血流量，有利于恢复肾功能。合理膳食主要是控制盐和蛋白质的摄入量，水肿明显者应限制盐的摄入量。大量蛋白尿又无肾功能减退者，每日蛋白质摄入量应限制在0.8～1.0克/千克体重；如有肾功能减退，每日蛋白质摄入量应限制在0.5～0.6克/千

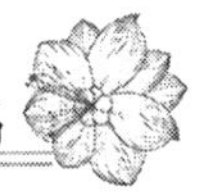

克体重为宜。适寒温就是要注意防寒保暖，根据气候的变化及时增减衣服，慎用药则是尽可能避免使用对肾功能有损害的药物。

81. 中医辨证治疗慢性肾炎的思维模式是怎样的

中医辨证治疗慢性肾炎，在明确其思路的前提下，还要弄清辨证要点，知道其思维模式，只有这样才能少走弯路，做到辨证准确，治疗方法合理，疗效才好。

(1)慢性肾炎的辨证要点：慢性肾炎总属本虚标实之证，临证首先辨明虚实、标本之主次，在本主要是脾肾亏虚，在标主要责之于湿热和瘀滞。慢性肾炎的临床证型颇多，不过中医证型并非固定不变的，一定要注意证候的动态变化，如脾气虚弱日久可转为脾肾阳虚、气阴两虚，气阴两虚可转为肝肾阴虚或脾肾阳虚等。此外，还要注意兼夹邪实的不同，如湿热、瘀血相杂，外感、水湿相混等。

(2)辨证论治的思维模式：在辨证思维程序上，首先要详细了解患者的病情，结合相关的辅助检查，进行鉴别诊断，以确立慢性肾炎的诊断，明确中医之病名，并注意其是否有伴发病。在确立慢性肾炎的诊断时，应注意结合尿常规、肾功能等检查，并注意与继发性肾炎、原发性高血压肾损害，以及其他原发性肾小球病等相鉴别。然后通过进一步分析，辨明本虚及标实情况，以找出其病理实质所在，辨析其所属的中医证型，分清是属脾气虚弱、水湿滞留型，脾肾阳虚、水湿泛滥型，肝肾阴虚、湿热内留型，还是气阴两虚、瘀血内阻型，并注意其兼夹证、并见证等。接着根据辨证分型之结果，确立相应的治则、方药及用法。

(3)示范病例：刘某，男，38 岁，工人，2003 年 7 月 15 日就诊。患者 2001 年 1 月患急性肾炎，经住院治疗 2 月余，自觉症状消失，数次查尿常规均正常，临床治愈出院。之后每于感冒即出现眼睑水肿，查尿常规尿蛋白波动在±～++，红细胞+，偶见颗粒管型，坚持服用肾炎四味片、肾炎康等药以治疗之。20天前感冒后又出现眼睑水肿，在某医院治疗半个月症状不减。诊时患者眼睑及颜面轻度水肿，面色萎黄，倦怠乏力，少气懒言，纳差脘痞，恶心便溏，查舌质淡体胖，边有齿痕，苔薄白而润，脉濡缓，测血压140/90毫米汞柱，尿常规检查尿蛋白＋＋，红细胞＋，颗粒管型少许，肾功能测定尿素氮7.4毫摩/升，肌酐106微摩/升。

第一步：确立慢性肾炎的诊断，明确中医之病名。根据患者曾患急性肾炎，之后每于感冒即出现眼睑水肿，查尿常规尿蛋白波动在±～＋＋，红细胞＋，偶见颗粒管型，现眼睑及颜面轻度水肿，面色萎黄，倦怠乏力，少气懒言，测血压140/90毫米汞柱，尿常规检查尿蛋白＋＋，红细胞＋，颗粒管型少许，肾功能测定尿素氮7.4毫摩/升，肌酐106微摩/升，慢性肾炎的诊断可以确立。患者现以眼睑及颜面轻度水肿为突出表现，当属中医学水肿的范畴。

第二步：分清虚实，辨明证型。患者病程虽长，不仅有脾气虚弱的征象，更有水湿浊邪滞留的表现，当属本虚标实之证。综合各方面的情况，根据患者眼睑及颜面轻度水肿，面色萎黄，倦怠乏力，少气懒言，纳差脘痞，恶心便溏，舌质淡体胖，边有齿痕，苔薄白而润，脉濡缓，脾气虚弱、水湿滞留是其主要发病机制，中医辨证属脾气虚弱、水湿滞留型。

第三步：确立治则、方药及用法。辨证属于脾气虚弱、水湿滞留型，治当健脾益气，化湿利尿。方用参苓白术散合防己黄芪汤加减。党参15克，白术15克，茯苓12克，白扁豆12克，山药15克，薏苡仁18克，防己10克，黄芪18克，益母草24克，桑白皮12克，石韦15克，砂仁6克，陈皮12克，甘草6克，大枣6枚。每日1剂，水煎分早晚温服。

为了尽快控制病情，在服用中药汤剂的同时，可适当配合以西药，并嘱患者注意饮食调理，合理休息，调畅情志，节制房事，以配合治疗。

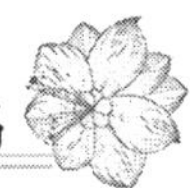

82. 中医辨证治疗慢性肾炎常见的失误原因有哪些

(1)不知区分水肿鼓胀:慢性肾炎常以水肿为突出表现,水肿之甚者,病情严重,可出现腹水,与鼓胀相似。同时,慢性肾炎与继发性肾炎、原发性高血压肾损害等疾病也有诸多相似之处,如果临证时不注意鉴别诊断,不知区分水肿与鼓胀,容易导致诊断失误。

(2)混淆中西医之概念:西医之肾脏疾病,如急性肾炎、慢性肾炎、肾病综合征等,是引起水肿的常见原因。中医学认为,肾主水,肾病多虚,肾虚是水肿的常见证型之一。临床上部分医生混淆中西医之概念,直接把西医的肾病与中医的肾虚等同起来,致使诊断治疗失误。

(3)审证不详辨证失误:慢性肾炎的临床表现复杂多样,有诸多证型存在,并常有其兼夹证、并见证,同时不同证型间还有很多相似之处,如气阴两虚、瘀血内阻型与肝肾阴虚、湿热内留型慢性肾炎在临床表现及治法方药诸方面就有极其相似的地方,如果临证时审证不详,辨证不细致,容易出现辨证失误。

(4)乱用补益利水之法:慢性肾炎以脾肾两虚为主要病理特征,以水肿为主要临床表现,补益脾肾、化湿利水是治疗慢性肾炎的主要法则,但不是唯一法则,有一部分医生乱用补益利水之法,把补益脾肾、化湿利水当成治疗慢性肾炎的绝招,割裂补益脾肾、化湿利水与其他治疗法则的关系,一见慢性肾炎就补益脾肾,一出现水肿就知化湿利水,结果出现治法和用药失误。

(5)治疗不知守法守方:慢性肾炎病情缠绵,顽固难愈,其治疗见效容易而治愈困难,应有打持久战的思想准备,治疗时应善于守法守方,坚持用药,即使症状、体征消失,各项检查正常,也需再巩固治疗一段时间,以拔除病根,防止复发。治疗不知守法守方,用药朝三暮四、今东明西,很难有好的疗效,也是常见的误治原因。

(6)忽视配合自我调养:自我调养在慢性肾炎的治疗中占有重要地位,患者不注意配合治疗,忽视自我调养,直接影响慢性肾炎的治疗和康复,容易造成病情反复。临床中因生活起居没规律,寒温冷暖不得宜,引发感冒而使慢性肾炎反复、加重的病例随处可见,因房事和劳累过度致使病情加重者也时常可以见到。

83. 如何避免辨证治疗慢性肾炎出现失误

(1)注意鉴别详诊断:临证时详细询问病史,注意结合尿常规、肾功能等辅助检查,掌握慢性肾炎的辨病要领,仔细分析,注意鉴别诊断,从西医的角度注意慢性肾炎与急性肾炎、继发性肾炎及原发性高血压肾损害等疾病的鉴别诊断;从中医角度注意水肿与鼓胀的区别,可避免诊断失误,明确中西医诊断。

(2)辨病辨证相结合:不过分拘泥于西医诊断和实验室检查而放弃中医固有的辨证论治,在中医辨证治疗时不随意取舍以削足适履去迎合西医的概念,西医辨病与中医辨证相结合,把临床症状、体征,以及辅助检查结合起来考虑,做到辨病与辨证相结合,能发挥中西医结合之优势,避免诊断和治疗失误,提高临床疗效。

(3)根据病症巧用药:四诊合参,综合分析,辨明慢性肾炎的临床证型,分清其标本缓急,根据其发病机制以治本,针对水肿、蛋白尿、血尿及肾功能异常等的不同情况以治标,做到标本兼顾,依照证型谨慎选方,巧妙用药,并根据病情的变化随时调整用药,可避免乱用补益脾肾、化湿利水,防止治疗用药的偏差和失误。

(4)注意守方以巩固:慢性肾炎的治疗取效较慢,治愈较难,在治疗中应注意守法守方,缓图以功,尽量避免过早停药,即使自觉症状完全消失,尿常规、肾功能等检查正常,也应再巩固治疗一段时间,以拔除病根,防止病情复发。对于一时难以治愈的患者,要树立战胜疾病的信心,坚持用药,阻止病情继续发展,争取使之逐渐好转康复。

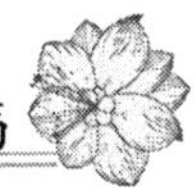

(5)自我调养来配合:搞好健康教育,让患者知道自我调养的重要性,在药物治疗的同时注意自我调养,养成良好的生活习惯,做到生活起居有规律,避免过度劳累,根据病情的不同或以静养为主,或采取动静结合的休养方式,依气候的变化适时增减衣服,预防感冒,严格控制房事,尽可能避免使用对肾功能有损害的药物,以配合治疗。

84. 中医怎样辨证治疗慢性肾炎

根据慢性肾炎发病机制和临床表现的不同,中医通常将其分为脾气虚弱、水湿滞留型,脾肾阳虚、水湿泛滥型,肝肾阴虚、湿热内留型,气阴两虚、瘀血内阻型4种基本证型进行辨证治疗。

(1)脾气虚弱,水湿滞留型

主症:眼睑及颜面轻度水肿,甚或四肢轻度水肿,面色萎黄无华,倦怠乏力,少气懒言,易患感冒,纳差脘痞,恶心便溏,舌质淡体胖,边有齿痕,苔薄白而润,脉濡缓。

治则:健脾益气,化湿利尿。

方药:防己黄芪汤合参苓白术散加减。防己10克,黄芪、薏苡仁各18克,党参、白术、山药、石韦各15克,益母草24克,茯苓、白扁豆、桑白皮、陈皮各12克,三七4克,砂仁、甘草各6克,大枣6枚。

用法:每日1剂,水煎分早晚温服。

方解:方中黄芪益气利尿消肿,消蛋白尿;党参、白术、茯苓、甘草取四君子汤之意,以健脾益气;山药、白扁豆补脾化湿,益肾固精;陈皮、砂仁理气化湿,醒脾开胃;薏苡仁渗湿利水,泻肾浊而消肿;防己利湿消肿,祛肌肤之水湿;桑白皮开宣肺气,治水之上源;益母草活血利水消肿,水血同治;石韦清热利尿止血,泄肾与膀胱湿热;三七活血化瘀止血,改善肾脏微循环;甘草、大枣益气和中,调和众药。上药合用,具有健脾益气,化湿利尿之功效,兼能化瘀血、消蛋白、止尿血,对脾气虚弱、水湿滞留型慢性肾炎有一定疗效。

注意:脾气虚弱、水湿滞留型病情相对较轻,以脾气虚弱、气失舒展之症状为突出表现,肾功能多正常,尿蛋白时有时无,其肾虽有隐性亏损,但肾虚的症状鲜有显露,待应用健脾益气、化湿利尿之法治疗一段时间后,水湿滞留之征渐退,脾肾两虚之象逐渐出现,此时应及时调整用药,增加补肾之品。对于兼见有阳虚的患者,更应注意温补脾肾及益气通阳,以加强气化。

(2)脾肾阳虚,水湿泛滥型

主症:周身水肿,面色㿠白,神疲倦怠,形寒肢冷,腰膝酸软,纳差便溏,脘腹痞胀,尿少,可伴有胸腔积液、腹水,甚则咳逆上气不能平卧,舌质淡体胖,边有齿痕,苔薄白,脉沉细。

治则:温补脾肾,利湿行水。

方药:实脾饮合真武汤加减。黄芪、益母草、陈葫芦瓢各24克,山茱萸、白术、茯苓、白芍、泽泻、大腹皮各12克,车前子、怀牛膝各15克,干姜10克,炮附子9克,厚朴、甘草各6克,大枣6枚。

用法:每日1剂,水煎分早晚温服。

方解:方中炮附子辛热温补肾阳;干姜辛温温脾之阳;黄芪益气利尿消肿;山茱萸滋补肝肾而固精,与温肾之附子配合滋补阴精化肾气,与补气之黄芪配合益气固精摄蛋白;白术、茯苓益气健脾化湿,导水湿下行以消肿;白芍酸收敛阴,使阳气归于阴,并缓解附子、干姜辛热之性;怀牛膝补肝肾,化瘀滞,通经络,有助于通利水湿;泽泻、车前子渗湿利尿,开决州都而消肿;厚朴、大腹皮、陈葫芦瓢理气畅中,行水消肿;益母草活血利水消肿;甘草、大枣益气和中,调和众药。上药合用,具有温补脾肾,利湿行水,补肾阳兼顾肾阴,健脾兼而利水,理气消肿,补中寓固,水瘀同治之功效。

注意:脾肾阳虚、水湿泛滥型多由脾气虚弱、水湿滞留型演变而来,也可因其他证型过用寒凉之药伤及脾肾阳气所致,其水湿泛滥,周身水肿较为明显,单纯温补脾肾则水湿难除,单纯祛湿利水则脾肾阳虚之病根难却,故宜温补脾肾与利湿行水并行,实脾饮合

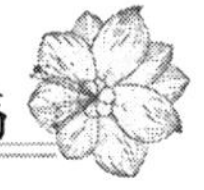

真武汤是最适宜的配方组合。在治疗中应注意，随水肿的变化增减利湿行水之药，一般治疗一段时间后水肿逐渐消退，其利湿行水之药应逐渐减少。

慢性肾炎正气虚弱，最易外感，外感之邪往往可促使本病复发或加重，特别是由于肺气闭塞或壅滞，造成水肿的加剧，其治疗宜注意开水之上源肺，发散外寒，宣肺行水，通调水道，以使水肿消散。

(3)肝肾阴虚，湿热内留型

主症：眩晕耳鸣，眼睑及颜面水肿，面热潮红，目睛干涩，腰膝酸软，心烦失眠，口燥咽干，可有男子遗精滑精、女子月经不调，小便黄少，舌质偏红，苔薄少，脉沉细数。

治则：滋补肝肾，清热利湿。

方药：二至丸合知柏地黄汤加减。墨旱莲、生地黄、山药、怀牛膝、白芍、薏苡仁各 15 克，山茱萸、女贞子、茯苓、泽泻各 12 克，牡丹皮 10 克，三七 4 克，黄柏 9 克，益母草 18 克，白茅根 24 克，甘草 6 克。

用法：每日 1 剂，水煎分早晚温服。

方解：方中墨旱莲、女贞子取二至丸之意，以滋补肝肾，清虚热，止尿血；生地黄滋补肝肾，凉血止血；山茱萸滋补肝肾，固肾摄精；茯苓、泽泻渗湿利水，健脾消肿；山药补气阴，摄脾精；黄柏清下焦湿热，坚固肾阴；牡丹皮凉血散瘀；三七活血化瘀止血；益母草活血化瘀，利水消肿；白茅根清热利湿解毒，利尿消肿；怀牛膝补益肝肾，强壮腰膝；白芍酸甘化阴，敛阴柔肝；薏苡仁渗湿利水，泻肾浊而消肿；甘草调和诸药。上药合用，滋补肝肾，清热利湿，且能固摄肾精、利水消肿、化瘀止血，切中肝肾阴虚、湿热内留之慢性肾炎的发病机制。

注意：肝肾阴虚、湿热内留型慢性肾炎常见于慢性肾炎长期应用温补脾肾、化湿利水之患者，其病程多数已很长，对于此类患者不可见有肾虚腰痛、水肿就以为温阳可利水，越温则越劫伤肾阴，气无以化，肾功能更损。对此类患者要立足于“阴中求阳”，补肝肾

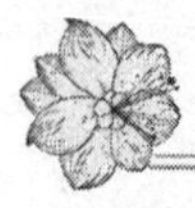

之阴虚，滋补阴精，阴精充则阳生，气化之职司，不治水而水自消。由于此类患者还兼有湿热滞留于内，在滋补肝肾的同时还应兼顾清热利湿，若湿热久蕴不去，还常酿成热毒，其治疗更为困难。

慢性肾炎患者都不同程度地存在瘀血阻滞的情况，肾脏微循环障碍，在辨证治疗时注意适当加入活血化瘀之药，有助于改善微循环，促使肾功能逐渐恢复，同时对水肿的消退也大有好处，众医家最推崇的活血化瘀、利水消肿药是益母草，其他诸如赤芍、丹参、三七等也可根据情况选用。

(4)气阴两虚，瘀血内阻型

主症：眼睑及颜面水肿，面色㿠白无华，神疲乏力，气短懒言，心悸失眠，午后低热或有手足心热，口干不渴，小便浑浊或黄赤，舌质暗红，苔薄少，脉细弱。

治则：益气养阴，清热化瘀。

方药：二至丸合六味地黄汤加减。黄芪20克，墨旱莲、生地黄、山药、党参、益母草、石韦、白芍各15克，茯苓、当归、女贞子各12克，牡丹皮、泽泻各10克，甘草6克，大枣6枚。

用法：每日1剂，水煎分早晚温服。

方解：方中墨旱莲、女贞子取二至丸之意，以滋补肝肾，清虚热，止尿血；生地黄滋补肝肾，凉血止血；党参、黄芪甘温补气，健脾运湿；白芍、牡丹皮酸甘化阴，滋阴清热；山药补益气阴，固摄脾精；当归养血活血，与黄芪配合以补益气血；茯苓、泽泻健脾渗湿，利水消肿；益母草活血化瘀，利水消肿；石韦清热利尿止血，泄肾与膀胱湿热；甘草、大枣益气和中，调和众药。诸药配合，能益气阴，清湿热，化瘀血，利水消肿，使气足阴复，瘀祛湿化热清，十分切合气阴两虚、瘀血内阻型慢性肾炎的发病机制。

注意：气阴两虚、瘀血内阻型与肝肾阴虚、湿热内留型在临床表现及治法方药诸方面有相似之处，临证时应仔细分辨，以免出现误诊误治。气阴两虚、瘀血内阻型慢性肾炎在病情稳定阶段最为

多见，治疗此类患者要在一个相当长的时间内固守补元气、滋阴精、化瘀滞，做到缓图以功，切不可治法用药朝用夕改，否则必将因一时意念之差而使已有的疗效前功尽弃。

慢性肾炎的治疗是一个长期坚持的过程，服用中药汤剂有诸多不便，对于病情稳定或已缓解的患者，可改服较为方便的中药丸剂或散剂。另外，自我调养也是避免病情反复，促使慢性肾炎患者顺利康复的重要方面，日常生活中必须注意。

85. 中医如何辨证治疗肾病综合征

根据肾病综合征发病机制和临床表现的不同，中医通常将其分为脾肾气虚型、脾肾阳虚型、肝肾阴虚型和瘀水互结型 4 种基本证型进行辨证治疗。由于肾病综合征的发病机制复杂，病情多变，可有诸多并见证和兼夹证存在，临证时应注意根据病情的变化调整治法和用药。

(1)脾肾气虚型

主症：面色萎黄，少气乏力，水肿较轻，或原有高度水肿，已利尿而水肿减轻，食欲缺乏，食后脘腹胀满，腰部酸困，尿少，舌淡体胖嫩或边有齿痕，苔薄白腻或白滑，脉缓无力。

治则：补益脾气，利水化湿。

方药：补中益气汤合水陆二仙丹加减。黄芪、山药、薏苡仁各 24 克，党参、白术、茯苓、益母草，当归、金樱子、芡实各 15 克，陈皮、柴胡各 10 克，大枣 6 枚，厚朴、升麻、甘草各 6 克。

用法：每日 1 剂，水煎分早晚温服。

(2)脾肾阳虚型

主症：水肿较甚，以下肢腰背为主，或伴有腹水、胸腔积液，小便不利，纳差便溏，面色㿠白，形寒肢冷，舌质淡体胖大，舌苔白腻或薄白，脉沉细。

治则：温补脾肾，通利水湿。

方药:真武汤合五皮饮加减。黄芪、山药各24克,炮附子10克,茯苓、白术、党参、桑白皮、白芍各15克,当归、陈皮、大腹皮、巴戟天各12克,大枣6枚,肉桂、干姜、甘草各6克

用法:每日1剂,水煎分早晚温服。

(3)肝肾阴虚型

主症:面部及下肢水肿,腰膝酸软,头晕耳鸣,心烦少寐,咽痛常发,口燥咽干,小便短涩,大便秘结不畅,舌尖红或质偏红,苔薄白腻或薄黄,脉弦细数或滑数。

治则:滋补肝肾,清热利湿。

方药:知柏地黄汤加减。知母、黄柏、牡丹皮、生地黄各12克,山茱萸,龟版,熟地黄、山药、泽泻、白术、茯苓、女贞子、车前子各15克,陈皮10克,大枣6枚,甘草6克。

用法:每日1剂,水煎分早晚温服。

(4)瘀水互结型

主症:尿少水肿,面色黧黑萎黄,唇及肌肤有瘀点或瘀斑,常伴有腰痛如刺,固定不移,血尿,皮肤粗糙,舌质紫暗或有瘀斑,苔薄少,脉弦或涩。

治则:行气活血,化湿利水。

方药:桃红四物汤加减。黄芪、薏苡仁、益母草各18克,茯苓、白术各15克,生地黄、川芎、赤芍、当归各12克,桃仁、石韦、泽兰、牡丹皮各10克,大枣6枚,桂枝、甘草各6克。

用法:每日1剂,水煎分早晚温服。

86. 中医如何辨证治疗肾病综合征水肿

水肿是肾病综合征的特征性表现之一,在综合治疗中控制水肿是其中的重要一环。根据肾病综合征水肿发病机制和临床表现的不同,中医通常将其分为风遏水阻型、水湿逗留型、脾肾阳虚型和湿热壅盛型4种基本证型进行辨证治疗。

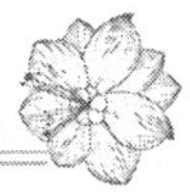

(1)风遏水阻型

主症:因外感引起水肿加剧,头面部及全身水肿,尿少,伴咳嗽、咽痛、脘腹胀满,舌质淡红,苔薄白或薄黄,脉浮数。

治则:祛风解表,宣肺行水。

方药:麻黄二皮汤加减。麻黄、杏仁各 9 克,桑白皮、冬瓜皮、白花蛇舌草、金银花、半枝莲各 15 克,苍术、白术、益母草、猪苓各 10 克,茯苓、葫芦瓢、车前子、连翘各 12 克,甘草 6 克。

用法:每日 1 剂,水煎分早晚温服。

(2)水湿逗留型

主症:水肿明显,以下肢为剧,按之如泥,面色淡黄,纳差,乏力,脘腹痞满,大便不实,舌质淡,边有齿痕,苔薄白,脉沉细弱。

治则:健脾祛湿,行气利水。

方药:健脾利水方加减。党参、白术、茯苓各 15 克,薏苡仁、生黄芪各 24 克,猪苓、苍术、桑白皮、葫芦瓢、益母草、车前子、陈皮、大腹皮各 12 克,砂仁 9 克,大枣 6 枚,甘草 6 克。

用法:每日 1 剂,水煎分早晚温服。

(3)脾肾阳虚型

主症:一身皆肿,小便不利,畏寒肢冷,腰酸腿软,身体困重,舌质淡,舌体胖大,苔薄白,脉沉紧。

治则:健脾益肾,温阳利水。

方药:真武汤加减。炮附子 10 克,茯苓、白术、白芍、熟地黄、仙茅、巴戟天各 15 克,桂枝 9 克,泽泻、葫芦瓢、车前子、当归、益母草各 12 克,黄芪 18 克,大枣 6 枚,甘草 6 克。

用法:每日 1 剂,水煎分早晚温服。

(4)湿热壅盛型

主症:全身水肿,面红气粗,口黏口苦,口干不欲饮,面部痤疮,小便短涩,大便涩滞不爽,舌质红,苔黄腻,脉滑数。

治则:清热利湿,行气利水。

方药:越鞠丸加减。白术、泽泻、大腹皮、车前子、茯苓、连翘各15克,苍术、黄柏、猪苓、苦参、香附、滑石各12克,木香、川楝子各9克,白茅根18克,甘草6克。

用法:每日1剂,水煎分早晚温服。

87. 中医如何辨证治疗肾病综合征蛋白尿

蛋白尿是肾病综合征的突出表现,如何消除蛋白尿是医生和肾病综合征患者都十分关注的问题。中医通常将肾病综合征蛋白尿分为气阴两虚型、湿热夹瘀型、肝肾阴虚型、脾肾阳虚型及脾肾气虚型5种基本证型进行辨证治疗。由于蛋白尿的消退是一个缓慢的过程,应有持久战的思想准备,同时应注意随病情的变化及时调整用药。

(1)气阴两虚型

主症:蛋白尿,神疲乏力,气短懒言,腰酸腿软,口干咽干,舌质红,苔薄少或薄白,脉沉细。

治则:健脾益气养阴。

方药:清心莲子饮加减。黄芪、山药各18克,党参、茯苓、白术各15克,柴胡、黄芩、麦冬、地骨皮、车前子、石斛、莲子各12克,大枣6枚,甘草6克。

用法:每日1剂,水煎分早晚温服。

(2)湿热夹瘀型

主症:蛋白尿,面部痤疮,皮肤疮疖,满月脸,脘腹胀满,咽痛,舌质暗红,苔腻,脉滑数。

治则:清热利湿化瘀。

方药:银翘丹皮汤。金银花、连翘、生地黄、车前子各12克,牡丹皮、当归、赤芍、苍术、黄柏各10克,虎杖、茯苓皮、白术各15克,三七(研冲服)3克,甘草6克。

用法:每日1剂,水煎分早晚温服。

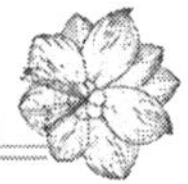

(3)肝肾阴虚型

主症:蛋白尿,腰膝酸软,面部潮红,手足心热,失眠,汗多,咽干,舌质红,苔薄少,脉细。

治则:滋阴清热补肾。

方药:知柏地黄汤加减。生地黄、茯苓、山药各 15 克,龟版、山茱萸、女贞子、苍术、白术、猪苓各 12 克,知母、泽泻、黄柏、牡丹皮各 10 克,甘草 6 克。

用法:每日 1 剂,水煎分早晚温服。

(4)脾肾阳虚型

主症:蛋白尿,畏寒肢冷,腰膝酸软,夜尿增多,小便清长或不利,舌质淡,苔薄白,脉沉细。

治则:补益脾肾阳气。

方药:右归丸加减。党参、熟地黄、山药各 15 克,巴戟天、淫羊藿、金樱子、菟丝子、白术各 12 克,炮附子、肉桂、苍术、当归各 10 克,大枣 6 枚,甘草 6 克。

用法:每日 1 剂,水煎分早晚温服。

(5)脾肾气虚型

主症:蛋白尿,面色萎黄,腰酸腿软,神疲乏力,脘痞腹胀,食少便溏,舌质淡,苔薄白,脉沉细。

治则:健脾益气补肾。

方药:参芪地黄汤加减。黄芪、山药各 20 克,党参、白术、薏苡仁、莲子肉各 15 克,当归、丹参、山茱萸、泽泻、金樱子各 12 克,五味子 9 克,大枣 6 枚,甘草 6 克。

用法:每日 1 剂,水煎分早晚温服。

88. 中医怎样辨证治疗急性发作期 IgA 肾病

急性发作期 IgA 肾病多与外邪侵袭有关,病机重点以邪实为

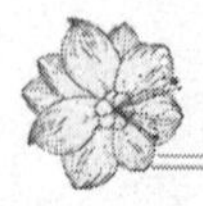

主，中医通常将其分为热毒壅盛、迫血下行型，心火炽盛、迫血下行型，肠胃湿热、迫血下行型，以及膀胱湿热、迫血下行型4种基本证型进行辨证治疗。

(1)热毒壅盛、迫血下行型

主症：发热，微恶风寒，咽痛，咳嗽，尿血，舌边尖红，苔薄白或薄黄，脉浮数。

治则：宣肺解表，清热宁络。

方药：银翘散加减。金银花、连翘、白茅根、芦根、生地黄各15克，淡豆豉、荆芥、前胡、小蓟各12克，牡丹皮、杏仁各10克，薄荷、甘草各6克。

用法：每日1剂，水煎分早晚温服。

(2)心火炽盛、迫血下行型

主症：心胸烦热，口舌生疮，尿红赤，舌尖红，苔薄黄，脉数。

治则：清心泻火，凉血止血。

方药：导赤散合小蓟饮子加减。生地黄、白茅根、芦根、藕节各15克，小蓟、滑石各12克，黄连9克，炒蒲黄、当归、栀子、通草、淡竹叶各10克，甘草6克。

用法：每日1剂，水煎分早晚温服。

(3)肠胃湿热、迫血下行型

主症：腹痛，腹泻，或伴恶心，纳呆，舌质红，苔白腻或黄腻，脉滑。

治则：清热化湿，芳香化浊。

方药：藿香正气散加减。藿香、陈皮、半夏、苍术、厚朴、桔梗各12克，大腹皮、茯苓、白茅根各15克，紫苏叶、小蓟、车前子各10克，甘草6克。

用法：每日1剂，水煎分早晚温服。

(4)膀胱湿热、迫血下行型

主症：小便浑浊，口苦口黏，胸闷口渴，舌质红，苔黄腻，脉濡数。

治则：清利湿热，调和气机。

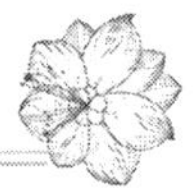

方药：程氏萆薢分清饮加减。川萆薢、莲子心、车前子、丹参、益母草各12克，黄柏、石菖蒲各10克，白术、茯苓、白茅根、薏苡仁、滑石各15克，甘草6克。

用法：每日1剂，水煎分早晚温服。

89. 中医怎样辨证治疗慢性进展期IgA肾病

慢性进展期IgA肾病以脏腑功能失调为主，病机重点以正虚为主，中医通常将其分为脾肺气虚型、肝肾阴虚型、气阴两虚型及脾肾阳虚型4种基本证型进行辨证治疗。

(1)脾肺气虚型

主症：面浮肢肿，面色萎黄，少气乏力，腰膝酸软，容易感冒，腹胀纳差，大便稀溏，舌质淡，苔薄白，脉沉细弱。

治则：健脾益气。

方药：四君子汤加减。党参、白术、茯苓、山药各15克，黄芪20克，陈皮、柴胡各10克，升麻6克，桑寄生、防风、车前子、泽泻各12克，甘草6克。

用法：每日1剂，水煎分早晚温服。

(2)肝肾阴虚型

主症：头晕耳鸣，五心烦热，口干咽燥，眼睛干涩，视物模糊，梦遗或月经失调，舌质红，苔薄少，脉细数或弦细。

治则：滋补肝肾。

方药：六味地黄汤加减。熟地黄24克，生地黄、山药、茯苓、白芍、白术、枸杞子各15克，山茱萸、泽泻、牡丹皮、玄参、黄柏各12克，甘草6克。

用法：每日1剂，水煎分早晚温服。

(3)气阴两虚型

主症：面色无华，神疲乏力，手足心热或午后潮热，腰膝酸软，大便或干或稀，舌质红，苔薄白少津，脉细弱。

治则：益气养阴。

方药：生脉饮加减。黄芪、白茅根各25克，党参、玄参、白术、白芍、麦冬、鳖甲各15克，五味子、当归、地骨皮各12克，大枣6枚，甘草6克。

用法：每日1剂，水煎分早晚温服。

(4)脾肾阳虚型

主症：面色苍白，水肿明显，畏寒肢冷，腰膝酸软或胫酸腿软，足跟痛，纳呆神疲，便溏，阳痿或月经失调，舌质嫩淡胖，边有齿痕，苔薄白，脉沉迟无力。

治则：温补脾肾。

方药：大补元煎加减。熟地黄20克，党参、山药、杜仲、枸杞子、补骨脂、白术各15克，肉桂、炮附子各9克，益母草、山茱萸、芡实各12克，甘草6克。

用法：每日1剂，水煎分早晚温服。

90. 中医怎样辨证治疗慢性肾衰竭

慢性肾衰竭的临床表现错综复杂，病情常呈逐渐加重之势，根据其发病机制和临床表现，中医通常将其分为脾肾不足、气血两虚型，三焦气机失常型，气虚血瘀型，热毒夹瘀、肾络受损型，以及脾肾阳虚、湿浊内蕴型5种基本证型进行辨证治疗。

(1)脾肾不足、气血两虚型

主症：一般为慢性肾衰竭早期、中期，肾病病程较长，发展较缓慢者。主要表现为神疲乏力，面色少华，纳差脘痞，夜尿增多，舌质淡，苔薄白，脉沉细。

治则：补气养血，健脾益肾，辅以通腑泄浊。

方药：当归补血汤加味。黄芪、黄精各15克，当归、党参、丹参、何首乌、鸡血藤、巴戟天、泽泻、茯苓、白术各12克，制大黄、牡

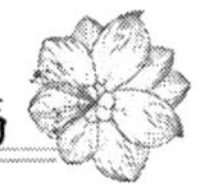

丹皮、半夏各 9 克，甘草 6 克。

用法：每日 1 剂，水煎分早晚温服。

(2)三焦气机失常型

主症：一般为近期肾功能恶化加快者，或见于 IgA 肾病系膜增生伴硬化类型，尿中红细胞、蛋白多，但无明显水肿者。主要表现为面色萎黄，恶心，呕吐，口苦，咽干，腰酸，乏力，夜尿多，舌质淡，苔薄白，脉细。

治则：疏利三焦，斡旋中运，辅以化湿泄浊。

方药：黄连温胆汤加减。黄精、菊花、白芍、白术、枸杞子各 15 克，巴戟天、车前子各 12 克，半夏、陈皮、柴胡各 10 克，黄连、厚朴、桂枝、制大黄各 9 克，甘草 6 克。

用法：每日 1 剂，水煎分早晚温服。

(3)气虚血瘀型

主症：一般为肾功能减退，伴大量蛋白尿、高血压者，肾穿刺常为局灶硬化型者。主要表现为面色苍白，腰酸乏力，夜尿多，下肢水肿，舌质暗淡或有瘀斑，苔薄白，脉弦涩。

治则：益气补虚，活血化瘀，补肾泄浊。

方药：黄芪黄精枸杞汤。黄芪、黄精、党参、白术、车前子、益母草、莲子肉各 15 克，葛根、杜仲、桑寄生、枸杞子各 12 克，川芎、制大黄各 10 克，甘草 6 克。

用法：每日 1 剂，水煎分早晚温服。

(4)热毒夹瘀、肾络受损型

主症：一般为近期因感染而致肾功能迅速恶化，内热偏重者。主要表现为口干，口苦，咽痛，纳呆，腹胀，腰酸，舌质红，苔黄腻，脉细数。

治则：清热解毒，活血通腑，补肾泄浊。

方药：黄连解毒汤加减。制大黄、黄连、半夏各 9 克，紫花地丁、蒲公英、益母草各 15 克，丹参、杜仲、枸杞子、生地黄、赤芍、槟榔、白豆蔻各 12 克，甘草 6 克。

用法:每日1剂,水煎分早晚温服。

(5)脾肾阳虚、湿浊内蕴型

主症:一般为尿毒症晚期,主要表现为面色萎黄,腰腿酸软,畏寒肢冷,夜尿清长或尿少,水肿,恶心,皮肤瘙痒,鼻出血或齿龈出血,舌质淡胖嫩,脉沉细无力。

治则:健脾益肾,温阳化气,通腑泄浊。

方药:益肾温阳汤加减。黄芪、黄精各15克,车前子、半夏、陈皮、紫草、当归、淫羊藿、巴戟天各12克,红参、炮附子、地肤子、制大黄各10克,甘草6克。

用法:每日1剂,水煎分早晚温服。

91. 中医怎样辨证治疗肾盂肾炎

肾盂肾炎的临床表现复杂多样,根据发病机制和临床表现的不同,中医通常将其分为膀胱湿热型、肝胆郁热型,以及肾阴不足、湿热留恋型,脾肾两虚、余邪未清型4种基本证型进行辨证治疗。

(1)膀胱湿热型

主症:畏寒发热,尿频,尿急,尿痛,少腹胀痛,腰痛,舌质红苔黄腻,脉濡数或滑数。

治则:清热解毒,利尿通淋。

方药:八正散加减。萹蓄、金银花、连翘、滑石、车前子、白茅根、薏苡仁各15克,栀子、乌药、瞿麦、通草各10克,甘草6克。

用法:每日1剂,水煎分早晚温服。

(2)肝胆郁热型

主症:寒热往来,心烦欲呕,不思饮食,腰痛,少腹痛,尿频而热,舌质红,苔深黄,脉弦数。

治则:清利肝胆,通调水道。

方药:龙胆泻肝汤加减。生地黄15克,龙胆草,栀子、黄芩、泽泻各10克,车前子、当归、郁金各15克,柴胡、半夏、通草各10克,

甘草6克。

用法:每日1剂,水煎分早晚温服。

(3)肾阴不足、湿热留恋型

主症:头晕耳鸣,腰膝酸软,咽干唇燥,尿频而短,小便涩痛,欲出不尽,或伴有低热,舌质偏红,苔薄少,脉弦细而数。

治则:滋阴益肾,清热降火。

方药:知柏地黄汤加减。牡丹皮、泽泻、知母、黄柏、山茱萸、通草各10克,车前子、茯苓、山药、石斛各12克,生地黄15克,甘草6克。

用法:每日1剂,水煎分早晚温服。

(4)脾肾两虚、余邪未清型

主症:面浮足肿,纳呆腹胀,神疲乏力,腰膝酸软,头晕耳鸣,大便溏薄,小便频数,淋漓不尽,舌质淡,苔薄白,脉沉细无力。

治则:健脾益肾,清热利湿。

方药:参苓白术散合二仙汤加减。党参、茯苓、白术、淫羊藿、黄柏、知母、当归、山药各10克,茯苓、白扁豆、薏苡仁各15克,甘草6克。

用法:每日1剂,水煎分早晚温服。

92. 中医怎样辨证治疗肾结石

根据肾结石发病机制和临床表现的不同,中医通常将其分为湿热蕴结型、气滞血瘀型、肾阴虚型、肾阳虚型4种基本证型进行辨证治疗。需要说明的是,对于急性发作期的肾结石患者,尤其是疼痛剧烈者,宜采取综合性的治疗措施,汤剂只是综合治疗的一个方面。

(1)湿热蕴结型

主症:本型常见于肾结石急性发作期,症见腰腹疼痛,突然加剧,少腹急满,身热不扬,小便浑赤,尿时涩痛,淋漓不畅,舌质红,苔白腻或黄腻,脉弦滑或滑数。

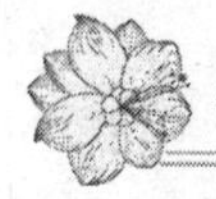

治则:清热利湿,通淋排石。

方药:八正散加减。海金沙、金钱草各24克,薏苡仁18克,车前子、栀子、石韦、瞿麦各12克,萹蓄、川牛膝、滑石各15克,大黄9克,三七5克,木通、甘草各6克。

用法:每日1剂,水煎分早晚温服。

(2)气滞血瘀型

主症:本型常见于肾结石急性发作期,症见腰部绞痛或胀痛,或尿时小便突然中断,疼痛剧烈,上连腰腹,砂石排出后疼痛即缓,或腰痛如掣如绞,痛引少腹,频频发作,伴有血尿,舌质红或偏紫,脉弦紧或沉涩。

治则:行气活血,通淋排石。

方药:石韦散加减。冬葵子、莪术各9克,瞿麦、郁金、车前子、穿山甲、石韦各12克,海金沙、金钱草各24克,白芍、滑石、川牛膝、鸡内金各15克,甘草6克。

用法:每日1剂,水煎分早晚温服。

(3)肾阴虚型

主症:本型常见于肾结石慢性缓解期,症见结石久停,小便淋漓或不禁,或时有血尿,腰酸腿软,头晕耳鸣,失眠多梦,五心烦热,腹胀纳差,大便秘结,舌质红,苔薄少,脉细数。

治则:滋阴补肾,化石排石。

方药:知柏地黄汤加减。知母、黄柏、生地黄、牡丹皮、川芎、泽泻各12克,金钱草、海金沙各24克,鸡内金、鳖甲、川牛膝、白芍各15克,甘草6克。

用法:每日1剂,水煎分早晚温服。

(4)肾阳虚型

主症:本型常见于尿石症慢性缓解期,症见腰腿酸重,精神萎靡,小便频数,时有小便不利,夜尿尤多,面色皖白,神疲乏力,畏寒肢冷,腰以下常有冷感,大便溏泻,舌质淡,苔薄白,脉沉细弱。

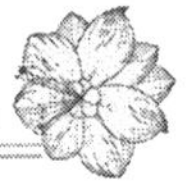

治则:温补肾阳,化石排石。

方药:金匮肾气丸加减。附子、山茱萸各9克,熟地黄、泽泻各12克,茯苓、川牛膝、核桃仁、白术、鸡内金各15克,黄芪18克,金钱草、海金沙各24克,肉桂、甘草各6克。

用法:每日1剂,水煎分早晚温服。

93. 中成药的处方来源有哪些,有何组方特点

中成药是指以中药材为原料,在中医理论指导下,按照规定的处方、生产工艺和质量标准,生产的复方制剂或提取加工而成的中药新剂型。中成药具有组方严谨、疗效确切、便于携带、服用方便、适宜工业化生产等特点,受到人们的普遍欢迎。中成药既有可供医生治病使用的处方药,又有可供具有一定医药知识的患者自行购用的非处方药,其品种繁多,仅适用于急性肾炎、慢性肾炎、肾病综合征及肾盂肾炎、肾结石等肾病者就有百余种。

(1)中成药的处方来源:中成药的处方来源有历史文献选录的处方、民间验方及新研制三个方面。历代文献选录的处方,多为医药学家对历史上长期用药经验或对当时用药经验的总结,特点是组成严谨,疗效确切,如经方指张仲景《伤寒杂病论》中的处方;民间验方是指历代文献中未收载而民间流传很广的有效经验处方;新研制的中成药则是指近年来按《新药审批办法》或《药品注册管理办法》研制、经国家药政部门批准生产的中成药,其中一部分是按中医理论研制的,也有一部分是按照现代医学理论和方法研制的。

(2)中成药的组方特点:来源于医药文献的中成药,是古人遵循中医学理论,按照"主、辅、佐、使"的配伍原则组方的。"主、辅、佐、使"的配伍原则能非常好地体现中医的"整体观念"和"辨证论治"的思想,可以在中医理论体系的指导下,最大限度地发挥药品的治疗作用。新研制的中成药部分是在总结临床经验的基础上,

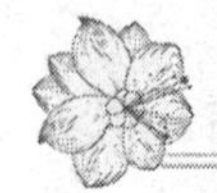

按照中医药理论组方的。此外,还有一部分是根据药物的化学成分、动物实验结果或有关研究报道、资料而设计的,这类中成药不能单用中医理论来解释,可以说是中西医结合、中药与现代科学相结合的产物。

94. 如何选择治疗肾病的中成药

用于治疗急性肾炎、慢性肾炎、肾病综合征、肾盂肾炎及肾结石等肾病的中成药较多,它们各有不同的使用范围,临床上如何选择使用,直接关系到治疗效果。在选用中成药前,首先要仔细阅读说明书,了解其功效和主治,之后根据具体情况,有的放矢的使用。

(1)医生指导:虽然相对西药而言中成药的毒副作用要低得多,但是由于中成药有其各自的功效、适应证,若药不对症,不仅无治疗作用,反而会加重病情,甚至引发不良反应,因此急性肾炎、慢性肾炎、肾病综合征及肾盂肾炎、肾结石等肾病患者在选用中成药时,一定要请教医生,在医生的指导下选用。

(2)阅读标签:大凡中成药,在其外包装上都有标签,有的还有说明书,不论是标签还是说明书,其上面都能提供该药的功效、适应证、用法用量、注意事项等,仔细阅读中成药上面的标签和说明书,对正确选用中成药大有好处。

(3)辨病选药:即根据急性肾炎、慢性肾炎、肾病综合征、肾盂肾炎、肾结石等肾病的诊断选药,这些药物一般无明显的寒热偏性,只要诊断为肾病,明确其是急性肾炎、慢性肾炎、肾病综合征,还是肾盂肾炎、肾结石等,就可根据病情选择应用。

(4)辨证选药:即根据急性肾炎、慢性肾炎、肾病综合征、肾盂肾炎、肾结石等肾病患者的发病机制和临床表现的不同,通过辨证分型,确立相应的治则,之后根据治疗原则选取中成药。绝大多数中成药是针对不同证型而设的,只有用于适宜的证型才能发挥最好的疗效。要做到辨证选药,既要了解药性,也要清楚中成药的药

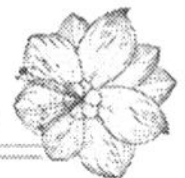

物组成、功能主治，还要掌握辨证论治的方法。

(5)综合选药：即综合考虑急性肾炎、慢性肾炎、肾病综合征、肾盂肾炎、肾结石等肾病患者的病、证、症来选择适宜的中成药。有时患者可表现为多种证型的复杂情况，且症状也较突出，故要选用两种或几种药物进行治疗。随着治疗的进展，证、症均会发生改变，治疗选药也要做相应的调整。

95. 怎样服用治疗肾病的中成药

治疗急性肾炎、慢性肾炎、肾病综合征、肾盂肾炎、肾结石等肾病最常用的是内服用中成药，正确掌握其服用方法，对保证安全有效地使用中成药，具有十分重要的意义。

(1)服药时间：服药时间的确定，应根据病情的需要，以尽量发挥药物的治疗作用，减少不良反应为原则。通常情况下，无特殊规定的一般口服药，一日量分2～3次，于早、晚或早、中、晚饭前或饭后半小时至1小时服用。除非特别要求，一般不宜在饭前或饭后马上服药，因为服药后即进食或进食后即服药均会增加胃的容量，加重胃部胀满不适等症状。

要根据药物作用的不同采用不同的服药时机。通常具有补益作用的中成药宜在饭前服，以利于吸收；具有润肠通便作用的中成药宜在空腹或半空腹时服，以利于清除胃肠积滞；具有健胃作用的中成药用于开胃的宜饭前服用，用于消食导滞的宜饭后服用；对胃有刺激的药物宜饭后服，以缓和药物对胃黏膜的刺激。个别特殊服用方法的药物应严格遵照医嘱服用。

(2)服用注意：服药前应仔细阅读药品说明书，注意其中的使用方法、注意事项及禁忌证。培养合理的用药习惯，切不可随意加大剂量、品种或过早地停用药物，尤其要养成在医生、药师指导下用药的习惯。要注意药物的不良反应，如若出现，应及时到医院就诊，以免贻误病情。

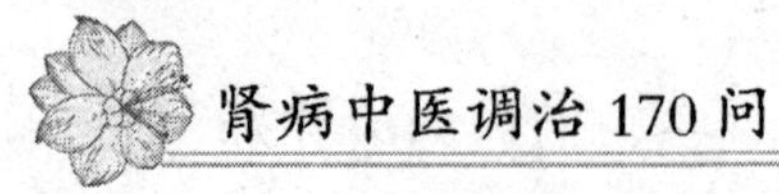

对于急性肾炎、慢性肾炎、肾病综合征、肾盂肾炎、肾结石等肾病患者来说，片剂、胶囊剂、丸剂应用较多。通常片剂、胶囊剂是整片、整粒服下，肠溶片必须整片吞服，不得压碎；大蜜丸可掰成小块服。在服药时应取立姿，并喝足量的水，切不可不用水送而干吞药物。

96. 治疗肾病常用的中成药有哪些

(1)肾炎片

药物组成：一枝黄花、马鞭草、白茅根、车前草、葫芦壳、白前。

功能主治：清热解毒，利水消肿。用于急性肾炎、慢性肾炎和泌尿系感染。

用法用量：每次6～8片，每日3次，温开水送服。

注意事项：低盐饮食，治疗期间忌食辛辣刺激性食物。

(2)消石片

药物组成：威灵仙、核桃仁、红穿破石、水河剑、半边莲、铁线草、猪苓、郁金、琥珀、乌药。

功能主治：清热通淋，止痛排石。用于肾结石、膀胱结石、输尿管结石、尿道结石属热淋证者。

用法用量：每次4～6片(每片相当于生药材3克)，每日3次，温开水送服。

注意事项：本品适用于热淋证，不宜用于脾虚中气下陷、肾虚下元不固者。

(3)癃清片

药物组成：金银花、黄柏、白花蛇舌草、牡丹皮、泽泻。

功能主治：清热解毒，凉血通淋。用于热淋引起的尿频、尿急、尿痛、尿短、腰痛、小腹坠痛等。

用法用量：每次4～8片(每片0.6克)，每日3次，温开水送服。

注意事项：本品苦寒，体虚胃寒者不宜用。

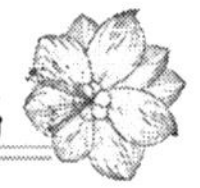

(4)三金片

药物组成:金樱根、金刚刺、羊开口、金沙藤、积雪草。

功能主治:清热解毒,利湿通淋,益肾。用于下焦湿热、热淋,小便短赤,淋漓涩痛,以及急慢性肾盂肾炎、膀胱炎、尿路感染属肾虚湿热下注证者。

用法用量:每次 3 片(每片相当于原药材 3.5 克),每日 3～4 次,温开水送服。

注意事项:忌烟酒及辛辣食物,不宜在服药期间同时服用滋补性中药,对本品过敏者忌用。

(5)肾炎舒片

药物组成:苍术、茯苓、白茅根、防己、生晒参、黄精、菟丝子、枸杞子、金银花、蒲公英等。

功能主治:益肾健脾,利水消肿。用于脾肾阳虚型肾炎引起的水肿、腰痛、头晕、乏力等。

用法用量:每次 6 片(每片 0.25 克),每日 3 次,温开水送服。

注意事项:低盐饮食,水肿甚者或血压过高者应禁盐,忌辛辣刺激之品。

(6)肾康宁片

药物组成:黄芪、丹参、茯苓、泽泻、益母草、淡附片、锁阳、山药。

功能主治:温肾益气,活血渗湿。用于慢性肾炎肾气亏损、肾功能不全所引起的腰酸疲乏、畏寒肢冷及夜尿增多等。

用法用量:每次 5 片,每日 3 次,温开水送服。

注意事项:治疗期间忌用激素,限制食盐的摄入量,以低盐饮食为宜,避免刺激性食物及肾毒性药物。

(7)八正合剂

药物组成:瞿麦、车前子、萹蓄、大黄、滑石、栀子、甘草、川木通、灯心草。

功能主治:清热通淋,利尿。用于湿热下注所致小便短赤,淋漓涩痛，口燥咽干等。

用法用量：每次15～20毫升，每日3次，摇匀服。

注意事项：本品苦寒，脾肾阳虚者忌用。

(8)石淋通片

药物组成：金钱草、石韦、海金沙、滑石、忍冬藤。

功能主治：清热利湿，通淋排石。用于膀胱湿热，石淋涩痛，尿路结石，以及泌尿系感染属肝胆膀胱湿热者。

用法用量：每次4片(每片0.35克)，每日3次，温开水送服。

注意事项：忌食辛、燥、酸、辣食物，孕妇忌服。

(9)肾舒冲剂

药物组成：白花蛇舌草、大青叶、瞿麦、海金沙藤、萹蓄、黄柏、淡竹叶、茯苓、生地黄、甘草。

功能主治：清热解毒，利水通淋。用于尿道炎、膀胱炎、急慢性肾盂肾炎等。

用法用量：每次2袋(每袋15克)，每日3次，开水冲服。

注意事项：本品苦寒，体虚胃寒者不宜服，孕妇忌服。

(10)复肾宁片

药物组成：车前子、木通、栀子、萹蓄、制大黄、知母、黄柏、瞿麦、牛膝、乳香、防己。

功能主治：清热解毒，渗湿利尿。用于肾盂肾炎和急、慢性尿路感染。

用法用量：每次6～8片，每日3次，温开水送服。

注意事项：脾胃虚寒、便溏者不宜服，孕妇忌服，不宜久服。

(11)清淋冲剂

药物组成：瞿麦、萹蓄、木通、车前子、滑石、大黄、甘草。

功能主治：清热泻火，利尿通淋。用于膀胱湿热，尿频涩痛，淋漓不畅，癃闭不通，小腹胀满，口燥咽干等。

用法用量：每次1袋(每袋10克)，每日2次，开水冲服。

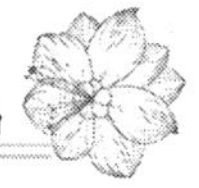

注意事项：本品苦寒，体质虚弱者不宜服，孕妇忌服。

(12)血尿胶囊

药物组成：棕榈子、菝葜、薏苡仁。

功能主治：清热利湿，凉血止血。用于急性肾盂肾炎血尿、慢性肾盂肾炎血尿、肾炎血尿及泌尿系结石、肾挫伤所引起的血尿，以及不明原因所致血尿；亦可作为治疗泌尿系肿瘤的辅助药物。

用法用量：每次5粒(每粒0.5克)，每日3次，饭后温开水送服。

注意事项：孕妇慎用。

(13)结石通片

药物组成：广金钱草、玉米须、石韦、鸡骨草、茯苓、车前草、海金沙、白茅根。

功能主治：清热利湿，通淋排石、镇痛止血。用于泌尿系感染，膀胱炎，肾炎水肿，尿路结石，小便浑浊，尿道灼痛等。

用法用量：每次5片(每片相当于原药材2克)，每日3次，温开水送服。

注意事项：忌食辛、燥、酸辣食物，孕妇忌服。

(14)排石颗粒

药物组成：车前子、甘草、木通、滑石、瞿麦、金钱草、苘麻子、忍冬藤、石韦、徐长卿。

功能主治：清热利水，通淋排石。用于肾结石、输尿管结石、膀胱结石等属下焦湿热证者。

用法用量：每次1袋(每袋10克)，每日3次，开水冲服，或遵医嘱。

注意事项：脾虚便溏者及孕妇慎用，服药期间应多饮水并适当活动，忌油腻食物。

(15)肾炎消肿片

药物组成：桂枝、泽泻、陈皮、香加皮、苍术、茯苓、姜皮、大腹皮、黄柏、椒目、冬瓜皮、益母草等。

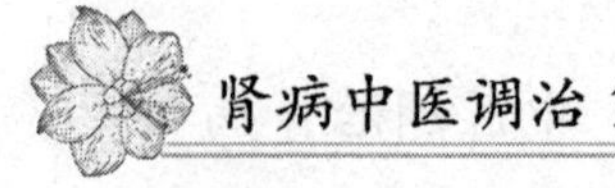

功能主治:健脾渗湿,通阳利水。用于急、慢性肾炎脾虚湿盛证候。临床表现为肢体水肿,晨起面肿甚,午后腿肿较重,按之凹陷,身体困重,尿少,脘胀食少,舌苔白腻,脉沉缓等

用法用量:每次4~5片(每片0.32克),每日3次,温开水送服。

注意事项:治疗期间适当限制食盐摄入,忌食辛辣刺激性的食物,忌服有肾毒性的药物。

(16)肾炎温阳片

药物组成:人参、黄芪、附子、党参、茯苓、肉桂、香加皮、木香、大黄、白术、葶苈子等。

功能主治:温肾健脾,化气行水。用于慢性肾炎,症见脾肾阳虚,全身水肿,面色苍白,脘腹胀满,纳少便溏,神倦食少等。

用法用量:每次4~5片(每片0.32克),每日3次,温开水送服。

注意事项:治疗期间适当限制食盐摄入,忌食辛辣刺激性的食物,忌服有肾毒性的药物,注意起居调节,预防感冒,避免劳累。

(17)肾炎平颗粒

药物组成:金樱子、菟丝子、山药、墨旱莲、女贞子、莲须、黄芪、党参、白术、茯苓、紫苏叶、蝉蜕、益母草。

功能主治:疏风活血,补气健脾,补肾益精。用于脾虚湿困及脾肾两虚之轻度水肿,倦怠乏力,头晕耳鸣,纳呆食少,腰膝酸软,夜尿增多等。

用法用量:每次1袋(每袋10克),每日2次,开水冲服。

注意事项:治疗期间适当限制食盐摄入,感冒发热、咽喉肿痛者忌服,注意休息,避风寒,防外感,避免劳累。

(18)肾炎解热片

药物组成:白茅根、连翘、荆芥、杏仁、陈皮、大腹皮、泽泻、茯苓、桂枝、车前子、赤小豆、生石膏、蒲公英、蝉蜕等。

功能主治:疏解风热,宣肺利水。用于急性肾炎,症见发热不恶寒或热重寒轻,头面眼睑水肿,咽喉肿痛或口干咽燥,肢体酸痛,

小便短赤，舌苔薄黄，脉浮数等属风热证者。

用法用量：每次4～5片（每片0.32克），每日3次，温开水送服。

注意事项：治疗期间适当限制食盐摄入，忌食辛辣刺激性食物，忌服具有肾毒性的药物。

(19)肾宁散胶囊

药物组成：西瓜翠衣、紫皮大蒜等。

功能主治：消炎，利尿，消除水肿及尿蛋白。用于急性肾炎、慢性肾炎、肾盂肾炎。

用法用量：每次12～20粒（每粒0.5克），用白茅根50克煎水400毫升冲服，每日早（空腹）晚各1次。

注意事项：治疗期间适当限制食盐摄入，忌服激素及刺激性食物。

(20)济生肾气丸

药物组成：熟地黄、山茱萸、牡丹皮、山药、茯苓、泽泻、肉桂、附子、牛膝、车前子。

功能主治：温肾化气，利水消肿。用于肾虚水肿，腰膝酸重，小便不利，痰饮喘咳。

用法用量：每次1丸（每丸重9克），每日2次，温开水送服。

注意事项：本品多温燥渗利之品，孕妇慎用；服药期间忌生冷油腻、辛辣刺激之品，以防助湿生痰。

(21)金匮肾气丸

药物组成：附子、肉桂、熟地黄、山药、山茱萸、泽泻、茯苓、牡丹皮。

功能主治：温补肾气。用于肾气不足，腰痛膝软，消渴水肿，肾虚咳喘，小便频数，大便溏泻。

用法用量：每次1丸（每丸重9克），每日2次，温开水送服。

注意事项：阴虚有火及阳热实证患者不宜用。

(22)知柏地黄丸

药物组成：知母、黄柏、熟地黄、山茱萸、牡丹皮、山药、茯苓、泽泻。

功能主治：滋阴降火。用于阴虚火旺，潮热盗汗，口干咽燥，耳鸣遗精,小便短赤。

用法用量:每次8丸,每日3次,淡盐汤或温开水送服。

注意事项:脾虚便溏、消化不良者不宜使用。

(23)龙胆泻肝丸

药物组成:龙胆草、柴胡、黄芩、栀子、泽泻、木通、车前子、当归、生地黄、甘草。

功能主治:清肝胆,利湿热。用于肝胆湿热之头晕目赤,耳鸣耳聋,耳肿疼痛,胁痛口苦,尿赤涩痛,湿热带下等。

用法用量:每次1~2丸(每丸重6克),每日2次,温开水送服。

注意事项:本品药多苦寒,易伤脾胃,中病即止,不宜久服;凡正气已伤,正虚为主者不宜使用。

(24)尿毒清颗粒

药物组成:大黄、黄芪、桑白皮、苦参、白术、茯苓、制何首乌、白芍、丹参、车前草。

功能主治:通腑降浊,健脾利湿,活血化瘀。用于慢性肾衰竭氮质血症期和尿毒症早期中医辨证属脾虚湿浊证和脾虚血瘀证者,本品可降低血肌酐、尿素氮、稳定肾功能,延缓透析时间,对改善肾性贫血、提高血钙、降低血磷也有一定作用。

用法用量:每日6、12、18时各服1袋(每袋重5克),22时服2袋,每日最大量8袋,温开水冲服。

注意事项:本品为含糖制剂,糖尿病肾病所致肾衰竭者不宜用。孕妇慎用,过敏体质者慎用。坚持长期对肾炎及高血压肾病、糖尿病肾病等的合理治疗。限制蛋白饮食,摄入含高热能、维生素及微量元素的食物。血钾高者限制含钾食物,避免食用果汁。水肿及高血压者应限制食盐的摄入。

(25)尿感宁冲剂

药物组成:海金沙藤、金钱草、凤尾草、葎草、紫花地丁。

功能主治:清热解毒,通淋利尿,抗菌消炎。用于急、慢性尿路

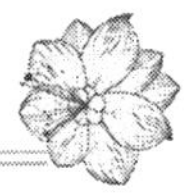

感染。

用法用量：每次1袋(每袋重15克)，每日3～4次，开水冲服。

注意事项：本品苦寒，脾肾阳虚者忌用。

(26)泌尿宁颗粒

药物组成：柴胡、五味子、萹蓄、黄柏、白芷、续断、桑寄生、苘麻子、甘草。

功能主治：清热通淋，利尿止痛，补肾固本。用于热淋，小便赤涩热痛，以及泌尿系感染等。

用法用量：每次1袋(每袋重12克)，每日3次，开水冲服。

注意事项：体虚胃寒者不宜用。

(27)肾复康胶囊

药物组成：白茅根、槐花、藿香、土茯苓、益母草。

功能主治：清热利尿，益肾化浊。用于热淋涩痛，急性肾炎水肿，慢性肾炎急性发作。

用法用量：每次4～6粒(每粒0.3克)，每日3次，温开水送服。

注意事项：过敏体质者慎用。服药期间饮食宜清淡易消化、低盐、低脂，戒除烟酒，忌食腥发食物及辛辣肥腻食物。适当休息，避免过度劳累，尤其要节制房事，以免病情加重恶化。

(28)复方石韦片

药物组成：石韦、黄芪、苦参、萹蓄。

功能主治：清热燥湿，利尿通淋。用于小便不利，尿频，尿急，尿痛，下肢水肿等。也用于急性肾炎、慢性肾炎、肾盂肾炎、膀胱炎、前列腺炎、尿道炎见上述症状者。

用法用量：每次5片(每片0.35克)，每日3次，温开水送服，15日为1个疗程。

注意事项：本品苦寒，体质虚寒者不宜用。

(29)肾石通冲剂

药物组成：金钱草、王不留行、瞿麦、萹蓄、延胡索、鸡内金、丹参、木香、海金沙、牛膝。

功能主治：清热利湿，活血止痛，化石排石。用于肾结石、膀胱结石、输尿管结石、前列腺结石等。

用法用量：每次1袋(每袋重12克)，每日2次，开水冲服。

注意事项：孕妇禁服。

(30)慢肾宝合剂

药物组成：地骨皮、太子参、泽泻、全蝎、龟版。

功能主治：益气滋肾，利水通络。用于气阴两虚，面肢水肿，腰膝酸痛，倦怠乏力，慢性肾炎属上述证候者。

用法用量：每次5毫升，每日3次，口服。

注意事项：尿毒症患者忌服。

(31)肾炎四味片

药物组成：细梗胡枝子、石韦、黄芪、黄芩。

功能主治：活血化瘀，清热解毒，补肾益气，消肿利尿。用于慢性肾炎恢复肾功能，增进食欲，改善自觉症状；对水肿、高血压、蛋白尿、尿红细胞及管型均有不同程度的改善作用；对慢性肾功能不全和降低非蛋白氮、酚红排泄率有较明显的改善。

用法用量：每次8片，每日3次，饭后温开水送服，3个月为1个疗程。

注意事项：服药期间忌用激素、环磷酰胺、氮芥等药物。

(32)琥珀消石颗粒

药物组成：赤小豆、当归、琥珀、海金沙、金钱草、鸡内金、蒲黄、牛膝、郁金。

功能主治：清热利湿，通淋消石。用于石淋、血淋，也用于泌尿系统结石属湿热瘀结证者。

用法用量：每次1袋(每袋重15，相当于原药材35克)，每日2次，开水冲服。

注意事项：素体虚寒者不宜用。

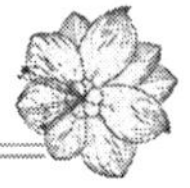

(33)清热通淋胶囊

药物组成:爵床、苦参、白茅根、硼砂。

功能主治:清热利湿通淋。用于下焦湿热所致之热淋,症见小便频急,尿道刺痛,尿液浑浊,口干苦等,以及急性下尿路泌尿系感染见上述症状者。

用法用量:每次 4 粒(每片 0.37 克),每日 3 次,温开水送服,2 周为 1 个疗程。

注意事项:肾功能不良者注意定期复查,虚证慎用,孕妇忌服。

97. 如何选用单方验方治疗肾病

单方是指药味不多,取材便利,对某些病症具有独特疗效的方剂。单方治病在民间源远流长,享有盛誉,“单方治大病”之说几乎有口皆碑,深入人心。在长期的实践中,人们总结有众多的治疗急性肾炎、慢性肾炎、肾病综合征、肾盂肾炎、肾结石等肾病的单方,方法简单易行,经济实惠,深受广大患者的欢迎。验方是经验效方的简称,是医务界的同道在继承总结前人经验的基础上,融汇新知,不断创新,总结出的行之有效的经验新方。

单方验方治疗急性肾炎、慢性肾炎、肾病综合征、肾盂肾炎、肾结石等肾病虽有一定疗效,也只是中医调治诸多方法中的一种,若能与针灸、敷贴、饮食药膳等其他治疗调养方法相互配合,采取综合性的治疗措施,则可明显提高其临床疗效。需要说明的是,用于治疗急性肾炎、慢性肾炎、肾病综合征、肾盂肾炎、肾结石等肾病的单方验方较多,各有其适用范围,由于患者个体差异和病情轻重不一,加之慢性肾炎、肾病综合征及慢性肾衰竭均属难治之病,同时部分方剂还含有毒性药物,因此在应用单方验方治疗肾病时,一定要在有经验医师的指导下进行,做到根据病情辨病辨证选方用方,依单方验方的功效和适应证仔细分析、灵活运用,并注意随病情的变化及时调整用药,切忌死搬硬套。

98. 治疗肾病常用的单方有哪些

处 方 1

处方:石韦、生薏苡仁各20克。

用法:每日1剂,水煎分早晚服。

主治:脾虚湿热型急性肾炎。

处 方 2

处方:玉米须、白茅根各30克。

用法:每日1剂,水煎分早晚服。

主治:脾虚湿热型急性肾炎。

处 方 3

处方:黄芪30克,生薏苡仁、炙龟版各60克。

用法:每日1剂,水煎分早晚服。

主治:慢性肾炎水肿偏于阴虚阳亢者。

处 方 4

处方:黄芪30克,益母草9克。

用法:每日1剂,水煎分早晚服。

主治:慢性肾炎及肾病综合征之蛋白尿。

处 方 5

处方:鹿角霜、阿胶珠各等份。

用法:将上药共研为细末,每次2～3克,每日2次,温开水送服。

主治:慢性肾炎及肾病综合征,症见脾肾阳虚水肿、蛋白尿、脘闷腹胀、纳差便溏、小便短少等。

处 方 6

处方:蒲公英、白茅根、冬青叶各28克,车前草、益母草各14克。

用法:每日1剂,水煎2次,将其汁液浓缩至100毫升,每次50毫升,早晚各服1次。

主治:急性肾炎、尿路感染及慢性肾炎急性发作。

处 方 7

处方:石韦、白茅根、金钱草各30克。

用法:每日1剂,水煎分早晚服。

主治:湿热蕴结、热伤血络之急性肾盂肾炎。

处 方 8

处方:石韦、萹蓄各30克,滑石18克,甘草3克。

用法:每日1剂,水煎分早晚服。

主治:湿热蕴结、热伤血络之急性肾盂肾炎。

处 方 9

处方:益母草、白茅根各60克。

用法:每日1剂,水煎分早晚服。

主治:急性肾炎。

处 方 10

处方:金钱草60克,海金沙30克。

用法:每日1剂,水煎分早晚服。

主治:肾结石。

处 方 11

处方:金钱草60克,海金沙15克,鸡内金(研末冲)6克。

用法:每日1剂,水煎分早晚服。

主治:肾结石。

处 方 12

处方:生地黄、茯苓、连翘各15克,山药、泽泻各12克,益母草30克。

用法:每日1剂,水煎分早晚服。

主治:急性肾炎。

处 方 13

处方:土茯苓50～100克。

用法:每日1剂,水煎分早晚服。

主治:寒湿型急性肾炎,症见面浮肢肿、小便短少、纳差腹胀、大便溏薄、倦怠乏力、畏寒肢冷等。

处 方 14

处方:浮萍、玉米须、车前草、鲜白茅根各30克。

用法:每日1剂,水煎分早晚服。

主治:风邪犯肺型慢性肾炎。

处 方 15

处方:干玉米须、益母草各30克,肉桂5克,车前子、车前草各10克。

用法:每日1剂,水煎代茶饮。

主治:脾肾阳虚型慢性肾炎。

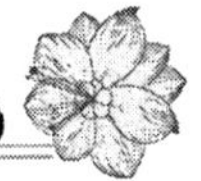

处 方 16

处方:蒲公英 30～40 克,金银花 15～30 克,六一散、丹参各 12 克,香附 6 克。

用法:每日 1 剂,水煎分早晚服。

主治:急性肾盂肾炎。

处 方 17

处方:槐米 60 克,白茅根 100 克。

用法:每日 1 剂,水煎分早晚服。

主治:湿热蕴结型急性肾盂肾炎。

处 方 18

处方:金钱草 60 克,冬葵子 30 克。

用法:每日 1 剂,水煎分早晚服。

主治:肾结石。

处 方 19

处方:鸡内金适量。

用法:将鸡内金淘洗干净,晒干,研成细末。每次 6 克,每日 2 次,早晚冲服。

主治:肾结石。

处 方 20

处方:益母草 60～120 克。

用法:每日 1 剂,水煎代茶饮。

主治:急、慢性肾炎水肿。

处 方 21

处方:玉米须20克,西瓜皮、冬瓜皮、赤小豆各30克。

用法:每日1剂,水煎代茶饮。

主治:慢性肾炎顽固性水肿。

处 方 22

处方:太子参、茯苓各12克,白术、陈皮各9克,鸡内金6克。

用法:每日1剂,水煎分早晚服。

主治:肾病综合征。

处 方 23

处方:白茅根30～60克,薏苡仁、赤小豆各15～30克。

用法:每日1剂,水煎分早晚服。

主治:慢性肾炎水肿中医辨证属湿热伤阴者。

处 方 24

处方:泽泻、茯苓、滑石、猪苓各9克。

用法:每日1剂,水煎分早晚服。

主治:慢性肾盂肾炎。

处 方 25

处方:石韦20克,金钱草30克,鸡内金、核桃仁各15克。

用法:每日1剂,水煎分早晚服。

主治:肾结石。

处 方 26

处方:蒲公英30克,黄连、黄柏各12克,忍冬藤60克。

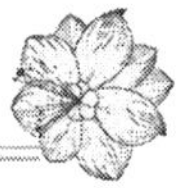

用法:每日1剂,水煎分早晚服。

主治:急性肾盂肾炎。

99. 治疗肾炎常用的验方有哪些

(1)地肤大黄汤

药物组成:地肤子20克,大黄5克,知母、黄芩、枳实、升麻各6克,茯苓12克,赤芍、通草各10克,甘草3克。风水泛滥型,去大黄、知母,加防风10克,紫苏叶、蝉蜕各6克;水湿浸渍型,去黄芩、知母,加桂枝6克,桑白皮10克;湿热壅盛型,加陈皮、桑白皮各10克,白茅根20克。

应用方法:每日1剂,水煎分早晚服。

功能主治:清热利湿,利尿消肿。急性肾炎。

方剂来源:王书元,张会君,刘金女. 地肤大黄汤治疗急性肾炎58例疗效观察. 医学理论与实践,1988,(1):10

(2)芳化清利汤

药物组成:白花蛇舌草、薏苡仁、白茅根、益母草各30克,连翘、牛膝各15克,牛蒡子、苍术、萆薢各20克,黄芩、蝉蜕、佩兰各10克,陈皮6克。急性期湿热型,加麻黄或紫苏叶、半枝莲、木通、滑石;风热型,加小量麻黄、荆芥、金银花、薄荷;风寒型,加麻黄,酌用小量桂枝;寒湿型,加藿香、麻黄、厚朴;尿蛋白重者,重用牛蒡子、益母草,加露蜂房(肾功能不全者慎用)、全蝎;血尿显著者,加藕节、大蓟、小蓟、墨旱莲;高血压突出者,加莱菔子、杜仲;水肿甚者,加猪苓、茯苓、车前子、大腹皮。恢复期根据湿热留恋的部位酌情加减,有严重并发症者加西药对症治疗。

应用方法:每日1剂,水煎分早晚服。

功能主治:芳香化浊,清热利湿,健脾利水。急性肾炎。

方剂来源:代芳. 芳化清利汤治疗急性肾小球肾炎96例. 河北中医,2000,22(12):908

(3)健脾利水汤

药物组成:泽泻、猪苓、淫羊藿各9克,桑白皮、大腹皮、党参、白术各15克,木香、制附子各6克,益母草、白茅根各30克。伴明显咳嗽气喘、脉浮者,加麻黄、桂枝、杏仁、桔梗;咽痛、口干、舌红、脉数者,加金银花、连翘、板蓝根、牛蒡子;皮肤感染者,加紫花地丁、蒲公英;尿有红细胞者,加大蓟、小蓟、蒲黄;腰痛者,加桑寄生、杜仲;尿有蛋白者,加土茯苓、萆薢;恢复期蛋白仍不退者,加黄精、黄芪、当归;红细胞不退者,加墨旱莲、女贞子。

应用方法:每日1剂,水煎取汁,分早晚2次服,1个月为1个疗程。

功能主治:健脾消肿,助阳利水。急性肾炎。

方剂来源:李军.健脾利水汤治疗急性肾小球肾炎43例.河南中医,2009,29(2):165

(4)利咽汤

药物组成:金银花30克,玄参20克,连翘15克,板蓝根18克,牛蒡子、蝉蜕、山豆根各9克,升麻、桔梗、黄芩各12克,甘草6克。水肿者,酌加茯苓皮、猪苓、泽兰;血尿者,酌加白茅根、三七粉;水肿渐消而蛋白尿明显者,酌加金樱子、芡实;素体虚弱易感外邪者,合玉屏风散。

应用方法:每日1剂,水煎分早晚服。在急性期宜卧床休息,低盐、高质量低蛋白饮食。

功能主治:清热利咽,解毒消肿。急性肾炎。

方剂来源:高芳,王庆斌.利咽汤治疗急性肾小球肾炎60例.甘肃中医,1997,10(3):25

(5)三仁汤加味方

药物组成:杏仁、滑石、丹参各12克,薏苡仁、益母草各15克,白蔻仁8克,厚朴、半夏、淡竹叶各10克,通草6克。水肿甚者,加车前子、大腹皮;血尿或尿中红细胞多者,加白茅根、小蓟;尿蛋白

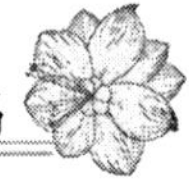

多者，加芡实、怀山药、蝉蜕；皮肤感染者，加金银花、蒲公英、连翘；血压升高者，加夏枯草、钩藤；发热咳嗽者，加麻黄。

应用方法：每日 1 剂，水煎分早晚服，7 日为 1 个疗程。服药期间少食生冷油腻，忌食蛋类，低盐饮食，卧床休息。

功能主治：宣化畅中，清热利湿。急性肾炎。

方剂来源：陈维初．三仁汤加味治疗急性肾炎 68 例．江西中医药，1996，27(6)：64

(6)麻黄连翘赤小豆汤加味方

药物组成：麻黄 12 克，连翘、白茅根各 20 克，赤小豆 30 克，杏仁 10 克，桑白皮、茯苓、白术、泽泻各 15 克。发热恶风者，加桂枝、防风各 10 克；恶心呕吐者，加半夏、紫苏叶各 10 克；肢体酸楚者，加川牛膝、防己各 10 克。

应用方法：每日 1 剂，水煎取汁 600 毫升，分 3 次服。

功能主治：疏风宣肺，清热化湿，利水消肿。急性肾炎。

方剂来源：曾透池．麻黄连翘赤小豆汤加味治疗急性肾小球肾炎 38 例．中国中医急症，2010，19(9)：159

(7)祛风通络利肾汤

药物组成：桂枝、木通、通草各 10 克，防风、蝉蜕、枳壳各 12 克，赤芍、川牛膝各 15 克，马鞭草、土茯苓、车前草、薏苡仁各 18 克。呕吐者，去薏苡仁、枳壳，加白蔻仁(后下)6 克，川藿香 12 克；尿血者，去赤芍、川牛膝，加白茅根、藕节各 24 克；咽喉痛者，去桂枝，加射干、金银花各 12 克；形寒肢冷者，去马鞭草、木通，加干姜 10 克，附片(先煎)12 克。

应用方法：每日 1 剂，头煎以水 500 毫升，煎汁 200 毫升，二三煎各以水 300 毫升，煎汁 150 毫升。间隔 6～8 小时服 1 次。

功能主治：祛风解毒，化瘀除湿，通络利肾，利水消肿。急性肾炎。

方剂来源：韦能定．祛风通络利肾汤治疗急性肾小球肾炎 30 例．浙江中医杂志，1995，(11)：501

(8)肾宝汤

药物组成:连翘、蒲公英各12克,丹参、车前子、蝉蜕、大蓟、小蓟各15克,益母草、茯苓、白茅根、薏苡仁各30克,甘草5克。热毒重者,加青天葵;气虚者,加北黄芪;脾虚者,加白术、怀山药;水肿甚者,加泽泻、猪苓、广商陆;高血压者,加天麻、菊花;血尿重者,加墨旱莲、三七、侧柏叶、仙鹤草;尿蛋白难退者,加北黄芪、芡实、山茱萸、赤小豆。

应用方法:每日1剂,水煎分早晚服。

功能主治:清热解毒,利水消肿,凉血活血止血。急性肾炎。

方剂来源:吴炳坤.肾宝汤治疗急性肾炎63例小结.江西中医药,1994,25(3):27

(9)升降散加味方

药物组成:蝉蜕、僵蚕、姜黄、大黄、荆芥炭各10克,防风6克,牡丹皮、茜草、连翘各12克。

应用方法:每日1剂,水煎分早晚服,10日为1个疗程。

功能主治:疏风清热,解表利尿,调理气机。急性肾炎。

方剂来源:戴娟.升降散加味治疗急性肾小球肾炎临床观察.中国中医药信息杂志,2011,18(4):71

(10)五草一根汤

药物组成:鲜车前草、鱼腥草、白花蛇舌草、金钱草各10克,甘草8克,白茅根15克。喘咳者,加葶苈子、紫苏子;颜面、上肢水肿久不消退者,加生石膏、桂枝;腹水严重者,加大腹皮、木香;足背水肿者,加巴戟天、椒目;阴囊肿大者,加藁本;尿中蛋白不消者,加黄芪、金樱子;尿中红细胞不消者,加血余炭、益母草。

应用方法:每日1剂,水煎分早晚服。

功能主治:清利湿热,解毒消肿,凉血止血。急性肾炎。

方剂来源:邓瑞锋,黄道富.五草一根汤治疗急性肾小球肾炎47例小结.湖南中医杂志,1991,(1):28

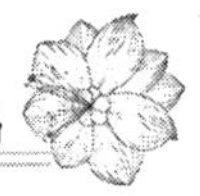

(11)英坤汤

药物组成:益母草 50 克,蒲公英、大蓟、小蓟各 25 克,竹叶、薄荷各 10 克,蒲黄、瞿麦各 15 克。水肿甚者,加麻黄 10 克;血尿明显者,加白茅根 15 克;气虚者,加黄芪 25 克;水肿消退但尿常规检查仍有变化的恢复期患者,多采用益肾健脾的药物,重用黄芪随症加减。

应用方法:每日 1 剂,水煎分早晚服。

功能主治:活血清热,淡渗利水。急性肾炎。

方剂来源:王晓丹. 英坤汤治疗急性肾小球肾炎 118 例临床观察. 中国现代药物应用,2011,5(14):53

(12)猪苓汤加减方

药物组成:茯苓、泽泻、猪苓各 10 克,滑石、阿胶各 15 克。初期兼有表邪者,加麻黄、白术各 10 克,生姜 6 克;肉眼血尿或尿如浓茶、尿检红细胞++以上者,加小蓟、侧柏炭、茜草各 10 克;咽喉溃烂者,加紫草、赤芍、大青叶各 10 克;头晕目眩、血压升高者,加女贞子、石决明各 15 克,黄柏、牛膝、菊花各 10 克;兼有疮疡者,加蒲公英、金银花各 15 克;便秘者,加大黄 10 克;后期兼滋肾养肝,加山茱萸、山药、牡丹皮各 10 克。

应用方法:每日 1 剂,加水 350 毫升,煎至 150 毫升,早晚各煎服 1 次,10 日为 1 个疗程,5 个疗程后统计疗效。

功能主治:清热利湿,滋润养阴,凉血止血。急性肾炎。

方剂来源:方松青,林丽珍. 猪苓汤加减治疗急性肾小球肾炎 30 例. 实用中医药杂志,2009,25(9):608

(13)清热通利汤

药物组成:栀子、瞿麦、萹蓄、木通、桔梗各 10 克,大黄 5 克,滑石 15 克,车前子 20 克,白茅根、甘草各 6 克。发热者,加金银花 20 克,连翘 15 克;水肿明显者,加连皮茯苓 30 克,猪苓、泽泻各 15 克;胸闷而喘者,加麻黄 6 克,杏仁 10 克;头晕头痛者,加牛膝、代赭石各15克,生石膏30克;厌食者,加紫苏梗10克,白豆蔻30克,白扁豆15克。

应用方法:每日1剂,水煎分早晚服,15日为1个疗程。服药期间辅以支持疗法。

功能主治:清热利湿,利尿消肿。急性肾炎。

方剂来源:陈永平.运用清热通利法治疗急性肾炎58例.黑龙江中医药,1992,(6):11

(14)益肾清利汤

药物组成:黄芪30克,白术、山茱萸各10克,杜仲、石韦、白花蛇舌草各20克,泽泻15克,三七粉3克。

应用方法:每日1剂,水煎分早晚服,30日为1个疗程。

功能主治:健脾益肾,清热利湿。肾虚湿热型慢性肾炎。

方剂来源:赵霞.益肾清利剂治疗慢性肾炎肾虚湿热证21例临床观察.江苏中医药,2011,43(7):40

(15)加味防己黄芪汤

药物组成:黄芪30克,防己10克,茯苓、白术、党参、女贞子各15克,泽泻、莲子肉、补骨脂、枸杞子各12克,砂仁6克。

应用方法:每日1剂,水煎分早晚服,1个月为1个疗程,一般服药2～3个疗程。

功能主治:益气固表,健脾补肾,利湿化浊。慢性肾炎蛋白尿。

方剂来源:王淑君.培土治水法治疗慢性肾炎蛋白尿40例临床观察.北京中医,1994,(6):18

(16)薯蓣丸加味方

药物组成:山药600克,当归、桂枝、神曲、生地黄、扁豆各200克,炙甘草560克,人参(或新开河参)、阿胶各140克,川芎、白芍、白术、麦冬、杏仁、防风各120克,柴胡、桔梗、茯苓各100克,干姜60克,白蔹40克,黄芪400克,蝉蜕300克,大枣200枚。

应用方法:将上药(大枣除外)共为细末,大枣去核为膏,之后

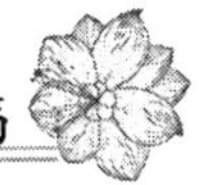

炼蜜为丸，上药一料分为300丸为1个疗程。每次1丸，每日3次，空腹温开水送服。

功能主治：培土健运，调和营卫，补气益血，滋阴和阳，缓中填精。慢性肾炎。

方剂来源：涂钟馨，陈金炉．薯蓣丸加味治疗慢性肾炎24例．北京中医，1994，(1)：35

(17)益气补肾汤

药物组成：黄芪30～60克，党参、山药各30克，熟地黄、山茱萸、鹿衔草、芡实、金樱子各15克，茯苓、泽泻、牡丹皮各10克，益母草20克。肾阳不足有水肿、怕冷、心悸等者，加淫羊藿、制附片、肉桂各10克；肾阴虚有腰酸、五心烦热、盗汗者，加生地黄、女贞子、墨旱莲各15克；腰膝酸软者，加桑寄生、杜仲、川续断各15克；有血尿或尿中隐血阳性者，加白茅根、石韦、小蓟、藕节各15克；口淡乏味、食少腹胀、便溏者，加陈皮、砂仁、广木香、枳壳各10克；血压高者，加天麻、钩藤、桑寄生、杜仲、怀牛膝各15克。

应用方法：每日1剂，水煎分早晚服。

功能主治：益气补肾，健脾利湿。慢性肾炎蛋白尿。

方剂来源：任秦有，金霞．益气补肾法治疗慢性肾炎蛋白尿42例．陕西中医，2000，21(4)：154

(18)固肾解毒活血汤

药物组成：莲须、薏苡仁、土茯苓各30克，生黄芪、菟丝子、怀山药、白茅根各15克，制何首乌、紫花地丁、益母草、泽泻、山茱萸各12克，丹参10克，蝉蜕6克。水肿明显者，加桑皮12克，商陆10克；感冒发热或继发感染者，加青蒿、连翘各12克；脾胃虚弱、纳谷不佳、湿重身困者，加苍术、白术各10克，砂仁6克；尿中蛋白持续阳性，红细胞、白细胞常有波动者，去黄芪、山茱萸，加黄柏10克，白花蛇舌草、鹿衔草各12克；血浆蛋白低、长期蛋白尿者，加党参、鹿角胶、阿胶各10克；女性月经期间，去益母草、丹参。

应用方法:每日1剂,水煎分早晚服。

功能主治:健脾固肾,解毒活血。慢性肾炎。

方剂来源:邓光远.固肾解毒活血汤治疗慢性肾炎179例.湖北中医杂志,1995,17(1):14

(19)益肾活血汤

药物组成:黄芪30克,白术、山药、杜仲、狗脊、生地黄、芡实、金樱子、川芎、丹参、桃仁各10克。水肿明显者,加玉米须、桑白皮、泽兰;气虚明显者,加人参;阳虚明显者,加附子、肉桂、仙茅;尿血为主者,加黄柏、茜草、地榆、大蓟、小蓟、三七;湿热较重者,加炒苍术、白豆蔻、砂仁;瘀血较重者,加莪术、地龙、郁金。

应用方法:每日1剂,水煎分早晚服,2个月为1个疗程。同时宜低盐、低脂饮食,配合口服卡托普利(每次12.5～25毫克,每日1次);血压控制不理想者,可联合应用其他降压药物;另给予水溶性维生素及其他对症处理。

功能主治:益肾活血,健脾利水。慢性肾炎。

方剂来源:王东,王亿平.益肾活血汤治疗慢性肾炎35例临床观察.新中医,2010,42(7):31

(20)自拟肾炎方

药物组成:黄芪50克,白茅根、丹参各30克,白花蛇舌草、生地黄各20克,泽泻、益母草各10克,车前子、牡丹皮各15克,大蓟12克,当归25克。阳虚甚者,加附子10克,巴戟天、党参各15克;气虚甚者,加太子参、白术各10克;偏阴虚者,黄芪减量,加女贞子、墨旱莲各15克,知母、黄柏各10克;瘀血明显者,加桃仁、水蛭各10克;湿毒盛者,加黄芩10克,土茯苓20克;蛋白尿甚者,加菟丝子、黄精各15克,党参、白术各10克;血尿甚者,加小蓟、仙鹤草各10克;高血压者,加钩藤15克,野菊花10克,夏枯草20克。

应用方法:每日1剂,水煎分早晚服,2周为1个疗程,共治疗6个疗程。

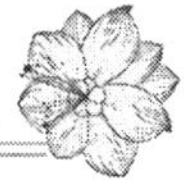

功能主治:益气活血,清热利湿。慢性肾炎。

方剂来源:廖高峰.自拟肾炎方治疗慢性肾炎的临床体会.中医药导报,2008,14(6):49

(21)慢肾汤

药物组成:黄芪、白术、菟丝子、白花蛇舌草、薏苡仁、益母草、丹参各15～30克,蝉蜕5～10克,徐长卿10～15克。偏脾虚者,加山药、党参;偏肾虚者,加山茱萸、杜仲;兼阴虚者,加牡丹皮、知母;兼湿浊者,加制大黄、虎杖、半夏;伴肾功能减退者,用生大黄、生牡蛎、凤尾草各30克,附片15克,浓煎100～200毫升,保留灌肠,每日1次;血尿明显者,加白茅根、生地榆;水肿明显者,加泽泻、车前子;血压高者,加天麻、钩藤,静脉滴注复方丹参注射液;低蛋白血症者,静脉滴注白蛋白;外感风热者,改用银翘散以治其标,或用青霉素。

应用方法:每日1剂,水煎分早晚服,1个月为1个疗程。

功能主治:益气健脾,补肾活血,利湿化浊。慢性肾炎。

方剂来源:严兆象,吴英娜.慢肾汤治疗慢性肾炎47例临床观察.浙江中医学院学报,1997,21(1):29

(22)黄芪薏苡仁汤

药物组成:生黄芪、生薏苡仁各30克,炒白术、生地黄、山药各15克,丹参、川芎、金毛狗脊、补骨脂、蝉蜕各10克,全蝎2克。咽痛者,加连翘、金银花各10克;水肿明显者,加玉米须50克,桑白皮12克,大腹皮、泽泻各10克,茯苓15克,防己9克;尿血为主者,加茜草、地榆、大蓟、小蓟各10克,三七粉3克;湿热较重者,加炒黄柏、苍术各10克,白蔻仁9克,砂仁3克;瘀血较重者,加莪术、郁金各10克,地龙6克。

应用方法:每日1剂,水煎分早晚服,3个月为1个疗程。给予低盐、低脂饮食;有高血压者,应用钙离子拮抗药、β受体阻滞药等,控制血压不超过130/80毫米汞柱功能主治:补益脾肾,清利水湿,化瘀止血。慢性肾炎。

方剂来源:马海燕．黄芪薏苡仁汤治疗慢性肾炎34例临床观察．实用中医内科杂志,2011,25(9):63

(23)补阳还五汤加味方

药物组成:黄芪60克,当归、赤芍、地龙、川芎、桃仁、红花各10克。

应用方法:积极治疗原发病,降血压,降血脂,调节水、电解质及酸碱平衡,同时予低盐、优质蛋白饮食,应用血管紧张素转化酶抑制药及双嘧达莫。在上述治疗的基础上,应用补阳还五汤加味方,每日1剂,水煎分早晚服,4周为1个疗程。

功能主治:补气活血,健脾利湿。慢性肾炎。

方剂来源:范军,车树强．补阳还五汤加味治疗慢性肾小球肾炎临床观察．天津中医药,2011,28(3):197

100. 治疗肾病综合征常用的验方有哪些

(1)自拟乙癸方

药物组成:茵陈、平地木、赤芍、益母草、夏枯草、山楂各15克,生大黄、全蝎各6克,石韦12克,薏苡根30克。血压偏高者,加罗布麻叶、杜仲、车前草各15克,泽泻12克;蛋白尿偏高者,加太子参、黄芪、苍耳草、苍耳子各15克,蚕茧6枚;有低蛋白血症者,加紫河车粉10～15克,乌鸡白凤丸15～20克;高脂血症者,加炒决明子、制何首乌、茯苓各15～30克。

应用方法:每日1剂,水煎分早晚服,20日为1个疗程。

功能主治:疏泄肝肾,通泄湿浊。肾病综合征。

方剂来源:余云龙．自拟乙癸方治疗肾病综合征34例．安徽中医临床杂志,1999,11(3):164

(2)温阳撤邪汤

药物组成:生附子(先煎半小时)24克,麻黄(红糖炙)、葱白各

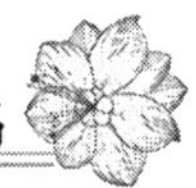

10 克，白术 12 克，茯苓 14 克，甘草 3 克。咳嗽、咽部不适、恶寒发热者，加桔梗、细辛（重用）；津亏水蓄者，加阿胶（烊化）、猪苓；呕逆者，加生姜皮、旋覆花；尿血者，加白茅根、茜草根、牡丹皮；气虚水停者，加黄芪、杏仁、泽泻；小便浑浊、精气外泄者，酌加党参、黄芪、山药、芡实；瘀阻明显者，加桃仁、丹参、红花少许；血脂难降者，加泽泻、山楂；男性遗精频繁者，加海螵蛸、五倍子、龙骨；水毒内陷、阴逆之危证，加人参、大黄。

应用方法：每日 1 剂，水煎分早晚服。

功能主治：温阳撤邪，消利固涩。肾病综合征。

方剂来源：王临轩，王东平．自拟温阳撤邪汤治疗肾病综合征．北京中医，1990，(4)：31

(3)肾病复康煎

药物组成：黄芪、山药、熟地黄、土茯苓、白茅根、白花蛇舌草、益母草、山茱萸各 30 克，牡丹皮、蝉蜕各 10 克，水蛭粉 5 克。倦怠懒言、食少便溏者，加炒薏苡仁、肉豆蔻；咽喉肿痛者，加板蓝根、牛蒡子；眩晕耳鸣、口苦、口干者，加菊花、白蒺藜、石决明；畏寒肢冷、小便清长者，加附子、肉桂。

应用方法：每日 1 剂，头煎加水 500 毫升，浸泡 1 小时，煎取汁液 300 毫升，复煎加水 300 毫升，煎取汁液 200 毫升，两汁对匀后分早晚服，60 日为 1 个疗程。

功能主治：益气健脾补肾，清热解毒利湿。肾病综合征。

方剂来源：杨广悦．自拟肾病复康煎剂治疗 38 例肾病综合征临床观察．北京中医，1998，(1)：27

(4)当归芍药散加味方

药物组成：当归、泽泻、白术、桂枝、花粉各 15 克，白芍 12 克，川芎 10 克，茯苓 30 克，龙骨、牡蛎、黄芪各 20 克，甘草 6 克。腰膝酸软者，加淫羊藿 15 克；血压高或尿少者，加车前子 20 克，尿中脓细胞多者，加蒲公英 30 克，紫花地丁 15 克；恶心呕吐者，加大黄

10克。

应用方法:每日1剂,水煎分早晚服。

功能主治:益气健脾,镇潜摄纳,活血化瘀,利水消肿。肾病综合征。

方剂来源:闫树河.中医药治疗肾病综合征30例临床观察.中国中医药信息杂志,1999,6(7):56

(5)肾综汤

药物组成:黄芪、车前子各24克,当归、白芍、淫羊藿、枸杞子、桃仁、红花、怀牛膝各12克,益母草15克,西洋参、甘草各8克。尿浑浊者,加萆薢、乌药;畏寒肢冷明显者,加制附子、肉桂;腰痛、血压偏高者,加桑寄生、杜仲、夏枯草;蛋白尿明显者,重用黄芪,加蝉蜕、芡实等。

应用方法:每日1剂,水煎分早晚服。同时联合应用地塞米松1.5毫克,每日1次,口服。尿蛋白转阴时减量,并以六味地黄丸巩固疗效。

功能主治:益气健脾,温阳利水,活血化瘀。肾病综合征。

方剂来源:薛立森.肾综汤治疗原发性肾病综合征60例.山东中医杂志,1996,15(5):209

(6)清热利湿活血汤

药物组成:太子参、鸡血藤、忍冬藤、益母草、怀山药、马鞭草各15克,生黄芪、半边莲、白花蛇舌草各20克,鹿衔草、牡丹皮、茯苓各10克,生甘草5克。

应用方法:每日1剂,水煎分早晚服,3个月为1个疗程,可重复1～2个疗程。血压过高者,服用降压药;高度水肿者,加用小剂量的利尿药;血浆白蛋白太低,补充白蛋白等。

功能主治:清热利湿,健脾益气,活血解毒。难治性肾病综合征。

方剂来源:肖德才,陈良春.清热利湿、活血解毒法治疗难治性肾病综合征18例.湖南中医杂志,1993,9(5):28

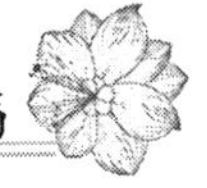

(7)固肾祛浊化瘀汤

药物组成:黄芪、山药、黄精各30克,覆盆子、益智仁、金樱子、芡实、赤石脂、莲子、乌药、赤芍、丹参各20克,蒲公英、土茯苓、石韦、大腹皮、茯苓各25克。血压升高者,加夏枯草、钩藤;血尿者,加白茅根、白及;尿素氮、肌酐升高者,加大黄、牡蛎。

应用方法:每日1剂,水煎分早晚服;另用发酵虫草菌粉1克,每日2次,口服,3个月为1个疗程。

功能主治:补肾固肾,利水祛浊,活血化瘀。原发性肾病综合征。

方剂来源:高志扬,黄晓东,易向明. 固肾祛浊化瘀治疗原发性肾病综合征临床观察. 四川中医,2005,23(5):46

101. 治疗IgA肾病常用的验方有哪些

(1)何芪汤

药物组成:何首乌、黄芪、白茅根、白花蛇舌草各30克,水蛭6克,川芎9克,生大黄、泽泻各10克。脾肾气虚明显者,加党参15克,白术10克;肝肾阴虚明显者,加枸杞子10克,熟地黄12克;脾肾阳虚明显者,加菟丝子15克;淫羊藿12克;湿热明显者,加薏苡仁、猪苓各15克;心火旺盛者,加栀子、竹叶各10克;气阴两虚明显者,加太子参30克,麦冬15克;尿血明显者,加小蓟、茜草各15克。

应用方法:每日1剂,水煎分早晚服,3个月为1个疗程,连服3个疗程。

功能主治:补肾滋阴,益气活血,泻热降浊。IgA肾病。

方剂来源:宋述菊,高中方. 自拟何芪汤治疗IgA肾病临床观察. 中医杂志,1999,40(2):89

(2)滋阴凉血益气汤

药物组成:知母、泽泻、茯苓、牡丹皮各10克,山茱萸、怀山药各12克,生地黄、大蓟、小蓟、仙鹤草、茜草各15克,太子参30克,黄柏、甘草各6克。

应用方法:每日1剂,水煎分早晚服,2个月为1个疗程。

功能主治:滋阴凉血,益气补肾。气阴两虚型单纯血尿性IgA肾病。

方剂来源:杨爱国,安晓英.滋阴凉血益气法治疗单纯血尿性IgA肾病气阴两虚证26例临床观察.中国中医药科技,2003,10(3):181

(3)滋肾解毒活血汤

药物组成:生地黄20克,牡丹皮、山茱萸、泽泻、知母、黄柏各10克,红藤、败酱草、白茅根、石韦各30克,白花蛇舌草、女贞子、墨旱莲、虎杖、小蓟、丹参、赤芍、刘寄奴各15克。若持续血尿、呈鲜红色或暗红色者,加侧柏炭、藕节各30克,三七粉(冲服)3克;若小便呈豆油色,起泡沫,尿蛋白+～++,加萆薢、山药、芡实各30克,黄精15克,益智仁10克;若见头晕、恶心、纳呆,血尿素氮和肌酐增高等氮质潴留表现者,加制大黄20克,番泻叶3克,芦荟10克。

应用方法:每日1剂,水煎分早晚服。

功能主治:滋肾解毒,清热凉血,活血化瘀。IgA肾病。

方剂来源:薛立森.滋肾解毒活血汤治疗IgA肾病26例.辽宁中医杂志,1996,23(2):62

(4)益肾止血饮

药物组成:西洋参、生牡蛎(先煎)、杜仲炭、金银花各15克,山茱萸、蒲黄炭、小蓟、蒲公英、瞿麦、萹蓄各10克,墨旱莲12克,茯苓皮、山药各30克,三七粉(冲服)3克,珍珠粉(冲服)1.5克。脾肾气虚者,去瞿麦、萹蓄,加黄芪15克,熟地黄10克,砂仁5克;脾肾阳虚者,去蒲公英、金银花,加菟丝子12克;肝肾阴虚者,去山药,加女贞子10克,知母6克;气阴两虚者,加生黄芪10克,女贞子15克;顽固性蛋白尿者,加芡实12克,沙苑子10克,益母草15克;血瘀重者,加丹参6克,川牛膝10克;兼有外感咽痛者,加牛蒡

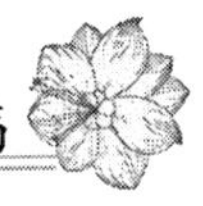

子 10 克，青黛 15 克。

应用方法：每日 1 剂，水煎分早、中、晚服，4 周为 1 个疗程，连续观察治疗 3～6 个月。

功能主治：健脾补肾，益气养阴，清热解毒，凉血止血。IgA 肾病。

方剂来源：支楠．益肾止血饮治疗 IgA 肾病 30 例疗效观察．北京中医，1998，(6)：14

(5)血尿平

药物组成：北沙参、墨旱莲、益母草、仙鹤草、白花蛇舌草、龙骨、白茅根各 30 克，三七粉 2 克，茜草 20 克。外感型者，加蝉蜕 12 克，桂枝 9 克，黄芩炭 15 克，葛根 20 克，甘草 10 克；脾肾气虚型者，加太子参、山药各 30 克，怀牛膝 12 克，芡实、金樱子各 20 克；肺脾气虚型者，加炙黄芪 30～50 克，白术 15 克，百合 20 克，桂枝 6 克；伴尿频、尿痛者，加金钱草、鱼腥草各 30 克，大蓟、小蓟各 20 克；明显蛋白尿者，加地龙、僵蚕、全蝎各 12～15 克。

应用方法：每日 1 剂，先以基本方水煎取汁 500 毫升，后煎加减药取汁 300 毫升，混匀浓缩至 500 毫升，分 2～3 次口服，12 日为 1 个疗程，共服用 4 个疗程，同时配服麦味地黄丸。

功能主治：清热凉血，益气活血，收敛止血。IgA 肾病血尿。

方剂来源：李锋，王长海，王汉民．血尿平治疗 IgA 肾病血尿临床观察．浙江中医学院学报，2000，24(6)：48

(6)肾炎 1 号方

药物组成：生黄芪、白薇、茜草、鹿衔草各 15 克，白茅根 30 克，通草 9 克，汉防已 12 克。

应用方法：每日 1 剂，水煎浓缩至 200 毫升，每次服 100 毫升，每日 2 次，1 个月为 1 个疗程。伴高血压者，常规服用降压药。

功能主治：清热凉血，活血止血，健脾利水。IgA 肾病。

方剂来源：何灵芝，李学铭．肾炎 1 号治疗 IgA 肾病 45 例临床观察．浙江中医学院学报，1999，23(6)：37

(7)茜草饮

药物组成:茜草、生地黄各15克,侧柏叶、白茅根、小蓟、栀子、墨旱莲、阿胶、黑蒲黄、益母草、太子参各10克,三七6克。肾阴亏者,加女贞子、枸杞子、山茱萸;阴亏火旺者,加龟版、知母、黄柏;气虚重者,加党参、黄芪、白术;气阴两亏者,加服参芪地黄丸;血尿明显者,加紫珠草、仙鹤草、血余炭;伴有蛋白尿者,加蝉蜕、金樱子、芡实、山楂、莲须、玉米须;小便频数者,加菟丝子、覆盆子、益智仁、淫羊藿。

应用方法:每日1剂,水煎分早晚服,连服3个月为1个疗程。

功能主治:益气养阴补肾,凉血化瘀止血。IgA肾病。

方剂来源:游峰.茜草饮治疗IgA肾病25例.中医药临床杂志,2008,20(1):60

102. 治疗肾衰竭常用的验方有哪些

(1)补肾泄浊汤

药物组成:生黄芪、生牡蛎、六月雪、益母草各30克,太子参、怀山药、苍术、白术、淫羊藿、当归、蒲公英、泽兰、泽泻、丹参各15克,菟丝子12克,猪苓20克,炒陈皮、法半夏、制大黄、桃仁各10克。

应用方法:采取优质低蛋白饮食,根据病情控制血压,纠正酸中毒,利尿、纠正贫血等治疗,以避免这些因素对治疗效果产生影响。在此基础上应用上述中药,每日1剂,水煎分早晚服。合并感染、水电解质紊乱者,进行对症治疗,3个月为1个疗程。

功能主治:补脾肾,泄瘀浊。慢性肾衰竭。

方剂来源:安玲,董军梅.补肾泄浊汤治疗慢性肾衰竭32例.光明中医,2009,24(1):61

(2)参芪补肾汤

药物组成:黄芪30～60克,人参(先煎)、当归、白术、车前子、怀牛膝各15克,砂仁8克,草豆蔻、姜半夏、水蛭各10克,大黄6～

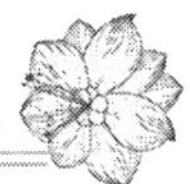

12克，淫羊藿、丹参各24克，杜仲12克，枸杞子、山茱萸、泽兰各18克，土茯苓30克。偏气血不足者，加八珍汤；偏肾虚者，加右归饮；湿浊重、恶心呕吐者，加黄连温胆汤；胸闷憋喘者，加葶苈大枣泻肺汤；兼瘀血者，加地龙、桃仁、红花；水肿较重者，加防己、猪苓、木香、大腹皮。

应用方法：给予低盐、低脂、低磷、优质低蛋白饮食，保证能量供应。并予对症处理，如控制血压、抗感染、纠正酸中毒及电解质紊乱等。在此基础上应用上述中药。每日1剂，加水800毫升浸泡2小时，头煎40分钟，取汁150毫升，之后再加水600毫升，煎30分钟，煎取汁液150毫升，两次药液混合后口服，每次150毫升，每日2次，8周为1个疗程。

功能主治：健脾补肾，益气养血，通腑化浊，活血利水。慢性肾功能不全。

方剂来源：王志萍，张颖，邹勇．参芪补肾汤治疗慢性肾功能不全临床观察．中国中医急症，2007，16(3)：295

(3)和胃泄浊方

药物组成：制半夏、白术、当归、生大黄(后下)各12克，陈皮9克，茯苓15克，党参20克，干姜、川黄连、砂仁(后下)各5克，代赭石、黄芪、六月雪各30克。呕吐甚者，加枇杷叶(包煎)30克；夜寐不安者，加灵磁石30克；手足抽搐者，加生龙骨、生牡蛎各30克；皮肤瘙痒者，加地肤子15克；鼻出血者，加茜草30克；畏寒甚者，加熟附子9克。

应用方法：每日1剂，水煎分早晚服，2个月为1个疗程。同时嘱患者进高质量低蛋白、低盐饮食；血压偏高者，加服珍菊降压片。

功能主治：和胃泄浊，补养气血。慢性肾衰竭。

方剂来源：刘慰祖，杨剑兵．和胃泄浊方治疗慢性肾衰竭20例疗效观察．上海中医药杂志，1996，(11)：7

(4)活血通络汤

药物组成：丹参、当归、牛膝、青皮、泽泻、车前子、鸡血藤各9克，王不留行、茯苓各12克，生大黄（后下）6～12克，生地黄15克。脾肾两虚，偏气虚者，加党参、黄芪各12克；偏阳虚者，加桂枝、制附片各6克；肝肾阴虚者，加女贞子、墨旱莲各9克；气阴两虚者，加北沙参、黄芪各9克。大黄的用量根据患者个体差异调整，原则是保持每日大便2～3次，腹部无明显不适感。

应用方法：每日1剂，水煎分早晚服，2个月为1个疗程。同时配合优质低蛋白饮食，控制感染、降血压、降血糖，纠正水、电解质及酸碱平衡失调等。

功能主治：活血通络，益肾运脾，解毒利水。慢性肾衰竭。

方剂来源：吴江雁，高昌杰．活血通络法治疗慢性肾衰竭50例．新疆中医药，2008，26(5)：12

(5)益肾活血解毒汤

药物组成：黄芪、丹参各30克，太子参、肉苁蓉各20克，白术、茯苓、淫羊藿各15克，川芎、当归各12克，生大黄10克。痰浊中阻者，加竹茹、半夏各10克；脾肾阳虚者，加附子10克，桂枝6克；肝肾阴虚者，加生地黄、女贞子各15克；年老体虚或大便溏薄者，改生大黄为制大黄。

应用方法：每日1剂，水煎分早晚服，连续服用2个月。

功能主治：补肾泄浊，活血解毒。慢性肾衰竭。

方剂来源：高忠国．益肾活血解毒法治疗慢性肾衰竭22例．中医药临床杂志，2006，18(6)：579

(6)疏利降浊汤

药物组成：西洋参6克，柴胡、猪苓、白术、虎杖各12克，黄芩、泽泻各10克，茯苓、生地黄各15克，黄芪40克。恶寒较重者，加附片8克，桂枝6克；水肿严重、尿少不利者，加葶苈子、车前子各15克；头晕目眩、血压偏高者，加天麻、钩藤、夏枯草各12克；大便

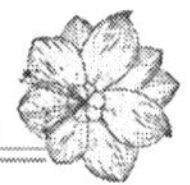

干、排泄不畅者，将虎杖改为15克，并加蒲公英15克，酒大黄6～10克；呕吐较剧者，可加竹茹、陈皮各10克，砂仁8克（也可将吴茱萸研为细粉，用食醋调匀，做成5分硬币大小的药饼敷于足底之涌泉穴，用绷带固定，每日换药1次，一般3～5日呕吐即止）。

应用方法：每日1剂，水煎分2～3次温服，30日为1个疗程，治疗3个疗程。同时采用高质低量动物蛋白、高热能、低盐饮食，必要时配合应用纠正水电解质失衡的西医辅助疗法，对于贫血较重者可用促红细胞生成素等治疗，血压较高服用中药难以控制者可加用西药降压等。

功能主治：温肾健脾，和中止呕，疏利三焦，化浊降逆。慢性肾衰竭。

方剂来源：杜治宏．疏利降浊汤治疗慢性肾衰竭30例．陕西中医学院学报，2006，29(2)：28

(7)补脾肾泄浊汤

药物组成：红参、白术、茯苓、淫羊藿、半夏、桃仁、红花、赤芍、甘草各15克，菟丝子、熟地黄、连翘、丹参各20克，黄连、草果仁各10克，大黄7克。如贫血重者，加当归、白芍；脾胃虚、有腹泻者，减大黄；阳虚者，加肉桂、附子；有外感咽痛者，加金银花、金荞麦；肌肉震颤、关节骨痛者，加牡蛎、珍珠母；皮肤瘙痒者，加苦参、白鲜皮；水肿者，加益母草、泽泻。

应用方法：注意休息，避免过劳和用对肾脏有毒性的药物，防止感染，摄入优质低蛋白饮食，控制血压在正常范围．在此基础上应用上述中药，每日1剂，水煎分早晚服。

功能主治：补脾肾，泻湿浊，解毒活血。慢性肾衰竭。

方剂来源：王少华．自拟补脾肾泻浊汤治疗慢性肾衰竭远期临床观察．安徽中医学院学报，2004，23(2)：17

(8)益肾排浊汤

药物组成：生大黄6克，黄芪30克，茯苓、泽泻各15克，车前草、丹参各20克，赤芍12克。肝阳上亢者，加钩藤、天麻、石决明；尿急、尿痛者，加金银花、蒲公英、黄芩；痰浊壅盛者，加法半夏、制南星；恶心呕吐者，加旋覆花、紫苏叶；血虚者，加生地黄、川芎；出血者，加蒲黄、五灵脂。

应用方法：根据病情控制原发病、降血压、降血糖、抗感染、纠正水电解质紊乱，劳逸适度，低盐、低磷、优质低蛋白饮食。在此基础上应用上述中药，每日1剂，水煎分早晚服，6个月为1个疗程。

功能主治：益肾健脾，排毒泄浊，活血化瘀。慢性肾衰竭。

方剂来源：王玉中，王海成，王秀霞．益肾排浊汤治疗慢性肾衰竭42例临床观察．中医杂志，2008，49(5)：414

103. 治疗肾盂肾炎常用的验方有哪些

(1)解毒通淋汤

药物组成：金银花、蒲公英各45克，白茅根30克，土茯苓、滑石、丹参各15克，香附10克，生甘草6克。往来寒热者，加柴胡、黄芩；小便艰涩不利者，加车前子、木通；血尿者，重用白茅根，加小蓟；尿浑浊者，加萆薢；慢性肾盂肾炎急性发作者，加黄柏、女贞子。

应用方法：上药先用凉水浸泡1～2小时，用急火煎开，改文火煎煮20分钟，取汁300毫升，再加水复煎，取汁200毫升，将两次药汁混合，分2次服，每日服3次。

功能主治：清热利湿，解毒通淋。急性肾盂肾炎。

方剂来源：韩寿清．解毒通淋汤治疗急性肾盂肾炎92例．陕西中医，2001，22(10)：537

(2)旱莲女贞红藤汤

药物组成：墨旱莲、女贞子、红藤、败酱草、土茯苓、白茅根、车前子各30克，萆薢20克，桃仁、薏苡仁各15克，蒲黄炭、五灵脂、生甘草各10克。

应用方法：每日1剂，水煎分早晚服，10日为1个疗程。

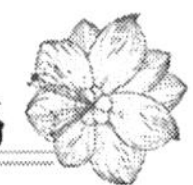

功能主治：清热解毒利湿，健脾补肾泄浊，凉血活血止血。慢性肾盂肾炎。

方剂来源：胡胜利．中医药治疗慢性肾盂肾炎的体会．天津医药，1996，24(8)：492

(3)三草通淋汤

药物组成：鱼腥草、蒲公英各30克，车前草、石韦、金银花、丹参各15克，琥珀(冲服)2克，木通10克，甘草6克。血尿明显者，加大蓟、小蓟、地榆；脓尿者，加半枝莲；发热者，加柴胡、栀子；有结石者，加金钱草、海金沙；少腹拘急者，加乌药、川楝子。

应用方法：每日1剂，水煎分早晚服。

功能主治：清热解毒，利湿通淋，佐以活血化瘀。急性肾盂肾炎。

方剂来源：张书改．三草通淋汤治疗急性肾盂肾炎78例．河北中医，1996，18(1)：19

(4)五味消毒饮加味方

药物组成：蒲公英30克，金银花、紫花地丁、野菊花、紫背天葵各15克。尿痛短涩者，加瞿麦、萹蓄、车前子、木通；少腹或尿道胀痛者，加乌药、枳壳；血尿者，加小蓟、白茅根、蒲黄；尿液浑浊者，加萆薢、薏苡仁；年老体弱、下坠欲尿或尿不自禁者，加黄芪、党参、升麻、白术、川续断；舌红少津者，加生地黄、知母、芦根；尿频而无急痛者，加桑螵蛸、益智仁。

应用方法：急性期每日2剂，水煎服，待急性期症状控制后改为每日1剂；每剂煎2次，分2次服，每日2剂者分4～6次服完。病程长达50天以上者，待症状消失后用六味地黄丸调养。

功能主治：清热解毒，利湿通淋。急、慢性肾盂肾炎。

方剂来源：周燕丽．五味消毒饮加味治疗急慢性肾盂肾炎48例临床观察．江西中医药，1993，24(2)：31

(5)固肾利湿化瘀汤

药物组成：黄芪、生地黄、熟地黄、土茯苓、白花蛇舌草各30

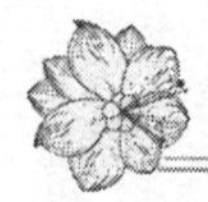

克，山茱萸、当归、泽泻、赤芍、白芍各15克，车前子、石韦、丹参各20克，蝉蜕、红花、甘草各10克。尿痛、尿频、尿急者，加大黄10克，瞿麦、萹蓄各15克，小蓟30克；腰痛甚者，加川续断、菟丝子、桑寄生各30克；胁腹胀满者，加枳壳、延胡索、莱菔子各12克，广木香6克；伴血尿甚者，加茜草10克，白茅根30克，蒲黄炭20克。

应用方法：每日1剂，水煎分早晚服，30日为1个疗程。待临床症状消失、尿液检查阴性后，用黄芪20克，车前草、茜草各10克，蒲公英15克，泡茶每日饮用，持续半年。

功能主治：益气固肾，利湿活瘀。慢性肾盂肾炎。

方剂来源：彭可旭．益气固肾，利湿活瘀法治疗慢性肾盂肾炎62例．陕西中医，2000，21(4)：153

(6)银花土茯苓汤

药物组成：金银花、连翘、土茯苓、白头翁、蒲公英各15克，生地黄、黄芩、黄柏、车前子、泽泻、生甘草各10克。急性发作期有尿路刺激症状或尿白细胞增多者，加生地榆、地骨皮、鲜白茅根、白花蛇舌草；临床缓解期无尿路刺激症状、病情相对稳定者，去黄芩、车前子、泽泻，加猪苓、白术、阿胶、黄芪、山药。

应用方法：每日1剂，水煎取汁计500毫升，代茶饮服，连续用药10周。

功能主治：清热利湿，通利三焦。慢性肾盂肾炎。

方剂来源：陈训军．银花土茯苓汤治疗慢性肾盂肾炎78例．湖北中医杂志，2002，24(3)：35

(7)补脾益肾清利方

药物组成：黄芪、党参、蒲公英各20克，白术、枸杞子、熟地黄、菟丝子、续断、茯苓各15克，山茱萸、金银花、泽泻各12克，黄芩、炙甘草各10克。在治疗过程中如果出现脾肾虚未能恢复，正气仍虚而湿热较重的情况，可在原方基础上适当加大蒲公英、金银花、黄芩、泽泻等清热解毒利湿药的剂量，以增强清热利湿作用；湿热

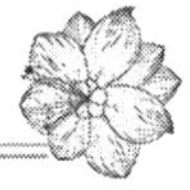

仍突出者，以扶正为本，兼清湿热的治疗原则，湿热渐消则恢复原方剂量。

应用方法：每周5剂，每剂水煎分3～5次服。

功能主治：补脾益肾，清利湿热。慢性肾盂肾炎。

方剂来源：杨兆和，夏丽芬．中药治疗慢性肾盂肾炎29例疗效观察．云南中医中药杂志，1997，18(5)：16

(8)活血益肾汤

药物组成：桃仁、黄柏各6克，丹参15克，赤芍、熟地黄、杜仲各10克，山药、车前草各12克。阴虚内热型，加栀子、知母、萹蓄、熟大黄、蒲公英；气虚血瘀型，加党参、黄芪、太子参、白术、何首乌；阳虚血滞型，加熟附子、肉桂、淫羊藿；腰痛甚者，加川续断、桑寄生；尿血者，加大蓟、小蓟、白茅根。

应用方法：每日1剂，水煎分早晚服，2～4周为1个疗程。

功能主治：活血化瘀，补肾健脾，清热通淋。慢性肾盂肾炎。

方剂来源：龙庆余．从瘀论治慢性肾盂肾炎35例．黑龙江中医药，1997，(6)：18

104. 治疗肾结石常用的验方有哪些

(1)肾石汤

药物组成：海金沙、丹参、苍术各25克，鸭跖草、茯苓、石韦、瞿麦、冬葵子、鸡内金各20克，金钱草30～60克，车前子、三棱、莪术、川牛膝、红花各15克，生甘草10克。肾结石体积较大者，加穿山甲、皂角刺各25克；气虚血瘀者，加鸡血藤30克，香附20克；肾阳虚者，加熟附子、肉桂各10克，仙茅、补骨脂各25克。

应用方法：每日1剂，水煎取汁，分早晚饭前服。服药20分钟后多饮开水，并适量活动。

功能主治：清热利湿，软坚排石。肾结石。

方剂来源：公方正．肾石汤治疗92例肾结石报道．黑龙江中

医药,2004,(2):33

(2)六味地黄加味方

药物组成:山药、生地黄、茯苓、牡丹皮、地龙各25克,山茱萸、泽泻、三棱、莪术、延胡索各20克,滑石、车前子、海金沙各30克,怀牛膝50克。若结石久攻不下者,加昆布、海藻各25克。

应用方法:每日1剂,水煎分早晚服。

功能主治:滋阴补肾,破瘀通络,排石通淋。肾结石。

方剂来源:段定嘉．六味地黄汤加破瘀通淋药治疗肾结石．云南中医学院学报,1996,19(3):45

(3)补中益气加味方

药物组成:黄芪、党参各20克,白术、瞿麦、萹蓄各12克,升麻、柴胡、陈皮、当归、赤芍、枳壳各10克,石韦、鸡内金各15克。伴血尿者,加白茅根、蒲黄炭各12克。

应用方法:每日1剂,加水1000毫升,煎至400毫升,分2次温服。

功能主治:益气健脾,化石通淋。肾结石。

方剂来源:谢桂英．补中益气汤加味治疗肾结石30例．湖南中医杂志,1996,12(2):64

(4)利水通淋排石汤

药物组成:枳壳、桔梗、木通、牛膝各12克,金钱草、车前草各30克,滑石18克,地龙、石韦、穿破石、鸡内金各15克,甘草3克。感染严重、伴寒热者,加柴胡、黄芩;血尿严重者,加小蓟、生地黄;肾虚腰酸甚者,加黄精;肾绞痛甚者,加白芍。

应用方法:每日1剂,水煎服,15日为1个疗程。

功能主治:清热利水,通淋排石。石淋。

方剂来源:陈翠萍,冯其斌．利水通淋排石汤治疗石淋158例疗效观察．新中医,2002,34(9):33

(5)四金汤

药物组成:金砂牛10克,金钱草、海金沙、鸡内金各15克。气虚者,加党参15克,猫爪草12克;血瘀者,加路路通、土牛膝各12克;湿热者,加石韦、泽泻各15克,车前子10克。

应用方法:每日1剂,水煎取汁,头煎与复煎混匀后分早晚服,10日为1个疗程。

功能主治:利湿通淋,化瘀通络,软坚消石。肾结石。

方剂来源:于国东.四金汤治疗肾结石45例.新中医,2005,37(2):78

(6)金黄排石汤

药物组成:金钱草40克,海金沙、滑石(包煎)、车前子(包煎)、黄芪各30克,鸡内金25克,石韦20克,枳壳、厚朴、川牛膝各15克,杜仲、琥珀末(冲服)各10克。阴虚者,加生地黄30克;阳虚者,加附子、桂枝各10克;血尿者,加白茅根30克,茜草20克;腰痛甚者,加川续断20克;腹痛甚者,加三七15克。延胡索10克;便秘者,加大黄、芒硝各10克;合并泌尿系感染者,加黄柏20克,紫花地丁15克,鱼腥草30克;气滞血瘀者,加王不留行、赤芍、桃仁各15克,丹参20克。

应用方法:每日1剂,水煎服;亦可水煎代茶饮,10日为1个疗程。

功能主治:清热利湿,通淋排石,佐以益气补肾。泌尿系结石。

方剂来源:刘顺彩.自拟金黄排石汤治疗泌尿系结石68例.内蒙古中医药,2010,(8):6

(7)血府逐瘀加减方

药物组成:桃仁、川芎、牛膝、枳壳、黄芪、鸡内金(研末、冲服)各15克,当归、赤芍、柴胡、生地黄各10克,王不留行30克,甘草5克。伴大便秘结、身体壮实者,加生大黄10克;梗阻、肾功能不全者,黄芪加至30克;伴有尿路感染者,加蒲公英10克,厚朴15克;女性月经量少、行经则乳房胀痛者，加浙贝母15克，鳖甲10克。

应用方法：每日1剂，水煎2次，早晚分服。

功能主治：化瘀通淋，行气止痛，利尿排石。肾结石并肾积水。

方剂来源：陈小珍．血府逐瘀汤加减治疗肾结石并肾积水36例．湖南中医杂志，1994，10(6)：28

(8)排石汤

药物组成：金钱草、黄芪各60克，小茴香、车前子各20克，海金沙、川牛膝、赤芍、橘核各15克，大黄10克，丹参30克，炙甘草3克。

应用方法：每日1剂，水煎取汁共600毫升，分2次服，7日为1个疗程。服药后多饮水，并适当跳跃。

功能主治：清热祛湿，活血化瘀，通淋排石。泌尿系结石。

方剂来源：王松山．自拟排石汤治疗泌尿系结石63例．中国中医急症，2011，20(8)：1348

105. 针灸治疗肾病有何作用

针灸疗法是通过针刺与艾灸调整脏腑经络气血的功能，从而达到防治疾病的目的。针灸治疗急性肾炎、慢性肾炎、肾病综合征、肾盂肾炎、肾结石等肾病有肯定的疗效，主要体现在调和阴阳、扶正祛邪和疏通经络等方面。

(1)调和阴阳：阴阳平衡是机体保持正常生理状态的根本保证，如果机体阴阳平衡失调，脏腑功能紊乱，诸如出现湿毒浸淫、湿热壅盛、肝肾阴虚、脾肾阳虚、肾阳虚衰、湿热蕴结、膀胱湿热等，则可罹患急性肾炎、慢性肾炎、肾病综合征、肾盂肾炎、肾结石等肾病。针灸治疗上述肾病的关键，就在于根据辨证结果的不同来调节阴阳的偏盛偏衰，使机体阴阳归于新的平衡，达到“阴平阳秘”，恢复其正常的生理功能的目的。

(2)扶正祛邪：扶正就是扶助正气，增强抗病能力；祛邪就是祛

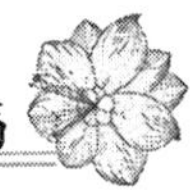

除致病的因素。急性肾炎、慢性肾炎、肾病综合征、肾衰竭、肾盂肾炎、肾结石等肾病的发生和发展，通常是正邪相争的过程，针灸可以扶正祛邪，可收到宣肺行水、利尿消肿、健脾补肾、滋阴助阳、清热利湿、利尿通淋、温肾健脾等多种功效，能改善或消除急性肾炎、慢性肾炎、肾病综合征、肾盂肾炎、肾结石等肾病患者水肿、小便不利、腰部酸痛、蛋白尿等诸多症状，促使肾病患者顺利康复。大凡针刺补法和艾灸皆有扶正之作用，针刺泻法和放血有祛邪的作用。当然，临证时必须结合腧穴的特殊性来考虑，只有根据病情恰当取穴，才能达到应有的治疗效果。

(3)疏通经络：人体的经络内属于脏腑，外络于肢节。十二经的分布，阳经在四肢之表，属于六腑，阴经在四肢之里，属于五脏，并通过十五络的联系，沟通表里，组成气血循环的通路，维持着人体正常的生理功能。经络和气血及脏腑之间有密切的联系，急性肾炎、慢性肾炎、肾病综合征、肾盂肾炎、肾结石等肾病的发生与气血失和、脏腑失调有关，这些病理特征可以反应在经络上，并可以通过针灸调节经络与脏腑气血的平衡，从而达到改善或消除上述肾病患者水肿、小便不利、神疲乏力、腰部酸痛、蛋白尿等诸多症状，防止病情进一步发展，促使肾病患者逐渐康复的目的。

106. 应用针灸疗法治疗肾病应注意什么

(1)针刺注意事项

①注意严格消毒。采用针刺疗法治疗急性肾炎、慢性肾炎、肾病综合征、肾盂肾炎、肾结石等肾病时，应注意对所用的针具、施针处皮肤，以及施术者的双手进行常规消毒，以预防交叉感染及局部感染的发生。

②注意针刺禁忌证。要注意针刺治疗的适应证，严防有禁忌证的肾病患者进行针刺治疗。患有出血性疾病、贫血者，局部皮肤有感染、溃疡、冻伤者，以及体质虚弱、过于饥饿、精神高度紧张者

等，均不宜进行针刺治疗。

③恰当选用针刺穴位。以中医基本理论为指导，根据急性肾炎、慢性肾炎、肾病综合征、肾盂肾炎、肾结石等肾病患者的具体情况的不同，结合穴位的功效主治，恰当选用针刺治疗的穴位，穴位的选取宜少而精。

④掌握正确针刺方法。要严格按照操作规程针刺，针刺的角度、方向和深度要正确，对风池、风府、哑门等接近延髓等重要部位的穴位及胸背部穴位尤应注意，以防意外情况发生。针前应注意检查针具，严防应用不合格的针具进行针刺治疗。进针时体外应留有适当的针体，以防针体折断。针刺治疗时应注意选择适当的体位，以有利于正确取穴和施术，并注意防止晕针、滞针和弯针等现象发生。

⑤注意预防处理晕针。为防止晕针，不要在劳累、饥饿及精神紧张时针刺。一旦出现晕针现象，应立即让患者平卧，进行相应的处理。

⑥注意与他法相配合。针刺治疗肾病的作用有限且较弱，只能改善或缓解肾病患者的自觉症状，难以达到治愈的目的，临床中应注意与药物治疗、饮食调养、情志调节、起居调摄等其他治疗调养方法配合应用，以发挥综合治疗的优势，提高临床疗效。

(2)艾灸疗法注意事项

①根据急性肾炎、慢性肾炎、肾病综合征、肾盂肾炎、肾结石等肾病患者病情和体质的不同选择合适的穴位和艾灸方法，严防有艾灸禁忌证的患者进行艾灸治疗。艾灸疗法常用于虚证患者，对中医辨证属实证者，应谨慎用之。施灸时取穴要准确，灸穴不宜过多，火力要均匀，切忌乱灸、暴灸。同时，要注意严格消毒，防止感染发生。

②施灸的顺序，一般是从上至下，先背部、后腹部，先头部、后四肢，先灸阳经、后灸阴经，在特殊情况下则可灵活运用，不必拘

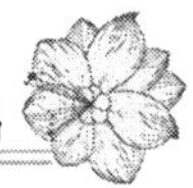

泥。对皮肤感觉迟钝的患者，施治过程中要不时用手指置于施灸部位，以测知患者局部皮肤的受热程度，便于随时调节施灸的距离，避免烫伤。

③施灸过程中要严防艾火滚落烧伤皮肤或烧坏衣服、被褥等，施灸完毕必须把艾条、艾炷之火熄灭，以防复燃发生火灾。施灸后还要做好灸后处理，如果因施灸时间过长局部出现小水疱者，注意不要擦破，可任其自然吸收；如果水疱较大，可局部消毒后用毫针刺破水疱放出疱液，或用注射器抽出疱液，再涂以甲紫，并用纱布包敷，以避免感染等不良反应发生。

④艾灸疗法治疗肾病的作用有限，虽然能改善或缓解肾病患者的自觉症状，但很难达到治愈的目的，临床中应注意与药物治疗、饮食调养、情志调节、针刺疗法、起居调摄等其他治疗调养方法配合应用，以发挥综合治疗的优势，提高临床疗效。

107. 治疗肾病常用的针灸处方有哪些

处 方 1

取穴：肾俞（穴位的选取可参考书后附录中的人体常用穴位示意图，下同）、水分、复溜、三阴交、阴陵泉、关元、气海。

操作：患者取适当的体位，局部常规消毒后，用针刺和艾条温和灸相结合的方法进行治疗。通常将肾俞、水分、复溜、三阴交、阴陵泉、关元穴分成两组，每次取一组穴位，两组穴位交替使用，针刺得气后留针10～20分钟，隔日治疗1次；同时配合艾条灸气海穴，每次熏灸10分钟左右，隔日治疗1次，7～10次为1个疗程。

适应证：急性肾炎、慢性肾炎。

处 方 2

取穴：三焦俞、肾俞、水分、气海、复溜。急性者，加肺俞、列缺、

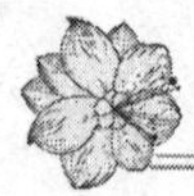

合谷、风池、大椎；慢性者，加脾俞、中脘、足三里、阴陵泉。

操作：患者取适当的体位，局部常规消毒后，进行针刺治疗。通常每次选取3～7个穴位，上述穴位交替使用，急性者用泻法，慢性者用补法，针刺得气后留针30分钟左右，并可酌情施灸，隔日治疗1次，10日为1个疗程。

适应证：急性肾炎、慢性肾炎。

处方3

取穴：常用穴取肾俞、三阴交；备用穴取志室、太溪。

操作：患者取适当的体位，局部常规消毒后，用中强刺激手法进行针刺治疗。通常先刺肾俞、三阴交，持续行针3～5分钟，感应宜分别扩散至肾区和下肢，如果效果不佳可加用备用之志室、太溪穴。

适应证：肾结石之肾绞痛。

处方4

取穴：主穴取肝俞、脾俞、肾俞、志室、太溪、膻中、中脘、气海、足三里、三阴交。肾阳虚，配大椎、命门、关元（可灸）；肾阴虚，配膈俞、京门。

操作：患者取适当的体位，局部常规消毒后，用平补平泻手法进行针刺治疗。通常隔日治疗1次，针刺得气后留针5～10分钟，并可配合针后加灸，以轻度灸治为宜。1个月为1个疗程，疗程间休息3～5日，可治疗2～4个疗程。

适应证：慢性肾炎，对改善水肿及贫血等症状较为适宜。

处方5

取穴：主穴取水分、足三里、三阴交、复溜，配穴取阴陵泉、肓门、志室。

操作：患者取适当的体位，局部常规消毒后，进行针刺治疗。

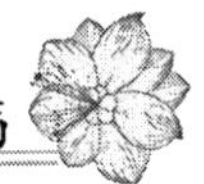

以主穴为主，开始治疗时配穴均选取，待症状改善后可酌减。足三里、肓门、志室施以烧山火手法，三阴交、复溜施以徐疾提插补法，阴陵泉、水分施以平补平泻手法。诸穴针刺时均留针 40 分钟。通常每日治疗 1 次，12 次为 1 个疗程，疗程间休息 2 日，可治疗 4 个疗程。

适应证：慢性肾炎。

处方 6

取穴：主穴取然谷、章门。上肢肿者，加偏历；下肢肿者，加阴陵泉；足背肿者，加商丘；尿少者，加水分、中极；便溏者，加天枢。

操作：患者取适当的体位，局部常规消毒后，用平补平泻手法进行针刺治疗。以然谷和章门为主，根据病情的需要选用配穴，针刺得气后留针 20～30 分钟，然谷穴配合艾灸 3～5 分钟，通常每日或隔日治疗 1 次，10 次为 1 个疗程。

适应证：肾病综合征。

处方 7

取穴：水分、脾俞、肾俞、列缺、天枢、关元、足三里、复溜。

操作：患者取适当的体位，局部常规消毒后，用平补平泻手法进行针刺治疗。通常每日治疗 1 次，针刺得气后留针 20～30 分钟，10 次为 1 个疗程。

适应证：肾病综合征。

处方 8

取穴：主穴取肾俞、三阴交、阴陵泉。伴输尿管上中段结石者，加京门、照海、大肠俞、膀胱俞、天枢；伴输尿管下段结石者，加关元、气海、足三里。

操作：患者取适当的体位，局部常规消毒后，用强刺激泻法进行针刺治疗，通常不留针，早晚各针刺1次。

适应证：肾结石。

处方9

取穴：志室、京门、三阴交。

操作：患者取适当的体位，局部常规消毒后，用提插泻法进行针刺治疗。通常针刺得气后留针45分钟，每隔15分钟提插行针1次，每日或隔日治疗1次。

适应证：肾结石。

处方10

取穴：肾俞、膀胱俞、中极、关元、三阴交。发热者，加合谷、曲池；血尿者，加血海、地机；排尿无力、淋漓不尽者，加关元、气海；小便浑浊者，加太溪、足三里。

操作：患者取适当的体位，局部常规消毒后，用中强刺激泻法进行针刺治疗。通常每日治疗1次，针刺行针使针感趋于病所，得气后留针20～30分钟，5～10次为1个疗程。

适应证：急性肾盂肾炎、急性膀胱炎。

处方11

取穴：肾俞、膀胱俞、次髎、中极、关元。

操作：患者取适当的体位，采用艾炷隔姜灸的方法进行治疗。通常每次每穴灸3～5壮，灸至皮肤潮红，以不灼伤皮肤为度，每日治疗1次，10次为1个疗程。

适应证：慢性肾盂肾炎、慢性膀胱炎，对正气偏虚者疗效较好。

处方12

取穴：关元、足三里、阴陵泉、肾俞。

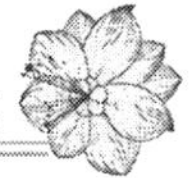

操作:患者取适当的体位,局部常规消毒后,采用艾条温和灸的方法进行治疗。通常每次每穴熏灸5～10分钟,每日治疗1次,可长期坚持。

适应证:慢性肾炎、肾病综合征等肾病出现蛋白尿者。

处 方 13

取穴:脾俞、膀胱俞、三焦俞、气海、阴陵泉、三阴交、足三里。

操作:患者取适当的体位,采用艾炷隔姜灸或隔盐灸的方法进行治疗。通常每次每穴灸3～5壮,每日治疗1～2次,10次为1个疗程。

适应证:水湿浸渍型慢性肾炎。

处 方 14

取穴:水分、足三里、三阴交、命门、关元、肾俞、膀胱俞、三焦俞。

操作:患者取适当的体位,采用艾炷隔姜灸、隔盐灸或隔附子灸的方法进行治疗。通常每次每穴灸5～7壮,每日治疗1次,10次为1个疗程;也可采用艾条温和灸的方法治疗,每次每穴熏灸10～15分钟,每日治疗1～2次,10次为1个疗程。

适应证:脾肾阳虚型慢性肾炎、肾病综合征、慢性肾衰竭。

处 方 15

取穴:中极、膀胱俞、行间、阴陵泉、足三里。

操作:患者取适当的体位,局部常规消毒后,用平补平泻手法进行针刺治疗。通常每日治疗1次,针刺得气后留针20～30分钟,7～10次为1个疗程。

适应证:急性肾盂肾炎。

处 方 16

取穴：水道、水分、三焦俞、膀胱俞、足三里、三阴交、气海。阳证者，配肺俞、合谷；阴证者，配脾俞、肾俞、阴陵泉

操作：患者取适当的体位，采用艾炷隔姜灸、隔盐灸的方法进行治疗。通常每次每穴灸5～7壮，每日治疗1次，10次为1个疗程。

适应证：肾病水肿。

处 方 17

取穴：脾俞、肾俞、三阴交、足三里、血海、气海、关元。

操作：患者取适当的体位，局部常规消毒后，采用艾条温和灸的方法进行治疗。通常每次选用2～4个穴位，上述穴位交替选用，每次每穴熏灸5～10分钟，每日治疗1次，10日为1个疗程。

适应证：肾病血尿。

处 方 18

取穴：阴谷、三焦俞、膀胱俞、气海、肾俞、脾俞、委阳。

操作：患者取适当的体位，局部常规消毒后，采用艾条温和灸的方法进行治疗。通常每次选用3～5个穴位，上述穴位交替选用，每次每穴熏灸10～15分钟，每日治疗1～2次，10日为1个疗程；也可采用艾炷隔姜灸的方法治疗，通常每次选用3～5个穴位，上述穴位交替选用，每次每穴灸5～7壮，每日治疗1～2次，10日为1个疗程。

适应证：肾病小便不利。

处 方 19

取穴：肾俞、关元、三阴交、足三里。发热者，配曲池；呕吐者，配内关；疼痛者，配合谷、太阳；尿少、水肿者，配阴陵泉、合谷、脾

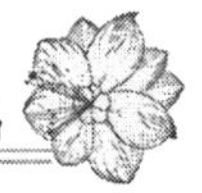

俞、肺俞。

操作：患者取适当的体位，局部常规消毒后，进行针刺治疗。通常急性肾炎用泻法，慢性者用补法，并可酌情施灸，针刺得气后留针 30 分钟左右，每日或隔日治疗 1 次，10 日为 1 个疗程。

适应证：急性肾炎、慢性肾炎。

处 方 20

取穴：肾俞、三阴交、足三里（均取患侧穴）。小便短赤者，配阴陵泉；脐旁痛者，配天枢；小腹痛者，配归来；上腹痛者，配章门。

操作：患者取适当的体位，局部常规消毒后，用强刺激泻法进行针刺治疗，通常不留针，早晚各针刺 1 次。

适应证：肾结石。

108. 药物敷贴法调治肾病有何作用

药物敷贴法是把中草药经加工处理，在人体体表某一部位外敷或贴穴，使外敷药物通过肌肤吸收或借助对穴位、经络的刺激作用来治疗疾病的一种外治方法。药物敷贴法以取材简单、方便实用、价格低廉、不良反应较少、适应证广泛而著称，不仅可治疗所敷部位的病变，而且可以通过经络“内属脏腑，外络肢节，沟通表里，贯通上下”的作用，选择针对疾病的经络穴位，治疗全身性疾病。

药物敷贴法是以中医学整体观念和辨证论治为指导思想的，主要是通过药物的作用、局部刺激作用及经络调节而起治疗作用的。正如清代医家吴师机所说：“外治之理，即内治之理，外治之药，亦即内治之药，所异者法耳。”也就是说，内治和外治法的理、方、药三者是相同的，不同者仅仅是方法各异而已。药物敷贴法要根据肾病患者的不同证型，按药物性味、归经及作用进行辨证选药，使外敷药通过肌肤毛孔吸收，发挥药物自身的治疗作用，“外惹内效”，调整脏腑功能，调和阴阳气血，可收到宣肺利水、利尿消肿、

健脾补肾、滋阴助阳、清热利湿、利尿通淋、温肾健脾等多种功效，能减轻或缓解肾病患者水肿、小便不利、神疲乏力、腰部酸痛、蛋白尿等诸多症状，阻止或延缓肾病进一步发展，促使其逐渐康复。同时，外敷药物对穴位的刺激，可改善局部血液循环，通过经络的传导作用来补虚泻实，促进阴阳平衡，增强机体抗病能力，这也有助于改善肾病患者的自觉症状和促使病体逐渐康复。

109. 应用药物敷贴法调治肾病应注意什么

(1)注意局部消毒：敷药局部要注意进行清洁消毒，可用75%乙醇做局部皮肤擦拭；也可用其他消毒液洗净局部皮肤，然后敷药，以免发生感染。

(2)做到辨证选药：外敷药和内服药一样，也应根据病情的不同辨证选药，抓着疾病的本质用药，方能取得好的治疗疗效，切不可不加分析地乱用。药物敷贴法必须在医生的指导下，掌握操作要领和注意事项，根据药物敷贴法的适应证选择患者，严禁有敷贴禁忌证者进行药物敷贴治疗。

(3)正确选穴敷药：在应用穴位敷药时，所取穴位不宜过多，每穴用药量宜小，贴敷面积不宜过大，时间不宜过久。要注意外敷药物的干湿度，过湿容易使药糊外溢，太干又容易脱落，一般以药糊为稠厚状有一定的黏性为度。

(4)重视不良反应：一些刺激性较大或辛辣性的药物对皮肤有一定的刺激作用，可引起局部皮肤红肿、发痒、疼痛、起疱等不良反应；有些患者敷药后还可出现皮肤过敏等现象，还有些患者对胶布或伤湿止痛膏过敏。对这些患者应及时予以对症处理，或改用其他治疗方法。敷贴部位皮肤有破损者及伴有其他重病者，不宜采用药物敷贴法。

(5)注意配合他法：药物敷贴疗法调治肾病的作用有限，虽然

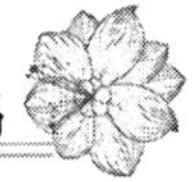

能改善或缓解肾病患者的自觉症状，但难以达到治愈的目的，临床中应注意与药物治疗、饮食调理、起居调摄等其他治疗调养方法配合应用，以提高疗效。

110. 调治肾病常用的药物敷贴处方有哪些

处方1

配方：龙胆草15克，鲜车前草3克，冰片1.5克。

用法：先将龙胆草研为细末，再入鲜车前草、冰片共捣烂如泥，贮存备用。用时取药膏适量，敷贴于脐部，按紧后外用纱布覆盖，胶布固定。通常每日换药1次。

适应证：急性肾盂肾炎、慢性肾盂肾炎。

处方2

配方：商陆、大戟、芫花、甘遂、黑丑、白丑各3克，冰片2克，葱白2根。

用法：将商陆、大戟、芫花、甘遂、黑丑、白丑、冰片共研为细末，与捣烂如泥的葱白充分混合，敷贴于脐部，外用纱布覆盖，胶布固定，于12小时后取下。通常每日换药1次，可连用3日。

适应证：急性肾炎水肿。

处方3

配方：大黄、姜黄各等份，樟脑、食醋各适量。

用法：将大黄、姜黄共研为细末，每次取药末3～5克，加少许樟脑及食醋调和后敷贴于脐部，用纱布覆盖，胶布固定。通常每日换药1次。

适应证：急性肾盂肾炎、慢性肾盂肾炎。

处 方 4

配方：马蹄金、地胆草各30克。

用法：将马蹄金、地胆草共捣烂如泥，敷贴于脐部，外用纱布覆盖，胶布固定。通常每日换药1次，直至水肿消退。

适应证：肾炎水肿。

处 方 5

配方：新鲜田蓼草1把，食盐、75%乙醇或白酒各适量。

用法：将新鲜田蓼草洗净，捣烂如泥状，拌少许75%乙醇或白酒，稍加食盐做成饼状，敷贴于脐部，外用胶布固定，干则更换，可连续敷贴1个月。

适应证：急性肾炎尿血。

处 方 6

配方：石蒜鲜鳞茎30克，蓖麻子6克。

用法：将石蒜鲜鳞茎、蓖麻子一同捣烂如泥状，外敷于足底之涌泉穴，外用胶布固定。通常每日换药1次。

适应证：急性肾炎水肿、慢性肾炎水肿。

处 方 7

配方：大蒜25克。

用法：将大蒜捣烂如泥，外敷于两侧腰部，用胶布固定。通常每日换药1次。

适应证：关格证（肾衰竭）。

处 方 8

配方：荔枝草鲜草60克，食盐少许。

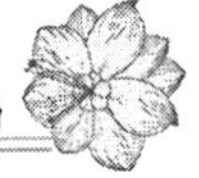

用法:将荔枝草鲜草捣烂如泥,加少许食盐调成膏状,敷贴于脐部,外用纱布覆盖,胶布固定。通常每日换药1次。

适应证:急性肾炎水肿、小便不利。

处 方 9

配方:商陆、大戟、甘遂各等份。

用法:将商陆、大戟、甘遂共研为细末,每次取药末5～10克,纳入肚脐中,外用纱布覆盖,胶布固定。通常每日换药1次。

适应证:急性肾炎水肿。

处 方 10

配方:生姜、青葱、大蒜各等份。

用法:将生姜、青葱、大蒜共捣烂如泥,敷贴于脐部,外用纱布覆盖,胶布固定。通常每日换药3次,10日为1个疗程。

适应证:肾炎初起,面浮肢肿之症。

处 方 11

配方:蓖麻仁70粒,石蒜1头。

用法:将蓖麻仁、石蒜一同捣烂如泥,外敷于两足底之涌泉穴,外用纱布覆盖,胶布固定,约8小时后取掉。通常每日换药1次,7日为1个疗程。

适应证:急、慢性肾炎水肿体质较佳者。

处 方 12

配方:鲜虎杖根100克,乳香15克,琥珀10克,麝香1克。

用法:将鲜虎杖根捣烂如泥,与乳香、琥珀、麝香混合再继续捣成膏状,备用。每次取药膏如枣大,放于胶布中间,敷贴于神阙、膀胱俞、肾俞穴上。通常每日换药1次。

适应证：石淋、血淋（肾结石）。

111. 拔罐疗法能调治肾病吗

拔罐疗法是以罐为工具，利用燃烧、蒸气、抽气等，使罐中形成负压，把罐吸附于施术部（穴）位，产生温热、负压等刺激，造成局部充血、瘀血现象，达到防治疾病目的的一种中医外治方法。

拔罐疗法具有疏通经络，温经散寒，祛风除湿，活血化瘀，消肿止痛，宣肺利水，健脾补肾，滋阴助阳，清热利湿，止咳平喘，调和阴阳，调整脏腑功能等作用，不但用于治疗颈椎病、肩周炎、落枕、软组织损伤、腰腿痛、肌肉痉挛等外伤科疾病，也用于慢性支气管炎、支气管哮喘、失眠、高血压病、头痛、卒中后遗症、感冒，以及急性肾炎、慢性肾炎、肾病综合征、肾盂肾炎等疾病。对肾病患者来说，通过选取适当的穴位进行拔罐治疗，可改善泌尿系统功能，恢复肺、脾、肾正常的生理功能，减轻或缓解肾病患者水肿、小便不利、神疲乏力、腰部酸痛等诸多症状，阻止或延缓肾病进一步发展，促使其逐渐康复。拔罐也是调治肾病的方法之一。

112. 拔罐用具的种类和吸拔的方法有哪些

拔罐之器械主要是罐具，罐具的种类很多，广泛而言，只要能够吸牢皮肤而又不损伤皮肤的类似东西都可以用来做吸拔的罐子，民间多就地取材，如小瓷杯、玻璃小茶杯等，调治肾病常用的有竹罐、玻璃罐、陶瓷罐和抽气罐。

拔罐之吸拔的方法很多，有投火法、闪火法、贴棉法、抽气法、药罐法、水罐法、刺络拔罐法、针罐法等，但就调治肾病来说，尤以投火法、闪火法、抽气法和刺络拔罐法最为常用。

(1)投火法：将酒精棉球或纸片点燃后，投入罐内，然后迅速将火罐罩在施术的部位，这样未燃的一端向下，可避免烫伤皮肤。此

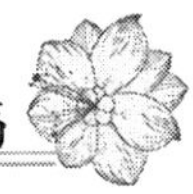

法适用于侧面横拔，否则会因燃烧物落下而烧伤皮肤。

(2)闪火法：用镊子或止血钳夹住酒精棉球或纸条，点燃后在火罐内壁绕一圈后迅速退出，然后将罐子罩在施术部位。此法比较安全，不受体位的限制，是最常用的拔罐方法。应注意操作时不要烧罐口，以免灼伤皮肤。

(3)抽气法：抽气法是针对抽气罐而来的，先将抽气罐紧扣在应吸拔的部位，把罐体上端阀杆向上提一下，保证气体畅通，之后将真空抽气枪口套住罐体上端，垂直提拉拉杆 4 次左右，使之产生适当负压，即可吸住。

(4)刺络拔罐法：刺络拔罐法是用三棱针、陶瓷片、粗毫针、皮肤针、滚刺筒等，先按病变部位的大小和出血要求，按刺激量的轻(轻刺以皮肤出现红晕为度)、中(中刺以微出血为度)、重(重刺以点状出血为度)不同施术，然后再拔火罐的一种治疗方法。

113. 应用拔罐疗法调治肾病应注意什么

尽管拔罐疗法操作简单，使用安全，无明显不良反应及禁忌证，但若使用不当，同样会导致不良后果。为了保证拔罐疗法调治肾病安全有效，避免不良反应发生，在应用拔罐疗法时，应注意以下几点。

(1)患者要选择舒适、适当的体位，拔罐过程中不能移动体位，以免罐具脱落；要根据不同部位选择不同口径的罐具，注意选择肌肉丰满、富有弹性、没有毛发及局部平整的部位，以防掉罐。拔罐动作要稳、准、快。

(2)要注意拔罐的禁忌证，凡高热抽搐、皮肤过敏、皮肤有溃疡、水肿及大血管相应的部位不宜拔罐；孕妇的腹部和腰骶部也不宜拔罐；常有自发性出血或损伤后出血不止的患者也不宜使用拔罐法。

(3)在拔罐治疗时，应进行严格消毒，防止感染及乙型肝炎等

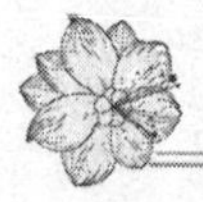

传染病的发生。拔罐时要保持室内温暖，防止受凉感冒；拔罐后应避免受凉和风吹，注意局部保暖。

（4）坐罐时应注意掌握时间的长短，以免起疱；起罐时应以指腹按压罐旁皮肤，待空气进入罐中，即可取下，切忌用力硬拔。如果上次拔罐后局部出现的瘀血尚未消退，则不宜在原处再拔罐。

（5）拔罐后局部皮肤出现发红、发紫属于正常现象，可在局部轻轻按揉片刻，不必特殊处理；如果局部皮肤出现小的破溃，也可不做特殊治疗，但应注意保持局部皮肤的清洁与干燥，防止发生细菌感染；对于较大的皮肤糜烂破溃，应将局部消毒处理后，用消毒的纱布敷盖，松轻包扎，避免感染化脓。

（6）拔罐疗法调治急性肾炎、慢性肾炎、肾病综合征、肾盂肾炎、肾结石等肾病的作用有限，通常只能改善或缓解肾病患者的自觉症状，临床中应注意与药物治疗、饮食调养、起居调摄等其他治疗调养方法配合应用，以提高疗效。

114. 常用调治肾病的拔罐处方有哪些

处方 1

取穴：肺俞、三焦俞、合谷、阴陵泉、脾俞。

操作：患者取适当的体位，充分暴露需拔罐处皮肤，局部常规消毒后，用闪火法将大小合适的罐具吸拔于一侧肺俞、三焦俞、合谷、阴陵泉、脾俞穴上，第二天再以同样的方法吸拔另一侧穴位。通常两侧穴位交替吸拔，每次留罐 8～10 分钟，每日拔罐 1 次，7 次为 1 个疗程。

适应证：风水泛滥型急性肾炎。

处方 2

取穴：三焦俞、膀胱俞、八髎、秩边、中极、阴陵泉、太溪。血淋

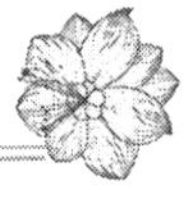

者，加血海、三阴交；劳淋者，加气海、关元、水道。

操作：患者取适当的体位，充分暴露需拔罐处皮肤，局部常规消毒后，用闪火法将大小合适的罐具吸拔于三焦俞、膀胱俞、八髎、秩边、中极、阴陵泉、太溪等穴上。通常每次留罐15分钟，每日拔罐1次。

适应证：膀胱炎、尿道炎、肾盂肾炎及泌尿系结石引起的小便不利。

处方3

取穴：膀胱俞、三焦俞、中极、三阴交、阳陵泉。

操作：患者取俯卧位，充分暴露需拔罐处皮肤，局部常规消毒后，用闪火法将大小合适的罐具吸拔于三焦俞、膀胱俞穴上，留罐10～15分钟。嘱患者取仰卧位，充分暴露需拔罐处皮肤，局部常规消毒后，用闪火法将大小合适的罐具吸拔于中极、三阴交、阳陵泉穴上，留罐8～10分钟。通常每日或隔日拔罐1次，7次为1个疗程。

适应证：湿热内蕴型慢性肾炎。

处方4

取穴：中极、曲骨、膀胱俞、关元、肾俞。

操作：患者取适当的体位，充分暴露需拔罐处皮肤，局部常规消毒后，用闪火法将大小合适的罐具吸拔于中极、曲骨、膀胱俞、关元、肾俞穴上。通常将罐子拔上后立即取下，如此反复吸拔数次，至皮肤潮红为度。通常隔日拔罐1次，7次为1个疗程。

适应证：肾病小便不利。

处方5

取穴：脾俞、肾俞、中极、关元、三阴交、足三里。

操作:患者取仰卧位,充分暴露需拔罐处皮肤,局部常规消毒后,用闪火法将大小合适的罐具吸拔于中极、关元和双侧三阴交、足三里穴上,留罐5～10分钟。嘱患者取俯卧位,充分暴露需拔罐处皮肤,局部常规消毒后,用闪火法将大小合适的罐具吸拔于脾俞、肾俞穴上,留罐8～10分钟。通常每日或隔日拔罐1次,10次为1个疗程。

适应证:脾肾阳虚型慢性肾炎。

处 方 6

取穴:肝俞、肾俞、胆俞、内关、足三里、三阴交。

操作:患者取俯卧位,充分暴露需拔罐处皮肤,局部常规消毒后,用抽气法将大小合适的罐具吸拔于一侧肝俞、肾俞、胆俞上,留罐8～10分钟。嘱患者取仰卧位,充分暴露需拔罐处皮肤,局部常规消毒后,用抽气法将大小合适的罐具吸拔于另一侧内关、足三里、三阴交穴上,留罐10～15分钟。通常两侧穴位交替吸拔,每日拔罐1次,10次为1个疗程。

适应证:肝肾阴虚型慢性肾炎、肾病综合征。

处 方 7

取穴:肺俞、三焦俞、水分、脾俞、三阴交。

操作:患者取适当的体位,充分暴露需拔罐处皮肤,局部常规消毒后,用闪火法将大小合适的罐具吸拔于肺俞、三焦俞、水分、脾俞、三阴交穴上。通常每次留罐10～15分钟,每日或隔日拔罐1次,10次为1个疗程。

适应证:肾病水肿。

处 方 8

取穴:肺俞、三焦俞、膀胱俞、大椎、足三里、中极、阴陵泉。

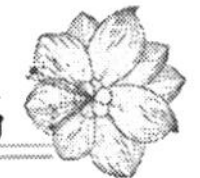

操作:患者取俯卧位,充分暴露需拔罐处皮肤,局部常规消毒后,先以三棱针点刺膀胱俞、大椎穴,再用闪火法将大小合适的罐具吸拔于肺俞、三焦俞、膀胱俞、大椎穴上,留罐8～10分钟。嘱患者取仰卧位,充分暴露需拔罐处皮肤,局部常规消毒后,用闪火法将大小合适的罐具吸拔于足三里、中极、阴陵泉穴上,留罐10～15分钟。通常隔日拔罐1次,7次为1个疗程。

适应证:湿毒浸淫型急性肾炎。

处 方 9

取穴:三焦俞、膀胱俞、中极、血海、三阴交、气海、关元。

操作:患者取适当的体位,充分暴露需拔罐处皮肤,局部常规消毒后,用闪火法将大小合适的罐具吸拔于三焦俞、膀胱俞、中极、血海、三阴交、气海、关元穴上。通常每次留罐10～15分钟,每日或隔日拔罐1次,10次为1个疗程。

适应证:肾病血尿。

处 方 10

取穴:肾俞、次髎、阳陵泉、三阴交及肾区压痛点。

操作:患者取适当的体位,充分暴露需拔罐处皮肤,局部常规消毒后,采用留针拔罐法进行治疗。先嘱患者屈膝侧卧,患侧朝上,针刺患侧肾俞、次髎穴及肾区压痛点,得气、捻针2次后,将大小合适的罐具吸拔于上述穴位上,留针拔罐10～15分钟。针刺健侧阳陵泉、三阴交,用泻法,留针30～40分钟,不拔罐。通常隔日或3日拔罐1次。

适应证:肾结石。

处 方 11

取穴:肾俞、脾俞、合谷、三焦俞、足三里、三阴交。

操作:患者取适当的体位,充分暴露需拔罐处皮肤,局部常规消毒后,用闪火法将大小合适的罐具吸拔于一侧肾俞、脾俞、合谷、三焦俞、足三里、三阴交穴上,第二天再以同样的方法吸拔另一侧穴位。通常两侧穴位交替吸拔,每次留罐8～10分钟,每日拔罐1次,7次为1个疗程。

适应证:水湿浸渍型急慢性肾炎。

处 方 12

取穴:合谷、外关。

操作:患者取适当的体位,充分暴露需拔罐处皮肤,局部常规消毒后,先用三棱针点刺合谷、外关穴,然后用闪火法将大小合适的罐具吸拔于合谷、外关穴上。通常每次留罐15分钟,每日拔罐1次。

适应证:膀胱炎、尿道炎、肾盂肾炎及泌尿系结石引起的小便不利。

115. 中药灌肠调治肾病有何优点

中药灌肠疗法是通过直肠和结肠给药,使具有调整脏腑功能、恢复机体阴阳平衡等作用的中药,通过肠壁半透膜的通透作用,直接进入血液循环而作用于机体,以达到治疗疾病目的的一种独特治疗方法。中药灌肠也是中医治疗肾病常用的方法之一,患者通过选取适宜的中药汤剂进行灌肠治疗,可纠正机体的病理状态,抑制蛋白质分解,增强肠道蠕动,促进肌酐和尿素氮等代谢废物排泄,从而减轻肾脏的负担和损害,促使肾病患者逐渐康复。

中药灌肠治疗肾病有肯定的疗效,且较口服中药有以下优点:一是通过直肠给药,药物被吸收后不经肝门静脉而直接进入体循环,直达病所,可增加药物的利用度;二是通过直肠给药可避免药物对胃黏膜的刺激,药效不受消化道诸多因素的影响,维持时间较

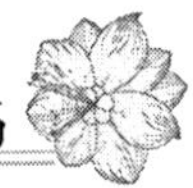

长;三是选取大黄、芒硝、蒲公英、栀子等具有通腑泻下、清热解毒等作用中药灌肠,利用肠道导泻,可有效增加粪氮等机体代谢废物和毒素的排出,此乃非透析治疗的重要排毒途径;四是中药灌肠治疗肾病还具有处方灵活,便于因人而异、随症加减的特点,能突出中医辨证论治之特色。

中药灌肠的具体方法是根据病情的需要辨证论治,选取适宜的中药,每剂中药煎 2 次,每次将药物浓煎成 100～300 毫升,用灌肠器经肛门将药液注入。一般每日灌肠 1～2 次,每次宜保留 30 分钟以上,药液温度控制在 37℃～40℃。应当注意的是,灌肠的药液温度不能过高也不能太低,肛门及灌肠器具要进行常规消毒,以免造成感染。

116. 治疗肾病的中药灌肠处方有哪些

处 方 1

配方:生地黄 10～30 克,丹参 12～30 克,赤芍 10～20 克,紫花地丁、甘草各 6～15 克,薏苡仁、猪苓、茯苓各 15～30 克。

用法:上药加入清水适量,水煎浓缩至 100 毫升,药液温度控制在 37℃左右,保留灌肠。通常每次保留 30 分钟以上,每日保留灌肠 1～2 次。

功效:清热解毒祛湿,活血化瘀泄浊,健脾利湿消肿。

适应证:湿热蕴结型急性肾炎。

处 方 2

配方:大黄 10～15 克,丹参 12～30 克,金银花 12～18 克,防风、桂枝、杏仁各 10 克,白茅根 15～30 克,茯苓 15～20 克,甘草 6～9 克。

用法:上药加入清水适量,水煎浓缩至 100 毫升,药液温度控

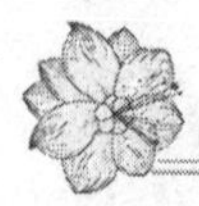

制在37℃左右，保留灌肠。通常每次保留30分钟以上，每日保留灌肠1～2次。

功效：宣肺祛风解表，清热解毒化湿，健脾化瘀利水。

适应证：风遏水阻型急性肾炎。

处 方 3

配方：生大黄、煅牡蛎、蒲公英、六月雪、槐花各30克。

用法：上药加入清水适量，水煎浓缩至200毫升，药液温度控制在37℃左右，保留灌肠。通常每次保留40分钟至1个小时，每日保留灌肠1次，7～10日为1个疗程，2个疗程间隔5日，可治疗2～3个疗程。灌肠后大便次数以每日2～3次为宜，不宜过泻，以免损伤正气。

功效：清热解毒，化湿泄浊。

适应证：慢性肾炎。

处 方 4

配方：生大黄12克，熟附子10克，煅牡蛎30克。

用法：上药加入清水适量，水煎浓缩至200毫升，药液温度控制在37℃左右，保留灌肠。通常每次保留30分钟至1个小时，每日保留灌肠1次，7～10日为1个疗程，2个疗程间隔5日，可治疗2～3个疗程。灌肠后大便次数以每日2～3次为宜，不宜过泻，以免损伤正气。

功效：清热解毒，寒温并用，通腑泄浊。

适应证：慢性肾炎。

处 方 5

配方：大黄20～30克。

用法：大黄加入清水适量，水煎浓缩至100毫升，药液温度控

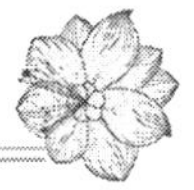

制在37℃左右，保留灌肠。通常每次保留30分钟以上，每日保留灌肠1～2次，灌肠后大便次数以每日2～3次为宜。

功效：清热解毒泻下。

适应证：急性肾炎水湿内蕴，热毒未尽，以邪实为主者。

处 方 6

配方：大黄10～30克，煅牡蛎30克，蒲公英20克。

用法：将上药共研为细末，用开水600～800毫升浸泡30分钟，待药液温度降至38℃左右时，低位保留灌肠。通常每次保留20分钟，每日灌肠1次，7～10日为1个疗程。

功效：清热解毒，通腑泄浊。

适应证：慢性肾衰竭。

处 方 7

配方：附片10克，生大黄15克，煅牡蛎、蒲公英、煅龙骨、红藤、白芍、丹参各20克。

用法：上药加入清水适量，水煎取汁400毫升，药液温度控制在37℃左右，保留灌肠。通常每次保留30分钟以上，每日保留灌肠1～2次。

功效：清热解毒，活血化瘀，通腑泻浊。

适应证：慢性肾衰竭。

处 方 8

配方：金银花、野菊花各30克，红花20克，煅牡蛎、大黄各10克。

用法：上药加入清水适量，水煎浓缩至200毫升，药液温度控制在37℃左右，每晚滴注灌肠1～2小时，保留3～4小时。

功效：清热解毒，活血化瘀，通腑泻浊。

适应证：慢性肾衰竭。

处 方 9

配方:生大黄、煅牡蛎、巴戟天、蒲公英各30克,槐花炭15克。

用法:上药洗净浸泡30分钟,第一煎加6倍药量的水,第二煎加4倍药量的水,煎煮时间分别为1小时和45分钟,合并两次煎煮液,过滤浓缩至适量。将浓缩液冷置12小时,取上清液再过滤,浓缩至250毫升,分装、灭菌制成灌肠液。每次250毫升,保留灌肠,每晚1次,保留时间为1小时以上。大便为每日2~3次,15日为1个疗程。

功效:补益脾肾,泻浊解毒。

适应证:慢性肾衰竭尿毒症。

处 方 10

配方:大黄、煅牡蛎各30克,蒲公英40克,黄芪50克。

用法:上药加入清水适量,水煎浓缩至150~200毫升,药液温度控制在37℃左右,保留灌肠。通常每次保留30~60分钟,每日灌肠1次,15日为1个疗程。

功效:益气扶正,清热解毒,通腑泄浊。

适应证:慢性肾衰竭。

117. 肾病患者药浴注意事项有哪些

在普通洗浴的基础上发展而来的中药洗浴可根据病情的需要选用药物,既有药液的温热作用、对经络穴位的刺激调节作用,又有药物的药理作用,其治疗调养作用较普通洗浴明显增强。肾病患者根据病情的不同恰当选用中药洗浴能有效改善肾病患者水肿、神疲乏力、腰部酸痛等诸多症状,对肾病的治疗康复大有裨益,中药洗浴也是调养肾病的重要方法之一。为了保证洗浴调治肾病安全有效,避免不良事件发生,在应用洗浴疗法治疗调养肾病时,

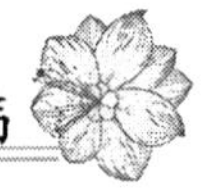

应注意以下几个方面。

(1)不宜在饭后或饥饿时进行洗浴。

(2)高血压患者服降压药后血压下降时不宜立即洗浴。

(3)心力衰竭、肌肤破损出血者不宜洗浴。

(4)中药洗浴应根据病情的需要选择中药汤剂,并在医生的指导下进行。

(5)根据洗浴的方式选择适量的洗浴液,洗浴液的温度应适当,不宜过热或过凉,洗浴的时间长短要适宜,年老体弱患者在洗浴时要有专人护理,以免发生意外。

(6)洗浴后应及时用干毛巾擦干肌肤,注意保暖避风,以免引发感冒等。

118. 调治肾病常用的药浴处方有哪些

处方1

原料:黄芪、防风、川续断、桂枝、苍术、白术各60克,浮萍100克,忍冬藤、冬瓜皮各120克,泽泻45克。

用法:将上药加水浸泡30分钟,水煎后倒入盛有温水的浴盆中,洗浴全身,洗浴20～30分钟后用温清水冲洗,干毛巾擦干身体。通常每日或隔日洗浴1次。

功效:益气固表,健脾化湿,利水消肿。

适应证:慢性肾炎。

处方2

原料:赤杨树皮500克。

用法:将赤杨树皮洗净,切成小块,放入锅中,加入清水5 000毫升,浸泡30分钟,先用武火煮沸,然后改用文火继续煎煮30分钟,滤取药液约4 000毫升,趁热熏洗腰腹部,可围以浴帐以保持

充足的水蒸气，至微微发汗为宜，熏洗完后用温清水擦洗干净，干毛巾擦干。通常每日熏洗1次。

功效：发汗，利水，消肿。

适应证：风水泛滥型急性肾炎水肿。

处 方 3

原料：墨旱莲60克，车前草15克。

用法：将上药加水浸泡30分钟，水煎取汁，倒入浴盆中，洗浴少腹部后，用干毛巾擦干，再用上药足浴。通常每次洗浴20～30分钟，每日1～2次。

功效：养阴止血。

适应证：肾炎血尿。

处 方 4

原料：山黄皮、老松树皮各100克，麦秆300克，紫苏梗50克，蝉蜕20克。

用法：将上述药物洗净，切碎，放入锅中，加入清水5 000毫升，浸泡15分钟，先用武火煮沸，然后改用中火继续煎煮20分钟，滤取药液，趁热外洗肿胀部位，完毕后，用温清水擦洗干净，干毛巾擦干。通常每日外洗1次。

功效：祛风除湿，消肿。

适应证：急性肾炎及慢性肾炎急性发作期水肿中医辨证属风水泛滥者。

处 方 5

原料：川椒、红花、苍术、防风、羌活、独活、麻黄、桂枝、细辛、艾叶各25克。

用法：将上药加水浸泡30分钟，水煎取汁约1 500毫升，稍凉

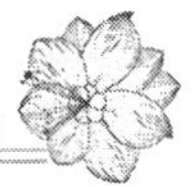

后倒入脚盆中，趁热洗浴双脚，并配合按揉涌泉穴。通常每次洗浴30分钟左右，以周身汗出为宜，每日洗浴1～2次。

功效：祛风发汗，活血通络，排除毒素。

适应证：慢性肾衰竭。

处方6

原料：麻黄、羌活、苍术、柴胡、荆芥、防风、紫苏梗、柳枝、葱白各10～15克。

用法：将上药加水浸泡30分钟，水煎后倒入盛有温水的浴盆中，洗浴全身，洗浴20～30分钟后用温清水冲洗，干毛巾擦干身体。通常每日或隔日洗浴1次。

功效：祛风发汗，利水消肿。

适应证：肾病水肿。

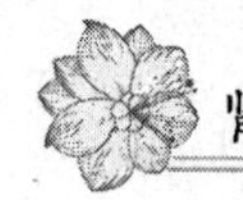

三、肾病患者的食疗与生活调理

119. 肾病患者的饮食调养原则是什么

(1)中医辨证对症进食：食物有寒、热、温、凉之四性和辛、甘、酸、苦、咸之五味，其性能和作用是各不相同的，因此急性肾炎、慢性肾炎、肾病综合征、肾盂肾炎、肾结石等肾病患者在进行饮食调养时，必须以中医理论为指导，根据不同的病情特点，在辨证的基础上立法、配方、制膳，以满足所需的食疗、食补及营养的不同要求，做到合理搭配，对症进食，切勿盲目乱用。

(2)饮食有度防止偏食：美味佳肴固然于身体有益，但不一定就等于无害。饮食虽然可以调养疾病，但若食之过量，甚至偏食，则会导致阴阳失调、脏腑功能紊乱，而诱发新的病症。因此，饮食要有节制，不能一见所喜，就啖饮无度。早、中、晚三餐是人类在长期的历史进程中自然形成的一种最适宜人体需要的饮食规律，过量或不足的饮食对身体都是不利的，也不利于急性肾炎、慢性肾炎、肾病综合征、肾盂肾炎、肾结石等肾病患者的治疗和康复。一般来说，饮食的基本原则应是早吃好、午吃饱、晚吃少，每餐进食以微饱即可。食疗也要讲究疗程，不宜长时间单纯食用某一种或某一类食物，要防止食疗过程中的偏食。

(3)纠正不合理的膳食结构：纠正不合理的膳食结构在肾病的防治中占有十分重要的地位，在肾病的饮食调理中，应注意保持适宜的膳食结构，在适宜的总热能范围内调节好糖类、蛋白质、脂肪三大营养素及维生素和无机盐的平衡。不同肾病患者的饮食要求不尽一样，总体来说，肾病患者的饮食除了多吃清淡易消化、富含

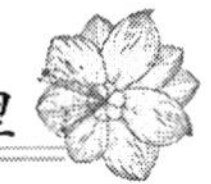

维生素的食物(如新鲜蔬菜、水果),还需讲究低盐、低脂的原则。在肾功能正常时,可以正常食入蛋白;若肾功能不好,则需食入优质低蛋白、高纤维食物,同时要注意避免食用容易增加肾脏负担和伤肾的食物。

(4)注意配合其他治疗方法:饮食调养既不同于单纯的食物,也不同于治病的药物,它是通过适当的饮食对疾病进行调养,以增强体质,辅助药物发挥疗效,故在应用过程中需要根据病情全面考虑。食疗的作用较弱,只能作为一种辅助调养手段,应注意与药物治疗、起居调摄、情志调节等其他治疗调养方法配合应用,以发挥综合治疗的效能,提高临床疗效。

120. 肾病患者如何判断自己的体质

人体在体质上存在着个体差异,中医通常将人的体质分为正常质、气虚质、阳虚质、血虚质、阴虚质、气郁质及阳盛质七种类型。了解人的体质特点是辨证用膳、正确选择食疗方法的重要一环。急性肾炎、慢性肾炎、肾病综合征、肾盂肾炎、肾结石等肾病患者可根据以下描述判断自己的体质类型。

(1)正常质:多由先天禀赋良好,加之后天调养得当所形成。具有阴阳平衡,气血旺盛流畅,脏腑功能协调正常,机体抗病能力强的生理特征。

(2)气虚质:元气不足,脏腑功能衰弱,抗病能力不强。主要表现为精神疲惫,肢体倦怠,动则易出汗,易于感冒等。

(3)阳虚质:阳气偏衰,功能减退,热能不足,抗寒力弱。主要表现为面色淡白无华,口淡不渴,形寒喜暖,四肢欠温,不耐寒冷,精神不振,大便易溏,小便清长。

(4)血虚质:营血不足,濡养功能减弱。主要表现为形体瘦弱,面色苍白无华,口唇指甲色淡无华,毛发干枯易落。

(5)阴虚质:阴精偏衰,功能虚亏。主要表现为形体消瘦,五心烦热，口渴喜饮，舌质红，苔薄少。

(6)阳盛质：阳气偏盛，机体各种功能亢奋，热能过多。表现为形壮体热，面色红光，喜冷怕热，口渴喜饮，口苦口臭，小便短赤，大便干结等。

(7)气郁质：机体气机壅滞不畅，以妇女多见。主要表现为性情急躁易怒，忧郁寡欢，时欲叹息，食欲缺乏等。

121. 肾病患者的饮食如何因人、因时、因地而异

急性肾炎、慢性肾炎、肾病综合征、肾盂肾炎、肾结石等肾病患者由于性别、年龄、体质不同，患病的季节、所处的地理环境各异，加之病情不同、饮食习惯和嗜好也不一样，故不同肾病患者的饮食应因人、因时、因地而异。原则上是根据急性肾炎、慢性肾炎、肾病综合征、肾盂肾炎、肾结石等肾病患者的具体情况，选择适宜的食物。阴虚的人形体偏瘦，舌质偏红且瘦而干，易于"上火"，情绪易激动，饮食应当以清淡为宜，忌食辛辣火燥之品；阳虚的人则相对较丰腴，肌肉松弛，舌体胖大而质淡，饮食应偏重甘而温，而不宜寒凉。另外，由于年龄不同，生理状况的差异，故而食疗也有区别。老年人组织器官与生理功能逐渐衰退，应注意补益，但不可太过，否则会适得其反，饮食应当清淡可口，荤素搭配，以素为主，同时烹调要细、软、烂、熟，宜少食多餐。青壮年由于劳动强度相对较大，能量消耗多，应保证食物营养充足、合理多样、富含蛋白质和维生素，忌偏食挑食。再如，同样是肾炎，不同的患者由于表现不同，其饮食也不尽一样，如以水肿为突出表现者，可适当多吃一些具有健脾化湿、利水消肿作用的食物，如冬瓜、薏苡仁等；而以脾虚气滞、胃纳欠佳为主要表现者，则可适当多吃一些具有理气健脾养胃作用的食物，如藿香、山药、山楂等。对于肾盂肾炎出现小便频涩刺痛症状者，则应适当多吃具有清淡利湿泻火作用的食物，尽可能避

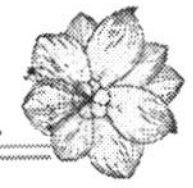

免辛辣之品。

因时而异是适应四季气候的变化，选择相宜食物，但并不排斥其他一般性常用食品。一年中有春夏秋冬四季，节气时令、温度、湿度等是有差别的，急性肾炎、慢性肾炎、肾病综合征、肾盂肾炎、肾结石等肾病患者在不同季节吃什么、怎样吃也应随时令而有区别。春夏季节应注意饮食有利于阳气保养，而秋冬季节饮食要有利于阴气维护才有利于养生。春天宜多食小白菜、油菜、胡萝卜、芹菜、菠菜等；夏季以甘寒清凉为宜，适当添加清淡、祛暑的食物，如黄瓜、苦瓜、绿豆、赤小豆、薏苡仁、丝瓜等；秋季食物可适当多吃荸荠、百合、甘蔗等；冬季食品则宜多吃大枣、核桃仁、羊肉等。

我国地域辽阔，地理环境多样，尤其风俗各异，饮食习惯也相差很大，因地而异则有利于疾病的治疗和身体的康复。如西北地区多高原，气温低且干燥，故食物宜偏湿润，而南方地区气温偏高、多雨、潮湿，所以食物宜偏辛燥。当然有些地区还有特别的饮食习惯，如四川人爱食麻辣，上海、苏州、无锡人爱食甜食，山东人爱吃大葱等，地区性嗜好应当注意，但不能与治病养生的食疗混为一谈。

122. 肾病患者能否选用保健补品

保健补品用之得当确可促进病体的康复，但病有当补与不当补之分，同时保健补品还有补阴补阳、补气补血等的不同，保健补品不可滥用、过服。有的患者以为保健补品有益无损，多多益善，但往往适得其反，要根据患者的具体情况有目的、有针对性地选用保健补品，切不可不加分析地乱用。长期滥用补品不仅贻误治疗时机，还容易掩盖病情，增加肾脏负担，反而不利于肾病的治疗和康复，日常生活中因滥用保健补品贻误病情、引发的失误时有发生。

急性肾炎、慢性肾炎、肾病综合征、肾盂肾炎、肾结石等肾病患者能否选用保健补品，在众多的保健补品中，哪些适合肾病患者食用，这是广大患者较为关心的问题。大凡具有补养气血、补肾养肾,能调整肾脏功能,改善或消除水肿、神疲乏力、小便淋涩等诸多症状,增强机体免疫功能和抗病能力,促使肾病患者顺利康复的保健品,对急性肾炎、慢性肾炎、肾病综合征、肾盂肾炎、肾结石等肾病是有利的,可以选用,只有少数保健补品滋腻碍胃,容易助湿生痰,增加肾脏的负担,对调治肾病不利,这些保健补品肾病患者不宜服用。

“补”的目的除立足于补充人体必需的营养成分外,还应包括调整人体脏器功能及物质代谢平衡,所以对急性肾炎、慢性肾炎、肾病综合征、肾盂肾炎、肾结石等肾病患者来说,凡具有增强机体抗病能力,促使阴阳平衡,脏腑功能协调,改善或消除水肿、神疲乏力、小便淋涩等诸多症状,恢复肾脏正常功能的药物和食物均有一定补益作用。核桃仁、松子具有补气血、益肾精的功效,冬瓜、山药具有健脾利水的作用,这些食物均有利于上述肾病的防治,称得上肾病患者的“补药”。

肾病患者要在医生的指导下按中医辨证论治的原则选用保健补品。例如,人参虽是名贵的补品,但并非每个人都可以用,气虚者可以适当选用,阳热炽盛者则忌用人参;甲鱼具有滋补阴津的功效,适宜于肝肾阴虚之患者,阳虚患者不宜应用。保健品只能说是对某些病症有保健作用,能够包治百病的保健品是没有的,辨证论治是中医的特色和优势,选用保健补品当以辨证为基础,我们要切记。

123. 肾病患者进补的原则和禁忌有哪些

(1)进补原则:辨证论治是中医的特色和优势,中医有虚者补之,实者泻之,寒者热之,热者寒之等治疗疾病的基本原则,这些原则不仅适用于中医药治病,也同样适用于进补,可以说是进补的基本原则。通常进补时,要根据进补对象不同的身体状况分别采用各不一样的进补方法。此外,还要区别进补对象的体质是阴虚、阳虚等。阳气虚弱者,应给予甘温益气之品,使阳气旺盛,而对于阴

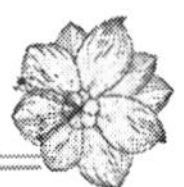

精亏损者，则要用厚味之补益精血之品，使阴精充足。在选择滋补性食品时要有所区别，不能混淆，如阴虚火旺与阳气不足者虽都可用补法，但前者宜清补，可选用诸如百合、鸭蛋、牛奶、莲子、冰糖等，而后者宜温补，可选用诸如桂圆、海参、羊肉、荔枝、蚕蛹、韭菜等。辨别疾病的性质对进补来说也十分重要，如病属寒盛者宜给予温热食物，如干姜、羊肉、红糖等；病属热盛者宜给予清凉食物，如西瓜、鲜藕等；若伴有脘腹胀满、消化不良者则要以消食为主，可给予山楂、白萝卜之类。总之，进补不局限于吃补品，凡是适合自己身体状况的调养都是进补。“秘者，通便谓之补”，意思是说便秘的人通大便也是一种进补的方法，就是这个道理。

(2)进补禁忌：通常人们认为，肾病与肾虚密切相关，大凡补肾之补品都可应用，其实这种观点是错误的。就急性肾炎、慢性肾炎、肾病综合征、肾盂肾炎、肾结石等肾病患者来说，忌无虚滥补、忌虚不受补、忌守药待康。无虚滥补不但徒耗药物，浪费钱财，还会导致阴阳失调，正常的脏腑功能受到扰乱，所以进补时必须明辨虚实，以免遭受无虚滥补之殃。有一些虚弱患者在服用补品和补药后，病症不减反而加重，或出现口干、舌燥、失眠、腹胀、嗳气等一系列不良反应。出现这种情况一是由于患者脾胃虚弱，消化吸收功能已不健全，而补血、补阴之品如阿胶、甲鱼等多滋腻碍胃，不易消化吸收，容易滞留胃肠而产生消化不良的症状；另一种原因是补不对症，阴虚者盲目用温热补品，使原有的阴虚症状加重。因此，必须根据体质选用适当的进补方式，或清补、或平补、或温补等，同时还要注意消化功能，不能伤胃碍胃，更不能增加肾脏的负担，以防止虚不受补，适得其反。一个人患病之后，要想恢复健康，光靠服用补品和补药是不行的，身体虚弱，有先天不足的原因，也有后天失养引起的，如饮食失调、情志不遂、房劳过度等，因此体虚者除了进补之外，进行适当的体育锻炼、注意饮食调节、保持良好的卫生习惯和精神状态也是十分重要的。

124. 肾病患者怎样选择适合自己的进补方法

进补是为了调养身体，补益正气，增强机体抗病能力，防治疾病，延年益寿。根据急性肾炎、慢性肾炎、肾病综合征、肾盂肾炎、肾结石等肾病患者具体情况之不同选用适宜的进补方法进补，其好处是显而易见的。现代研究证明，有些补品、补药确实能增强机体的免疫功能，提高机体的适应能力，调整肾脏功能，改善或消除肾病患者水肿、神疲乏力、小便淋涩及蛋白尿、血尿等诸多症状，促使肾病患者顺利康复。同时，补品和补药能改善人体内分泌的状况，调节机体代谢，从而强身健体，减少疾病，延缓衰老，延年益寿。

进补对急性肾炎、慢性肾炎、肾病综合征、肾盂肾炎、肾结石等肾病患者大有好处，其前提是必须进补得法，那么如何选择适合自己的进补方法呢？选择适合自己的进补方法应做到根据身体虚弱程度、体质状况、自觉症状及服食方法是否方便而定。虚弱症状明确的，宜选用药补，因为药补功效确定，补力较强，见效相对较快。对于没有明确虚弱症状且希望通过进补强身者来说，补药终究是药，此时选用食补更为合适。老年人及消化功能低下的人，可选用粥补；久病体弱、气血不足等精气大亏的人，可服食滋腻厚味的食物进行调补。补品和补药各有特性，有些病症只宜于某一食物，有些病症却非某一补药不能奏效，必须分别选用。例如，怕冷、手足不温者，服用羊肉、桂圆、红参等可以取得良好的效果，以食疗为宜；而气阴两虚、口渴、咽燥、干咳、疲乏无力者，服用西洋参、百合可补气阴，其效果较好，以药补为主。进补应以服用方便为好，如在家休养者可将各种补虚食物制成点心食用，或佐餐食用；而坚持上班或出差远行者，则以服用补虚之中成药或保健补品比较方便。

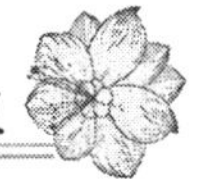

125. 肾病患者如何掌握食盐的摄入量

食盐(主要为氯化钠)是我们日常生活中所必不可缺的调味品,在菜肴中适当放点盐既调味又有利于人体健康。食盐可以调节人体内水分均衡的分布,维持细胞内外的渗透压,参与胃酸的形成,促进消化液的分泌,能增进食欲,同时还可以维持机体内酸碱平衡和体液的正常循环。人不吃食盐或吃得过少会造成体内的钠含量过低,出现食欲缺乏、四肢无力、眩晕等;严重时还会出现厌食、恶心、呕吐、心率加速、肌肉痉挛等。当然,过多地摄入食盐同样也是不符合生理要求的,高盐饮食会增加胃癌的发生率,导致肾脏负担增大,还会促使骨钙质流失,增加骨质疏松症的发生率,同时高盐饮食也是导致高血压病、水肿、心脏病,甚至是引起中风的危险因素。由此可以看出,食盐是人体所必需的,多了不行,少了也不好。通常情况下,人体每日的需盐量宜控制在 6 克左右,这样才可以维护身体的健康。

大家都知道肾病患者常需要限盐,那么是不是所有的肾病患者都需要限盐呢?回答是否定的。有些肾病患者需要限盐,而有些患者则不必限盐。患肾病时,肾脏对钠的调节功能受到影响,钠的排泄障碍,由于钠的增多,水也发生潴留,往往表现为水肿和高血压,因此肾病患者限盐的主要临床指征就是水肿和高血压。肾病患者限盐可分为无盐饮食和低盐饮食两种情况。

(1)无盐饮食:患者有明显水肿或血压明显升高时,应该禁盐,就连含盐的食物(如碱发馒头、咸糕点)、小苏打、酱油等都在禁忌之列。这种情况见于急性肾炎初期、慢性肾炎急性发作期、肾病综合征,慢性肾衰竭伴有中、重度高血压和水肿的患者也应禁盐。无盐饮食可能影响患者的食欲,可以用无盐酱油或糖、醋、姜、蒜等调味品以增进食欲。禁盐时间的长短应根据具体情况而定,进无盐饮食的标准是出现明显的水肿和高血压,若患者这两个症状不太明显或基本消失,则可改为低盐饮食。

(2)低盐饮食:低盐饮食适合于轻微水肿、高血压及水肿、高血压消退后的患者。急性肾炎、慢性肾炎及肾病综合征恢复期,慢性肾衰竭无水肿、高血压者都可用低盐饮食。低盐饮食要求每日钠盐摄入量在3～5克,患者也可用低钠盐。在低盐饮食期间,不要吃咸鸭蛋、咸鸡蛋、咸菜等。

若肾病患者未出现过水肿、高血压,或者水肿及高血压没有反复者,则不必严格限盐,但食盐量也不宜过多,饮食以清淡为宜,可适当多吃蔬菜、瓜果。对于使用利尿药的患者,要注意检查血清钠,血钠低时也不应严格限盐。

126. 肾病患者如何掌握水的摄入量

水肿是肾病患者的主要体征之一,一般情况下出现水肿的肾病患者,必须严格控制水的摄入,维持液体平衡。当然,并不是所有的肾病患者都需要控制水的摄入量,如肾结石患者通常就应适当多饮水。正确掌握水的摄入量是治疗调养肾病的重要一环,那么如何掌握水的摄入量呢?

在讨论如何掌握水的摄入量时,首先应明确显性失水、非显性失水和内生水的含义。显性失水是指尿、粪、呕吐物、胃肠道引流物等所失去的水分;非显性失水系皮肤、呼吸道散发的水分;内生水则是指食物氧化和细胞新陈代谢所释放的水分。显性失水量容易估计,内生水量的计算比较复杂,非显性失水量可按每小时0.5毫升/千克体重或每日12毫升/千克体重这两个实用常数计算,当然还要根据年龄、体温、气温、湿度等做适当调整。在实际应用时,估计失水量可以400～500毫升为底数,加前1天的尿量、引流液等排出量。

在急性肾炎、肾病综合征、肾盂肾炎有明显水肿时,应限制水的摄入,如无明显水肿时,则不必限制饮水。无尿或严重少尿的患

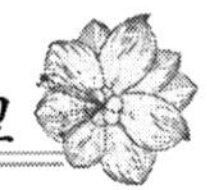

者,一般仅需补充无钠的可保障正常蒸发的和小量的尿中丢失的水就够了。医嘱中的水摄入量,应将每日产生的内生水350毫升左右计入其中。许多慢性进行性肾脏病患者,在疾病的终末阶段发生少尿或无尿时,它们很可能在这种情况之前的数年保留盐和水的能力已经受损,这时如果盲目地限制水的摄入,就会促使已经受损的肾功能进一步恶化,医生必须经常对这类情况加以警惕,并立即补充其丢失量。慢性肾病患者心力衰竭时,水的排泄是减少的,故水的入量应严格控制。有的肾病患者没有明显水肿症状,但怕出现水肿,故盲目地限制饮水,这是没有必要的。

在估计水的摄入量时,不仅要观察患者有无口渴感、眼球弹性、口舌黏膜及皮肤弹性,还需观察尿量多少、血压变化及胶体渗透压作为参考依据。不过,临床实践中以每天观察患者的体重变化作为估计水的入量是比较方便和实用的。

127. 肾病患者如何掌握膳食中的钾盐含量

钾代谢紊乱在肾病中极为常见,必须及时纠正,否则会导致严重的后果。一般而言,血钾低时应酌情补充钾盐,血钾高时则应严格控制钾盐的入量。血清钾的正常值为3.5~5.5毫摩/升,<3.5毫摩/升为低血钾,>5.5毫摩/升为高血钾。当血钾正常、24小时尿量在1 000毫升以上时,可不必控制膳食中含钾量;若血钾升高、每日尿量<1 000毫升时,则应注意适当限制膳食中的钾盐含量,一般全日不得超过1 700毫克,除掉必须食用的优质蛋白质食品中的含钾量外,其他食品中的含钾量应少于每日1 500毫克;当患者血钾降低、每日尿量>1 500毫升时,还需酌情补充钾盐。

为了便于肾病患者掌握膳食中的含钾量,下面我们列举常用的蔬菜、水果类食物中的含钾量,以供参考。

含钾量较低的食物:每100克食物含钾量在150毫克以下的

常用食物有洋葱、西葫芦、冬瓜、茄子、西瓜、葡萄、苹果、沙果、鸭梨、菠萝等。

含钾量中等量的食物：每100克食物中含钾量在150～250毫克的常用食物有鲜土豆、芋头、胡萝卜、白萝卜、大白菜、圆白菜、芹菜、蒜黄、蒜苗、小葱、黄瓜、丝瓜、苦瓜、红番茄、香瓜、柑橘等。

含钾量较高的食物：每100克食物中含钾量在250毫克以上的常用食物有，鲜豌豆、扁豆、山药、藕、荸荠、小白菜、苋菜、菜花、鲜蘑菇、木耳、海带、紫菜、大枣、香蕉等。

128. 急性肾炎患者的饮食有何要求

急性肾炎时，由于肾小球滤过率降低，导致水钠潴留，临床以血尿、蛋白尿、少尿、水肿、高血压为主要临床表现，并可有一过性的氮质血症，因此饮食的基本要求是“低蛋白、高热能、限制水盐”。

(1)限制蛋白质的摄入：蛋白质供给量依据病情而定。症状较轻者，蛋白质控制在每日20～40克，以减轻肾脏的负担，低蛋白饮食的时间不宜过长，以防止发生贫血。一旦血中尿素氮、肌酐清除率接近正常，无论有无蛋白尿，蛋白质供给量应逐步增加至每日每千克体重0.8克，以利于肾功能修复。宜选用含必需氨基酸多而非必需氨基酸少的优质蛋白质，如鸡蛋、牛奶、瘦肉和鱼等。

(2)限制钠及水分摄入：在急性肾炎发病初期，以水肿为主要症状，因肾脏不能正常地排泄水、钠，限制饮水和忌盐是消除水肿的好方法。应根据病情、尿量及水肿情况给予低盐或无盐饮食，同时注意限制水液的摄入量，水肿显著者每日入液量限制在1 000毫升以内，如有发热及呕吐时则应酌情增加入液量。

(3)要限制钾的摄入量：急性肾炎少尿或无尿时，应严格控制钾的供给量，避免食用含钾高的食物，如鲜蘑菇、香菇、大枣、紫菜、香蕉、木耳等。

(4)保证恰当热能供应：急性肾炎时患者的食欲常较差，为了

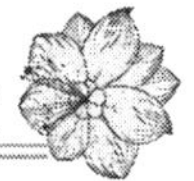

保证患者有充足的热能，减少因蛋白过低引发的组织自身消耗，宜选择一些优质易于消化的高能食品。由于患者活动减少，甚至需要卧床休息，使热能消耗降低，所以热能的供给总量不必过高。

(5)糖类和脂肪要适量：饮食大部分由糖类供给，补充足够的糖类可以防止热能不足，也使食物供给少量蛋白质完全用于组织修复，宜增添甜点心、粉皮、凉粉等。不需严格限制脂肪总量，但少给含动物油脂多的及煎炸的食物，急性肾炎常伴有高血压，不宜多食动物脂肪，以防血脂升高，饮食以清淡易消化为佳。

(6)供给足量的维生素：要注意供给足量的维生素，多食用富含维生素的新鲜的绿叶蔬菜及水果。新鲜蔬菜能增进患者的食欲，除非是在少尿期限制钾时需限制蔬菜外，均应多供给新鲜蔬菜，恢复期可多供给山药、大枣、桂圆、莲子、银耳等富含维生素且具有健脾补肾作用的食物。维生素 A、B 族维生素、维生素 C、叶酸及铁等均有利于肾功能恢复及预防贫血，食物中应足量补充。

(7)限制辛辣刺激食物：茴香、胡椒等的代谢产物含嘌呤，由肾脏排出，可增加肾脏的负担，故不宜多吃；动物肝、肾等内脏含核蛋白多，其代谢产物含嘌呤及尿酸也多，也应少吃。辛辣刺激性食物及油腻煎炸之食物不仅容易滋生湿热毒邪，还难以消化，所以也应注意限制。

129. 慢性肾炎患者的饮食有何要求

(1)蛋白质的摄入：根据肾功能确定蛋白质摄入量，病程长的患者，若肾功能损害不严重，食物中蛋白质不必严格限制，宜选用优质蛋白质，有氮质血症时按病情限制蛋白质的摄入量。

(2)盐和水的摄入：应视患者有无高血压及水肿情况，分别给予低盐、无盐饮食。水肿和高血压者，应限制食盐为每日 2～3 克，水肿严重时控制食盐在每日 2 克以下，或给予无盐饮食，同时应定期检查血钠、血钾水平。通常水分不需限制，可饮用橘汁、西瓜汁、橙

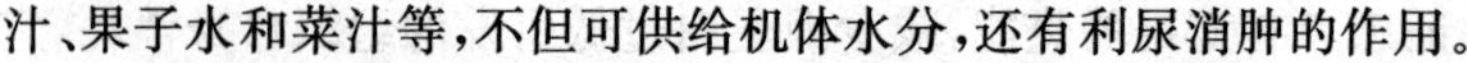

汁、果子水和菜汁等，不但可供给机体水分，还有利尿消肿的作用。

(3)维生素的摄入：应注意补充维生素A、B族维生素及维生素C、叶酸等，可适当多选用富含维生素A、B族维生素及维生素C的食物，有贫血者应多补充B族维生素、铁及叶酸丰富的食物，伴有高血压及高脂血症者需限制膳食中的饱和脂肪酸与胆固醇的含量。

(4)饮食要有节制：为了保证慢性肾炎的治疗和顺利康复，必须给予适当的热能。需要说明的是，慢性肾炎患者常有脾胃虚弱的情况存在，其饮食除了讲究质量外，还必须注意饮食要有节制，切实做到定时定量，不可过饥、过饱，以免伤胃，可适当多用具有健脾化湿补肾作用之食物，如山药、扁豆、薏苡仁等。

(5)根据病情进食：应注意密切结合慢性肾炎病情的变化，及时调整修订其饮食原则，以利于疾病的治疗和康复，如慢性肾炎急性发作时应按急性肾炎的饮食要求选用饮食，慢性肾炎出现大量蛋白尿时可按肾病综合征的饮食要求选用饮食等。

130. 肾病综合征患者的饮食有何要求

(1)供给适量蛋白质：尽管肾病综合征患者有大量蛋白丢失和低蛋白血症，但不建议使用高蛋白饮食，因为高蛋白饮食不但不能使肾病综合征患者血中白蛋白浓度升高，反而加重蛋白尿损伤肾功能。肾病综合征患者的蛋白摄入宜“优质适量”，优质就是以动物蛋白为主，适量就是每千克体重每日1～1.2克，即常人的蛋白质摄取量。但在肾病综合征的早期和进展期可给予较多的优质蛋白饮食(每千克体重每日1～1.5克)，以缓解低蛋白血症和由此引起的并发症；而在肾病综合征的慢性期和恢复期给予较少的优质蛋白饮食(每千克体重每日0.7～1.0克)，以减少尿蛋白对肾小管的损伤，保护肾功能。对于部分食欲缺乏，又有顽固性水肿的患者，可短期内间断静脉补充白蛋白和血浆，以提高血浆胶体渗透压，消除

水肿;若出现肾功能损害,应按慢性肾衰竭的饮食要求调整。

(2)保证足够的热能:饮食中应提供足够的热能,每千克体重每日以126～146千焦为宜,供给总量为每日8 368～10 460千焦,宜从糖类和脂肪中摄取。因肾病综合征常伴有高脂血症,因此限制动物脂肪是有益的,对富含胆固醇的食物要适当控制,如蛋黄、虾、蟹、肥肉、动物内脏等。由于患者脾胃虚弱,常有食欲不佳,所以饮食的选取还应注意养胃不伤胃,其品种应多样化,色香味形俱好,以增进食欲。

(3)限制水盐的摄入:肾病综合征患者一般情况下都有水肿、高血压,因此原则上应限制水、盐的摄入。每日给予低盐饮食,必要时也可给予无盐饮食,每日进水量通常为前日尿量加500毫升,一般在1 500毫升以内。但是,当肾病综合征患者血浆蛋白＜20克/升时,限制钠的摄入引起的食欲缺乏可影响蛋白质和热能的摄入,此时充足的蛋白质和热能摄入较限钠的摄入更为重要,因此限制钠的摄入应根据患者的具体情况,以有利于疾病的治疗康复、患者能够耐受且不影响患者的食欲为度。

(4)提供充足维生素:在肾病综合征的饮食调养中,应注意摄入富含维生素A、维生素D和B族维生素的食物,以增强机体的抗病能力。由于肾小球基膜通透性增加,尿中除丢失蛋白质以外,还同时丢失与蛋白结合的某些元素及激素,如钙、磷缺乏可导致骨质疏松,发生低钙血症,所以还应注意供给富含钙、镁、锌等的食物。

131. IgA肾病患者的饮食有何要求

对于症状不突出且肾功能正常的IgA肾病,饮食不宜太限制,一般不需要严格限制食盐及蛋白质的摄入,可选用正常饮食,只要注意清淡易消化、营养均衡就行。可给予高热能、高维生素饮食,鼓励多吃粗粮、蔬菜等,高纤维素饮食有利于保持大便通畅和代谢废物的排泄,多吃对患者有益。如果出现高血压、肾功能减退则应当以优质低蛋白饮食为主，减少盐的摄入，但要保证每日足够的热能，如果没有水肿一般不限制水的摄入。

血尿常是IgA肾病的突出症状，多吃清淡且有利尿作用的食物对IgA肾病患者是十分有益的。通常情况下，IgA肾病患者宜适当多吃一些具有清热泻火、凉血止血、清热利湿、利水通淋等作用的清淡易消化食物，不宜食用海鲜、牛肉、羊肉等肥甘厚味及辛辣刺激且容易生湿生热、滋生内火之食物，可适当多吃新鲜蔬菜和适量水果，适当饮水，不宜食用补品、补药等滋腻上火之品。

IgA肾病有明显水肿、高血压时，原则上应限制水、盐的摄入，每日给予低盐饮食，必要时也可给予无盐饮食。要注意控制蛋白质的摄入量，以优质低蛋白饮食为主，避免摄入过多含蛋白质丰富的食物。要重视供给足量的维生素，可适当多食用富含维生素的新鲜的绿叶蔬菜及水果。高血钾者还应注意少食高钾食品，如香蕉、海带、紫菜等，血尿酸高的IgA肾病患者尤其要忌食动物内脏、豆类及菠菜等。

132. 慢性肾衰竭患者的饮食有何要求

慢性肾衰竭是各种慢性肾病发展的最终结局，此时肾功能已受到程度轻重不一的损害，由此而导致患者在饮食上也相当困惑。原因在于患者一方面是营养不良，体质下降，免疫力低下，因此需要补充蛋白质等；另一方面患者由于肾功能受损，无法完全将蛋白质等的代谢产物尿素、肌酐等有毒物质由尿中排出，导致血液中的尿素、肌酐浓度增加，因此需要控制进食蛋白质类食品。正是因为这种矛盾，使得慢性肾衰竭患者在饮食上陷于十分矛盾的境地，而且这种情况也令医生在治疗上十分棘手。

根据各方面的资料及临床经验，慢性肾衰竭患者的饮食应特别注意蛋白质、热能、维生素及水、盐平衡几个方面。要根据病情限制蛋白质的摄入量，原则是一方面设法减少血尿素氮的升高，另

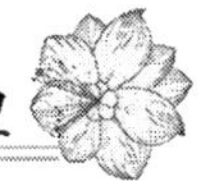

一方面还要满足患者的营养需要，在蛋白质的选择上，优质蛋白质要占50%以上，在低蛋白膳食时热能供给必须充足，热能每日摄入量最少为每千克体重146千焦，每日8 368～10 460千焦。慢性肾衰竭患者因代谢异常及营养摄入不足，体内水溶性维生素水平常会下降，又因钙、磷代谢异常影响活性维生素 D_3 的合成，所以重视各种维生素的补充对患者非常重要。要注意钠、钾、钙、磷等的摄入量，理想的治疗膳食应提高钙含量，降低磷含量。若合并水肿和高血压应限制钠盐；若患者服用利尿药或伴有呕吐、腹泻时，不应限制钠盐，甚至还需补充。若患者少尿或合并高钾血症时，应注意限制钾的摄入量；若每日尿量和血钾量正常时则不必再限制钾的摄入量。限制钾膳食应避免食用果汁，慎重选食蔬菜和水果，若患者每日尿量增多，＞1 500毫升时，应观察血钾含量，必要时还需补钾。另外，掌握患者液体出入量平衡也很重要，一般视排出量决定摄入量。为了保证取得较好的食疗效果，慢性肾衰竭患者宜在医生的指导下，以保证充足的营养和合理的膳食结构，尽可能养肾不伤肾、不增加肾脏负担的前提下，根据食物的寒热温凉之性和自己的体质特点，选取恰当的饮食和适宜的药膳进行调理。

133. 肾盂肾炎患者的饮食有何要求

急性肾盂肾炎患者发病较急，病情通常较单纯，肾功能没有明显影响，其饮食上主要是要求多饮水，以便形成尿液冲洗尿道，减少细菌在尿路停留繁殖的机会，达到清洁冲洗的目的，最好每日饮水量在2 000毫升以上。在食物的选择上可适当多食新鲜蔬菜，多食具有清热解毒、化湿利尿作用的食物，如西瓜、冬瓜、黄瓜、绿豆、莲藕、梨等；不宜吃容易助湿生热之肥腻厚味及辛辣刺激性食物，如羊肉、狗肉、辣椒等，更不可吃滋补之品，以免湿热留滞，不利于其治疗康复。

慢性肾盂肾炎病情较为复杂，饮食上的要求比急性肾盂肾炎要高。慢性肾盂肾炎在肾功能正常的情况下，除了适当多饮水外，还应注意提供丰富的营养素，包括适宜的热能、数量充足的优质蛋白质和维生素A、B族维生素、维生素C等。饮食的选择以清淡易消化、富有营养为原则，具有清热解毒、健脾化湿、补虚益肾作用的食物(如绿豆、莲藕、薏苡仁、扁豆)，以及新鲜蔬菜(如小白菜、萝卜、黄瓜、韭菜等)可适当多吃。滋腻碍胃、容易助湿生热及辛辣刺激性食品，如肥肉、辣椒、胡椒、糖果等，则应尽可能不吃或少吃。根据病情的需要选用适宜的药膳进行调理，对慢性肾盂肾炎的治疗康复大有帮助，所以慢性肾盂肾炎患者应注意在医生的指导下选用药膳进行调养。如果慢性肾盂肾炎导致了肾功能的损害，则应根据肾损害的程度等情况选用相当的饮食。

134. 肾结石患者的饮食有何要求

(1)养成大量饮水的习惯：大量饮水可以增加尿量，使尿液稀释，从而增加尿液内可以形成结石的各种晶体的溶解度，同时由于尿量增加可以冲洗排出结石核，减少结石形成的可能性。有研究表明，增加50%的尿量，可使肾结石患病率下降86%，所以肾结石患者应养成大量饮水的习惯。实践证明，大量饮水可使尿路结石大者化小，小者化无，有些结石患者不用其他治疗，单纯采用大量饮水即可使结石随尿排出。对于长期在出汗的环境中生活、工作的人而言，多饮水对预防结石的形成更为重要。那么，一天饮用多少水合适呢？理论和实践告诉我们，每日饮水2 000毫升以上方能有效，其中1 000毫升能在晨起空腹时饮用就更为理想。

(2)依结石成分调节饮食：因为形成结石的成分不同，所以饮食调节的方法也不一样。一般来说，草酸钙结石最多，占89.5%，故应避免食用高钙及高草酸的食物。所谓高钙食物包括干果及豆类，高草酸食物包括菠菜、甜菜、可乐、红茶、辣椒等。防治尿酸结石应避免使用过多的动物内脏，如肝、肾等，也不宜多饮可乐、红茶

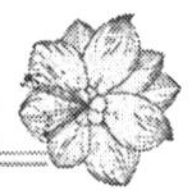

及多食巧克力、鱼肉等食品，因为这些都含有丰富的嘌呤，进入体内后形成尿酸，尤其是痛风患者更应注意。防治胱氨酸结石必须严格限制食物中蛋白质的摄入，但长期低蛋白饮食又影响健康，所以无论防治什么样的结石，调整饮食关键在于适量，这样既能达到防治结石的目的，又能避免造成机体的某种必需物质的缺乏。为了促使结石的软化和排出，可适当多吃具有化石排石作用的黑木耳、油炸核桃仁、鸡内金等，也可根据病情的需要选择适宜的药膳进行调养。

135. 哪些食物对以血尿为主的IgA肾病有帮助

血尿是IgA肾病的突出表现，尤其是肉眼血尿患者应在卧床休息的基础上大量饮水。除药物治疗外，可适当多吃西瓜、莲藕、绿豆、赤小豆、梨、萝卜、马兰头、小白菜、苦瓜等具有清热化湿、凉血止血作用的食物和富含维生素C、B族维生素等的新鲜蔬菜，以增加尿量，防止形成血块，达到控制或减少尿血的目的。不要吃辛辣刺激、助湿生热之食物，如韭菜、芥末、辣椒等，以防加重病情。下面几种食物对以血尿为主的IgA肾病大有帮助，患者可根据自己的具体病情选择食用。

(1)荠菜花100～200克，煮熟服食，每日2次。

(2)莲子50克，煮熟捣烂后用适量鲜藕汁冲服，每日2次。

(3)鲜芹菜适量，捣烂绞汁，每次50～100毫升，每日2次，空腹时冲服，可连用5～7日。

(4)绿豆芽200克，入沸水锅中稍焯一下，加白糖调拌后食用，每日1～2次。

(5)苦瓜200克，洗净后切成细丝，入沸水锅中稍焯一下，加少许白糖和食盐调拌后食用，每日1～2次。

(6)鲜藕适量，洗净去皮后切成小条状，入沸水锅中稍焯一下，加少许白糖和食盐调拌后食用，每日 1～2 次。

(7)绿豆 100 克，淘洗干净后入锅中煮成稀粥，加适量白糖搅匀，温热服食，每日 1～2 次。

(8)雪梨 1 个，洗净去皮后食用，每日 1～2 个。

136. 肾病患者能不能喝牛奶

牛奶为牛科动物黄牛或水牛的乳汁。其味甘，性平。具有补虚损，益肺气，润皮肤，解毒热，润肠通便等功效，是病后康复及虚弱劳损患者最常用的营养保健饮品。牛奶含有丰富的蛋白质、钙质，特别是牛奶中的钙与蛋白质是结合在一起的，两者极易被人体吸收，是最好的高蛋白、高钙、低胆固醇食品，可作为补充蛋白质和钙的良好来源。同时，牛奶还含有维生素 B_1、维生素 B_2、维生素 A、叶酸、糖类、烟酸、铁、镁、钾、磷等成分，能全面提供人体需要的营养素、热能，提高机体的免疫功能，常喝牛奶可以延缓衰老，预防疾病，增强体质。

肾病患者过多摄入蛋白质易造成蛋白质代谢产物排泄障碍，蛋白质的摄入量必须和肾脏的排泄功能相适应，通常要按照低盐、低蛋白的要求进食，以减轻肾脏的负担，而牛奶属于高蛋白饮品，那么肾病患者能不能喝牛奶呢？这里可以肯定地告诉大家，肾病患者根据自己的病情适当饮用牛奶无须担心。

牛奶中优质蛋白质的含量占总蛋白的 80%左右，不仅所含的必需氨基酸种类齐全、数量充足，蛋白质的结构还与人体非常接近，更有利于营养的吸收和利用。除了蛋白外，牛奶中其他营养成分对于肾病患者也非常有利，慢性肾衰竭患者身体中往往钙磷比例失调，而牛奶中钙磷比例合适，对纠正这种失调有很大作用。肾病患者蛋白质摄入少，所以并不需要过分限制热能的摄入，牛奶中的脂肪含量为 2%～3.2%，含有丰富的能量，且极易消化吸收，很适合肾病患者。常饮牛奶还可使人皮肤润泽，减轻患者因为疾病

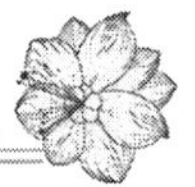

造成的皮肤干涩、毛发枯黄等。牛奶中所含的糖类为乳糖，有调节胃酸、促进胃肠蠕动和消化腺分泌的作用，还能促进钙的吸收。慢性肾衰竭晚期，患者常有水肿、少尿等症状，必须限制饮水，牛奶含水分较多，也应计算到饮水量中。

肾病患者的饮食调养非常重要，肾病患者对蛋白的进食十分严格，要严格执行医生的医嘱，按照低盐、低蛋白的要求进食。然而蛋白质在人体健康中起着十分重要的作用，为了保证机体的营养需要，患者必须适量摄入优质蛋白质，如牛奶、鸡蛋、瘦肉等。一般情况下，肾病患者每天饮用 250 毫升牛奶，吃一个鸡蛋(去黄)，再加上 60 克左右的猪瘦肉，蛋白质摄入的量就比较合适了。

137. 如何做好肾病患者的饮食护理

肾病患者的绝大部分时间是在家中度过的，在没有医生强制性治疗的情况下，患者应自觉遵守医生的医嘱，患者的家庭成员也应担负起监督肾病患者合理进行饮食调养的责任，做好其饮食调配的护理工作，使患者的饮食符合治疗的要求。一般来说，肾病患者的饮食护理应掌握以下原则。

(1)严格按医嘱的要求进食：饮食调养要根据医嘱的要求进行，如食盐的控制、蛋白质的控制、饮食上的宜忌及饮水的多少等，患者本人及家庭成员对这些都要了然于胸。如果不明白应及时咨询医生，并严格实行这些要求，切不可想当然或根据自己的嗜好盲目进食，有明显水肿的患者必须控制食盐的摄入量等。

(2)做到持之以恒不怕麻烦：肾病患者病程一般较长，其治疗取效较慢，饮食调养将是长期的，容易产生厌烦情绪，肾病患者及家属切记要做到持之以恒，不要怕麻烦，否则势必前功尽弃。水肿患者食盐控制好时水肿可逐渐消退，若食盐控制时好时坏则水肿很难呈逐渐消退之势，病情反复在所难免。食物的烹调有一些要求较为严格，如果怕麻烦而草率从事，不按烹调的方法和要求进行，其食疗的作用不仅难以显现，还可能引发诸多不适。

(3)家庭成员注意做好配合：由于肾病患者的饮食要求比较严格，一般都以清淡易消化饮食为主，并忌饮酒及过多食盐等，所以作为患者的家庭成员，除为患者做好饮食调配外，还应尽力为患者创造出一个符合调养要求的饮食环境，做到相互体谅，做好配合工作。

138. 药膳分类和烹调方法有哪些

(1)分类

①米面食类。是以米、面粉为基本原料，加入适宜的天然药物，制成的馒头、面条、米饭、汤圆、包子、馄饨等各种饮食。

②菜肴类。是以菜为基本原料，加入适宜的天然药物，制成的冷菜、蒸菜、炖菜、炒菜、榨菜、卤菜等各种食品。

③粥食类。是以米、麦、豆等为基本原料，加入适宜的天然药物，如枸杞子、山楂、百合等，煮成的半流体饮食。

④糕点类。是按糕点的制作方法制成的药膳，其花样繁多，如茯苓饼、栗子膏、核桃酥等。

⑤汤羹类。是以肉、蛋、奶、海味品等原料为主，加入适宜的天然药物，煮、炖、煲而成的较稠厚的汤液。

⑥蜜饯类。是以植物的干、鲜果实或果皮为原料，经药液煎煮后，再加入适量的蜂蜜或白糖而制成。

(2)烹调方法

①炖法。是将天然药物和食物同时下锅，放入调料，不炝锅、不勾芡，大火煮开、小火烹制成熟的一种水煮法。

②熬法。是将药膳原料经加工炮制后，放入锅内加入汤汁或清水、调味品，用大火煮开后改用小火熬熟的烹制方法。

③烩法。是将几种小型药膳原料(如片、丝、条、丁等)掺和在一起，加汤和调料混合后加热，烹制成一种汤汁菜的方法。

④氽法。是对药膳主料热处理的烹饪方法，也是制作汤类药

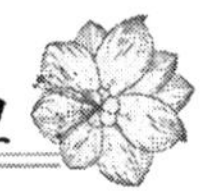

膳的一种常用方法。

⑤焖法。是先将药膳原料用油炝锅加工后，加上适量的汤汁和调味品，盖上锅盖，大火煮开，改用小火焖至酥烂的烹制方法。

⑥烧法。是将食物原料经过煸、煎、炸或水煮等处理后，再加入天然药物、汤汁和调味品，用大火煮开，小火焖透，煮至汤汁稠浓的烹制方法。

⑦蒸法。是利用水蒸气加热烹制药膳菜肴至熟的方法。在实际操作中，由于蒸制药膳原料和方法的不同，又分为粉蒸、扣蒸、清蒸、包蒸等不同类型。

⑧煮法。是将药膳原料放入锅内，加适量汤或水，先用大火煮开，再改小火煮至熟烂的一种烹调方法。

⑨卤法。是将经过加工的药膳原料按照一定的方式配合后，再放入用食盐、味精、花椒水、清汤对好的卤汁中，用中火逐步加热，使其渗透卤汁，直至成熟的一种烹调方法。

⑩炸法。是把药膳原料直接投入多量的油中加热，使之具有味香、酥脆的一种烹制方法。

⑪炒法。是将加工后的药膳原料放入热油锅中，再加调味料，以急火、快速翻炒至熟的一种烹制方法。

⑫熘法。是将加工成型的药膳原料调味(有的不需调味)，经炸、蒸、煮或上浆划油等初步加热后，再以热油煸炒辅料、调料，加上主料，然后倒入对好的芡汁快速翻炒至熟，使主辅料交融在一起的一种烹制方法。

139. 适宜于肾病患者的粥类食疗方有哪些

(1)鲜藕粥

原料：鲜藕、大米各50克，白糖适量。

制作：把鲜藕去皮，洗净，切成小粒状，与淘洗干净的大米一同

放入沙锅中，加入清水适量煮粥，待米熟粥成，加入白糖溶化调匀即可。

用法：每日1剂，早餐食之。

功效：清热凉血。

适应证：适宜于热毒壅盛、迫血下行型IgA肾病，膀胱湿热型肾盂肾炎。

(2)茯苓粉粥

原料：茯苓粉、大米各30克，大枣(去核)7枚，红糖适量。

制作：先将大米淘洗干净，放入沙锅中，加入清水适量煮粥，煮数沸后放入大枣，继续煮至米熟粥将成，加入茯苓粉，用筷子搅匀稍煮，使其成粥，再加红糖少许调匀即可。

用法：每日1剂，早餐食之，可常食用。

功效：健脾祛湿。

适应证：适宜于脾气虚弱型急性肾炎，脾肾气虚型慢性肾炎，以及肺脾气虚型IgA肾病。

(3)桂草粥

原料：肉桂5克，车前草12克，大米50克，红糖适量。

制作：将肉桂、车前草水煎取汁备用。把淘洗干净的大米放入沙锅中，加入清水适量煮粥，待米七成熟时入药汁，继续煮至米熟粥成，加入红糖溶化调匀即可。

用法：每日1剂，早餐食之。

功效：温阳利水。

适应证：适宜于脾肾阳虚、水湿泛滥型慢性肾炎，脾肾阳虚型肾病综合征，脾肾阳虚型IgA肾病。

(4)二子二仁粥

原料：车前子10克，韭菜子6克，核桃仁3枚，薏苡仁30克。

制作：把韭菜子、车前子分别淘洗干净，烘干后研成细粉，与捣碎的核桃仁和淘洗干净的薏苡仁一同放入沙锅中，加入清水适量，

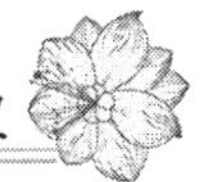

武火煮沸后，改用文火煮粥，至薏苡仁熟烂粥成即可。

用法：每日1剂，温热服食。

功效：补虚益肾，清热利湿通淋。

适应证：适宜于脾肾两虚、余邪未清型肾盂肾炎。

(5)滑石粥

原料：滑石(布包)20～30克，瞿麦10克，大米50～100克。

制作：将滑石、瞿麦水煎取汁，把药汁与淘洗干净的大米一同放入锅中煮粥即可。

用法：每日1剂，佐餐食用。

功效：清热利湿通淋。

适应证：适宜于湿热蕴结型肾结石，膀胱湿热型肾盂肾炎。

(6)车前叶粥

原料：鲜车前叶30～60克，葱白1根，大米50～100克。

制作：将鲜车前叶、葱白水煎取汁，把药汁与淘洗干净的大米一同放入锅中煮粥即可。

用法：每日1剂，佐餐食用。

功效：清利湿热。

适应证：适宜于膀胱湿热型肾盂肾炎，湿热留恋型肾盂肾炎。

(7)赤小豆鱼粥

原料：赤小豆50克，鲤鱼(或鲫鱼)1条。

制作：先将鱼宰杀，去鳞片及肠杂，洗净，放入锅中水煮取汁备用。用水煮赤小豆做粥，待粥将成时入鱼汁调匀(不加作料)，再稍煮即成。

用法：每日1剂，早餐食之。

功效：清热解毒，利水。

适应证：适宜于湿热壅盛型急性肾炎，膀胱湿热型肾盂肾炎。

(8)丝瓜粥

原料：鲜嫩丝瓜1根，大米50克，白糖适量。

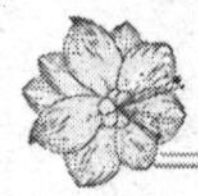

制作:把丝瓜去皮,洗净,切成小粒状备用。将大米淘洗干净,放入沙锅中,加入清水适量煮粥,待米熟粥将成时,放入丝瓜粒,继续煮至米及丝瓜熟烂粥成,再加入白糖调匀即可。

用法:每日1剂,早餐食之。

功效:清热解毒,利水。

适应证:适宜于湿热壅盛型急性肾炎,膀胱湿热型肾盂肾炎。

(9)冬瓜粥

原料:新鲜连皮冬瓜100克,大米50克,白糖适量。

制作:将冬瓜洗净,切成小块,与淘洗干净的大米一同放入沙锅中,加入清水适量煮粥,待米熟粥成,再加入白糖调匀即可。

用法:每日1剂,早餐食之。

功效:清热解毒,利水消肿。

适应证:适宜于湿热壅盛型急性肾炎,膀胱湿热型肾盂肾炎。

(10)浮萍黑豆粥

原料:浮萍100克,黑豆、大米各50克,白糖适量。

制作:先将浮萍水煎取汁备用。把淘洗干净的黑豆、大米一同放入沙锅中,加入清水适量,文火煮粥,待粥将成时,再加入药汁,继续煮至黑豆、大米熟烂粥成,加入白糖调匀即可。

用法:每日1剂,温热服食。

功效:补肾纳气,祛风行水。

适应证:适宜于风水泛滥型急性肾炎。

(11)葫芦壳粥

原料:葫芦壳30克,大米50克,白糖适量。

制作:将葫芦壳洗净,捣烂,水煎取汁,与淘洗干净的大米一同放入沙锅中煮粥,待米熟粥成,再加入白糖调匀即可。

用法:每日1剂,温热服食。

功效:补肾利水,消肿。

适应证:适宜于急慢性肾炎、肾病综合征、慢性肾衰竭及IgA

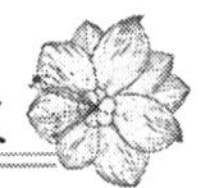

肾病出现水肿症状者。

(12)白术猪肚粥

原料:白术、槟榔各10克,猪肚1个,大米100克,生姜适量。

制作:先将猪肚洗净,切成小块状,与白术、槟榔、生姜一同放入沙锅中,水煎取汁,药汁与淘洗干净的大米一同放入沙锅中煮粥即可。

用法:每日1剂,分早晚温热服食,猪肚可取出蘸酱油佐餐食用。

功效:补中益气,健脾补肾。

适应证:适宜于脾气虚弱型急性肾炎,脾肾气虚慢性肾炎、水湿滞留型慢性肾炎,以及脾肾不足、气血两虚型慢性肾衰竭。

(13)翠衣粥

原料:西瓜皮100克,大米50克,冰糖适量。

制作:将西瓜皮洗净、切碎,剁成细蓉,用洁净纱布绞出汁液,盛入碗中备用。把淘洗干净的大米放入沙锅中,加入清水适量煮粥,待米熟粥成,调入西瓜皮汁液和冰糖搅匀,再煮沸即可。

用法:每日1剂,温热服食。

功效:清热解毒,利水消肿。

适应证:适宜于急性肾炎、慢性肾炎急性发作期及急性肾盂肾炎。

(14)百合绿豆粥

原料:鲜百合25克,绿豆50克,大米60克。

制作:将百合掰开后洗净,与淘洗干净的绿豆、大米一同放入沙锅中,加入清水适量,武火煮沸后,改用文火煮至绿豆、百合及大米熟烂粥成即可。

用法:每日1剂,温热服食。

功效:滋阴清热,利尿消肿。

适应证:适宜于急性肾炎,对伴有口干咳嗽者较为适宜。

(15)芡实大米粥

原料:芡实30克,大米50克,白果仁10克。

制作:将芡实洗净,打碎;白果仁洗净,去心。将芡实、白果仁与淘洗干净的大米一同放入锅中,加入清水适量,武火煮沸后,改用文火煮至白果仁、大米熟烂粥成即可。

用法:每日1剂,早餐食之。

功效:补益脾肾,固精止遗。

适应证:适宜于慢性肾炎及肾病综合征出现蛋白尿不易消除者。

(16)茅根银花蒲公英粥

原料:鲜白茅根(或干品50克)100克,鲜蒲公英(或干品30克)60克,金银花30克,大米100克。

制作:将白茅根、蒲公英、金银花水煎取汁,浓缩至200毫升备用。把淘洗干净的大米放入锅中,加入清水适量,武火煮沸后,改用文火煮至粥将成时调入药汁,继续煮至大米熟烂粥成即可。

用法:每日1剂,分早晚温热服食。

功效:清热解毒,凉血止血。

适应证:适宜于热毒壅盛、迫血下行型IgA肾病及急性肾盂肾炎。

(17)参芪杞子粥

原料:党参、黄芪各30克,枸杞子10克,粳米100克,白糖适量。

制作:将党参、黄芪水煎取汁备用。将淘洗干净的枸杞子、粳米一同放入沙锅中,加入清水适量煮粥,待至米七成熟时,倒入药汁,继续煮至米熟粥成,加入白糖调匀即可。

用法:每日1剂,分早晚温热服食。

功效:益肾健脾,渗湿利水,补气益肺。

适应证:适宜于慢性肾炎、肾病综合征及慢性肾衰竭出现气虚症状者。

(18)山药菟丝粥

原料:山药30～50克,菟丝子10～20克,粳米100克,白糖适量。

制作:将菟丝子水煎取汁;山药洗净,切碎;粳米淘洗干净。将

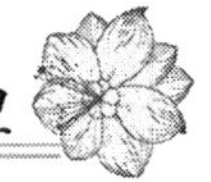

菟丝子汁、山药、粳米一同放入锅中煮粥，待米熟粥成，加入白糖调匀即可。

用法：每日 1 剂，分早晚温热服食。

功效：利水祛湿，健脾温肾。

适应证：适宜于慢性肾炎、肾病综合征及慢性肾衰竭出现阳虚症状者。

(19)当归补血粥

原料：当归 10 克，黄芪、生薏苡仁各 50 克。

制作：将当归、黄芪水煎取汁，与淘洗干净的生薏苡仁一同放入锅中煮粥即可。

用法：每日 1 剂，温热服食。

功效：健脾益气，养血。

适应证：适宜于慢性肾炎、肾病综合征及慢性肾衰竭出现气血不足症状者。

(20)车前绿豆粥

原料：车前子、绿豆各 50 克，橘皮 20 克，通草 10 克，高粱米 100 克。

制作：将车前子、橘皮、通草水煎取汁，与淘洗干净的高粱米、绿豆一同放入锅中煮粥即可。

用法：每日 1 剂，佐餐食用。

功效：清热利尿，解毒除湿。

适应证：适宜于肾盂肾炎及肾结石出现小便淋涩、尿急尿痛者。

140. 适宜于肾病患者的菜肴类食疗方有哪些

(1)地丁炒田螺

原料：鲜紫花地丁 50 克，田螺肉、食盐、香油各适量。

制作：将田螺肉清洗干净，与淘洗干净的紫花地丁一起用香油

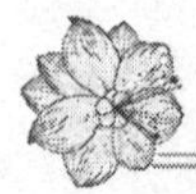

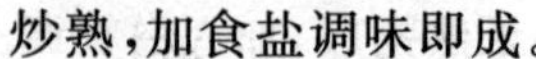

炒熟，加食盐调味即成。

用法：每日1剂，佐餐随意食用。

功效：清热解毒，利水通淋。

适应证：适宜于肾盂肾炎及肾结石出现小便黄赤短少、淋痛不通症状者。

(2)腰花杜仲

原料：羊腰子(或猪腰子)1对，杜仲15克，食盐、葱花各适量。

制作：先将腰子洗净，切开，去皮膜，切成腰花，与杜仲一同放入锅中，加入清水适量炖煮，煮沸数沸后放入食盐、葱花，继续炖至腰花熟烂即可。

用法：取腰花作夜宵食之。

功效：补益肾气。

适应证：适宜于肾气亏虚之慢性肾炎、肾病综合征、慢性肾衰竭。

(3)核桃仁炒韭菜

原料：核桃仁50克，韭菜150克，食盐、香油各适量。

制作：先将核桃仁用香油炸成黄色，再加入洗净、切段的韭菜，调入食盐，稍炒即成。

用法：每日1剂，佐餐食用。

功效：补肾助阳。

适应证：适宜于慢性肾炎、肾病综合征、慢性肾衰竭中医辨证属肾阳不足及脾肾阳虚者。

(4)炒丝瓜

原料：嫩丝瓜250克，植物油、生姜丝、葱花、蒜片、虾皮、酱油、食盐、香油各适量。

制作：将丝瓜刮去皮、洗净，切成片，放入盘中备用。炒锅上旺火，加入植物油烧热，放入生姜丝、葱花、蒜片、虾皮，翻炒出香味后下丝瓜片，再加食盐、酱油，继续翻炒至丝瓜片熟透，淋上香油即成。

用法：每日1～2次，佐餐食用。

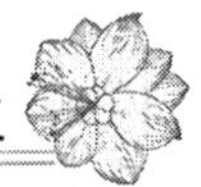

功效:凉血解毒,祛瘀利尿。

适应证:适宜于湿毒浸淫型急性肾炎、膀胱湿热型肾盂肾炎及湿热蕴结型肾结石。

(5)竹笋拌莴苣

原料:竹笋、莴苣各200克,食盐、香油、白糖、味精、生姜末各适量。

制作:将莴苣洗净、去皮,切成滚刀块;竹笋洗净,切成滚刀块。将莴苣块、竹笋块一同在开水锅中煮熟,捞出沥干水装碗内;把食盐、香油、白糖、味精、生姜末一起调匀,浇在竹笋和莴苣块上,拌匀装盘即成。

用法:每日1～2次,佐餐食用。

功效:清热利尿。

适应证:适宜于肾盂肾炎及肾结石下焦湿热出现小便淋涩、疼痛者。

(6)凉拌西瓜皮

原料:西瓜皮500克,食盐、味精、酱油、白糖、蒜蓉、香油各适量。

制作:西瓜皮洗净,削去表皮和残剩的内瓤,切成薄片,加入食盐腌渍,挤去多余的水分,再加入蒜蓉、酱油、白糖、味精、香油,拌匀即成。

用法:每日1～2次,佐餐食用。

功效:滋阴清热。

适应证:适宜于急性肾炎、慢性肾炎、肾病综合征、IgA肾病、肾盂肾炎、肾结石等肾病阴虚火旺出现口渴心烦、小便赤热者。

(7)凉拌莴苣

原料:莴苣250克,食盐、味精、食醋、香油各适量。

制作:将莴苣去皮,洗净,切成细丝,在沸水锅中焯一下,用适量食盐腌制,加食醋、味精、香油调味拌匀即可。

用法:每日1剂,佐餐食用。

功效:清热利尿。

适应证:适宜于急性肾盂肾炎、湿热蕴结型肾结石。

(8)山药腐竹鸡片

原料:腐竹1片,鸡肉250克,鲜山药100克,生姜片、葱丝、植物油、十三香、酱油各适量。

制作:将鸡肉洗净,切成小片,加生姜片、葱丝、十三香、酱油腌10分钟备用;腐竹洗净,切成小片,用沸油炸脆,捞出放入盘中。炒锅上旺火,加入植物油,烧热后爆香生姜片及葱丝,再下鸡肉片翻炒,待鸡肉熟透后放入洗净、切片的山药,继续翻炒至山药熟透,勾芡,与腐竹一同拌匀即可。

用法:每日1剂,佐餐食用。

功效:补脾胃,消蛋白。

适应证:适宜于慢性肾炎、肾病综合征脾虚失运,症见形体消瘦,倦怠乏力,纳差食少,尿蛋白长期不消者。

(9)山药大枣蒸甲鱼

原料:甲鱼(重约250克)1只,山药50克,大枣15枚,冰糖20克。

制作:将甲鱼宰杀,去头、尾、爪及内脏,洗净,入沸水中焯透,捞出,冷水中过凉,切成块,放入蒸盆中,再加入洗净切片的山药、淘洗干净的大枣,撒上冰糖,并加适量清水,入笼屉用大火蒸1小时即成。

用法:当菜佐餐,随意食用。

功效:滋阴补肾,健脾和胃。

适应证:适宜于肝肾阴虚型慢性肾炎、肾病综合征,症见水肿,小便不利,腰膝酸软,神疲乏力,目睛干涩,口干心烦,食欲缺乏者。

(10)大蒜煨黑鱼

原料:大蒜头2个,黑鱼(重约150克)1条。

制作:将大蒜头掰开,剥去外膜,分成大蒜瓣,洗净备用;把黑鱼宰杀,去内脏。将大蒜瓣装入鱼腹中,用细线缝一下,再用湿绵

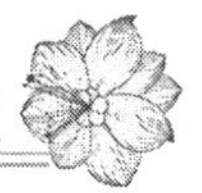

纸包裹,外面用黄泥封好,于木炭火中煨熟,去黄泥取出即成。

用法:每日 1 剂,当菜佐餐。

功效:健脾化湿,利水消肿。

适应证:适宜于慢性肾炎、肾病综合征脾虚水湿不化者。

(11)凉拌蒲芹

原料:新鲜蒲芹(药芹)250 克,甜杏仁 20 克,香干 4 块,白糖、味精、香油、食盐各适量。

制作:将蒲芹拣去杂质及叶片,洗净,入沸水锅中焯至断生回软,捞出放冷开水中过凉,用刀切成小段,按药瓣形摆放在盘中;甜杏仁去皮、尖,入沸水锅中煮熟,捞出切成薄片;香干洗净,入沸水锅中焯透,捞出切成细丝;把甜杏仁、香干一同放入芹菜瓣的中心和四周,再加入白糖、味精、香油,调入少许食盐即成。

用法:当菜佐餐,随意食用。

功效:清热凉肝,补益脾肾。

适应证:适宜于脾肾两虚、余邪未清之慢性肾盂肾炎。

(12)菠萝荸荠炒鸡片

原料:菠萝片 150 克,荸荠 100 克,鸡脯肉 200 克,火腿肉 15 克,鸡蛋 1 个,清汤、植物油、黄酒、生姜末、葱花、湿淀粉、味精、食盐、香油各适量。

制作:将荸荠洗净,去外皮,切成片;火腿肉洗净,切成细丝;鸡脯肉洗净,切成小片,放入碗中,加黄酒、葱花、生姜末、湿淀粉及鸡蛋清,拌和均匀,上浆备用。炒锅上旺火,加入植物油,烧至七成热时,入葱花、生姜末煸炒出香,倒入上浆的鸡脯肉片,不断翻炒至断生,加入清汤、荸荠片,用炒勺划散,加入火腿丝及菠萝片,煮沸后再翻炒片刻,入味精及少许食盐,淋入香油,拌匀即成。

用法:当菜佐餐,随意食用。

功效:健脾益气补肾,清热利湿通淋。

适应证:适宜于肾盂肾炎、肾结石、慢性肾炎出现脾肾不足、内有湿热征象者。

(13)玉米须煲蚌肉

原料:玉米须(鲜品100克)50克,蚌肉150克,葱花、生姜末各适量。

制作:将玉米须拣去杂质,洗净,放入纱布袋中,扎紧袋口。蚌肉洗净,切成片,与玉米须袋一同放入沙锅中,加入清水适量,武火煮沸后,放入葱花、生姜末,用文火继续煨煲1小时,取出玉米须袋,滤尽汁液即成。

用法:随意食肉喝汤,当日吃完。

功效:清热滋阴,利尿降压,益气补虚。

适应证:适宜于急性肾炎恢复期。

(14)黄芪蒸鹌鹑

原料:鹌鹑2只,黄芪50克,葱段、生姜片、黄酒、食盐各适量。

制作:将鹌鹑宰杀,去毛、爪及肠杂等,洗净,把淘洗干净的黄芪放入鹌鹑腹中,用线扎一下,再把鹌鹑放入蒸碗中,加入葱段、生姜片、黄酒及食盐,注入适量清水,入笼屉用大火蒸30～50分钟即成。

用法:随意食用,黄芪并可嚼食。

功效:补肺健脾,利水消肿。

适应证:适宜于慢性肾炎、肾病综合征出现肺脾气虚症状者。

(15)荠菜小蓟拌马兰

原料:新鲜荠菜150克,新鲜小蓟50克,新鲜马兰100克,白糖、香油、味精、食盐各适量。

制作:将新鲜荠菜、新鲜小蓟、新鲜马兰分别拣洗干净,码齐,入沸水锅中焯至断生回软,捞出后放入冷开水中过凉,切成小段,摆入盘中,中间为荠菜,上面为小蓟,四周为马兰,再加入白糖、味精和食盐,淋入香油,轻拌即成。

用法:当菜佐餐,随意食用,当日吃完。

功效:清热解毒,凉血止血。

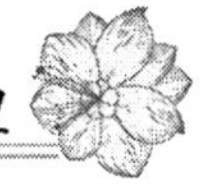

适应证:适宜于肾盂肾炎、肾结石出现血尿及IgA肾病以血尿为突出表现者。

(16)鱼腥草拌莴苣

原料:新鲜鱼腥草150克,莴苣500克,葱花、生姜末、酱油、食盐、味精、食醋、香油各适量。

制作:将新鲜鱼腥草拣去杂质,洗净后入沸水锅中焯一下,捞出入冷开水中过凉,切成小段,放入碗中,加少许食盐拌揉,腌渍一下;莴苣弃叶,去皮,洗净,切成细丝,用少许食盐拌腌一下,沥去汁液,码放在盘中,上面铺上鱼腥草,加葱花、生姜末、酱油、食醋、味精稍拌,淋入香油即成。

用法:当菜佐餐,随意食用。

功效:清热解毒,利湿通淋。

适应证:适宜于湿热蕴结型急、慢性肾盂肾炎及肾结石。

(17)三金煲乌龟

原料:乌龟(约200克)1只,金钱草30克,海金沙20克,鸡内金15克,葱花、生姜末、食盐各适量。

制作:将乌龟宰杀,去内脏,洗净,入沸水锅中焯片刻,捞出,切成小块;金钱草、海金沙、鸡内金分别淘洗干净,放入纱布袋中,扎紧袋口。把乌龟肉块、药袋一同放入沙锅中,加入清水适量,武火煮沸后,再放入葱花、生姜末、食盐,用文火煲煮至乌龟肉熟烂,取出药袋,滤尽汁液即成。

用法:当菜佐餐,随意食肉喝汤。

功效:滋阴补肾,通淋排石。

适应证:适宜于肝肾阴虚型肾结石。

(18)芪枣炖鲈鱼

原料:北黄芪30克,大枣15枚,鲈鱼(约200克)1条,黄酒、葱花、生姜末、食醋各适量。

制作:将北黄芪、大枣分别拣去杂质,淘洗干净;北黄芪切成片，大枣去核；鲈鱼宰杀，去鳞、鳃及内脏，洗净。把黄芪片、大枣一同装入鲈鱼腹中，用细线扎一下。把鲈鱼放入沙锅中，加入清水适量，武火煮沸后，烹入黄酒，加入葱花、生姜末、食醋，改用文火煨炖1小时左右，待鲈鱼肉熟烂酥香即成。

用法：当菜佐餐，随意食肉喝汤，黄芪片、大枣可同食之。

功效：滋补脾肾，温阳利水。

适应证：适宜于脾肾不足、水湿浸渍之慢性肾炎、肾病综合征。

141. 适宜于肾病患者的汤羹类食疗方有哪些

(1)鱼腥草瘦肉汤

原料：鱼腥草60克，猪瘦肉100克，食盐适量。

制作：将鱼腥草洗净，切成段；猪瘦肉洗净，切成小块。把鱼腥草段、猪肉块一同放入沙锅中，加入清水适量，武火煮沸后改用文火慢炖，待猪肉熟烂，再放入食盐调味即可。

用法：每日1次，吃肉并喝汤。

功效：清热利湿，通淋。

适应证：适宜于膀胱湿热型慢盂肾炎、湿热蕴结型肾结石。

(2)鲤鱼冬瓜汤

原料：鲜活鲤鱼(重约500克)1条，冬瓜150克，葱花、生姜末、食盐、味精、香油各适量。

制作：先将鲤鱼宰杀，去鳞、鳃及内脏，洗净，切块，放入锅中，加入清水适量，武火煮沸后，再加入洗净、去皮、切块的冬瓜及葱花、生姜末，改用文火煮至鱼肉熟烂时，放入食盐、味精，再煮两沸，淋入香油即成。

用法：佐餐当菜，吃鱼喝汤。

功效：健脾祛湿，利尿。

适应证：适宜于脾气虚弱型急性肾炎，脾气虚弱、水湿滞留型

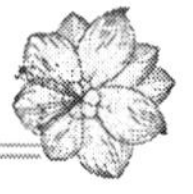

慢性肾炎，以及肾病综合征、肾盂肾炎出现脾虚湿阻症状者。

(3)茵陈菠菜瘦肉汤

原料：茵陈 80 克，菠菜 150 克，猪瘦肉 100 克，食盐、味精、葱花、生姜丝、植物油各适量。

制作：将茵陈水煎取汁；猪瘦肉洗净，切成细丝；锅烧热，入植物油适量，待油热后入葱花、生姜丝、肉丝煸炒，肉熟后起锅备用。将药汁、肉丝及洗净的菠菜一同放入锅中，再加清水适量，煮至菠菜熟烂，调入食盐、味精即成。

用法：每日 1 次，吃菜、肉，喝汤。

功效：清热利湿，益气健脾。

适应证：适宜于肾盂肾炎、肾结石、急性肾炎、慢性肾炎、肾病综合征等肾病出现湿热内结、脾虚失运症状者。

(4)参芪冬瓜汤

原料：党参、黄芪 20 克，冬瓜 100 克，味精、食盐、香油各适量。

制作：将党参、黄芪水煎取汁，趁热加入洗净切成小块的冬瓜，再煮 10 分钟左右，放入食盐、味精、香油调味即可。

用法：每日 1～2 次，吃冬瓜并喝汤。

功效：健脾益气，升阳利尿。

适应证：适宜急性肾炎、慢性肾炎、肾病综合征、慢性肾衰竭等肾病出现脾虚阳气不振、水饮停滞症状者。

(5)冬瓜薏米汤

原料：冬瓜 250 克，生薏苡仁 50 克，海带 100 克。

制作：将冬瓜洗净，切成块；生薏苡仁淘洗干净；海带洗净，切成小片。将冬瓜块、生薏苡仁、海带片一同放入沙锅中，加入清水适量，共煮成汤即可。

用法：随意吃冬瓜、薏苡仁、海带，喝汤。

功效：利尿消肿，健脾利湿。

适应证：适宜于急性肾炎、慢性肾炎、肾病综合征、慢性肾衰竭等肾病出现水肿、小便不利者。

(6)鲫鱼小豆汤

原料:鲫鱼(重约300克)1条,赤小豆200克。

制作:将鲫鱼宰杀,去鳞、鳃及内脏,洗净,与赤小豆一同放入沙锅中,加入清水适量,用文火炖至鱼肉熟烂,不加任何调料。

用法:每日1次,早晨服用,只喝汤,不食鱼肉及赤小豆。

功效:利小便,消水肿,清热毒,止烦渴。

适应证:适宜于急性肾炎、慢性肾炎、肾病综合征等肾病出现水肿、小便不利症状者。

(7)杜仲羊腰汤

原料:羊腰子2个,杜仲15克,葱花、生姜末、食盐、料酒各适量。

制作:将羊腰子洗净,剖成两半,去除臊腥物,在冷水中浸泡片刻,去掉血水,与淘洗干净的杜仲一同放入沙锅中,加入清水适量,武火煮沸后,再加葱花、生姜末、食盐、料酒,改用文火煮至羊腰熟烂即成。

用法:每日1次,佐餐食用。

功效:温阳补肾,强壮筋骨。

适应证:适宜于脾肾阳虚之肾病综合征。

(8)荠菜白茅根猪脬汤

原料:新鲜荠菜150克,蜜枣3个,白茅根30克,猪脬1个,食盐、香油各适量。

制作:将荠菜、蜜枣、白茅根分别洗净;猪脬用粗盐擦洗干净,再用沸水烫过。把荠菜、蜜枣、白茅根及猪脬一同放入沙锅中,加入清水适量,武火煮沸后,改用文火慢炖30～50分钟,用食盐、香油调味即可。

用法:每日1次,随意喝汤。

功效:健脾和胃,清热利尿。

适应证:适宜于下焦湿热蕴结之肾盂肾炎、肾结石。

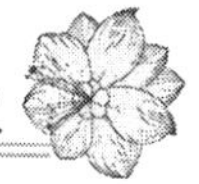

(9)鲤鱼汤

原料:鲜活鲤鱼(重约300克)1条,荜茇5克,葱花、生姜末、香菜、料酒、食醋、食盐各适量。

制作:先将鲤鱼宰杀,去鳞、鳃及内脏,洗净,切成块状,放入锅中,加入清水适量,武火煮沸后,再加入葱花、生姜末、香菜、料酒、食醋,改用文火煮至鱼肉熟烂时,放入食盐再稍煮即成。

用法:佐餐当菜,吃鱼喝汤。

功效:健脾祛湿,利尿消肿。

适应证:适宜于急性肾炎恢复期仍有水肿症状且身体较为虚弱者,也用于慢性肾炎、肾病综合征出现脾虚水湿不化症状者。

(10)参芪鲤鱼汤

原料:鲜活鲤鱼(重约250～300克)1条,党参、黄芪、白术、茯苓、当归各12克,丹参、生地榆、马鞭草各30克,炙甘草6克,大枣4枚,生姜10克,食盐少许。

制作:将党参、黄芪、白术、茯苓、当归、丹参、生地榆、马鞭草、炙甘草、大枣、生姜浸泡于冷水中60分钟,备用;把鲤鱼宰杀,去鳞、鳃及内脏,洗净。把上述诸药一同塞于鱼腹中,用线缝好,与浸泡药之水一同置于沙锅中,武火煮沸后,改用文火煮至鱼肉熟烂时,放入食盐再稍煮即成。

用法:佐餐当菜,吃鱼喝汤。

功效:健脾益气补肾,消除蛋白尿。

适应证:适宜于慢性肾炎及肾病综合征脾肾不足,长期蛋白尿,面色萎黄,形体衰弱,疲乏无力,食欲缺乏,水肿不退者。

(11)山药银耳大枣汤

原料:鲜山药100克,银耳、冰糖各15克,大枣10枚。

制作:将鲜山药去皮,洗净,切成小薄片,盛入碗中,备用。银耳用冷水泡发,掰开,拣去杂质后撕成小朵状。银耳与洗净的大枣一同放入沙锅中,加入清水适量,武火煮沸后改用文火再煮30分

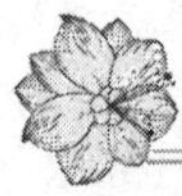

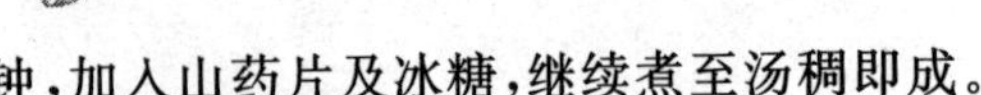

钟,加入山药片及冰糖,继续煮至汤稠即成。

用法:每日1剂,分早晚食用。

功效:健脾益气,滋肺补肾。

适应证:适宜于急性肾炎恢复期。

(12)薏苡仁鲫鱼汤

原料:薏苡仁30克,冬瓜皮(鲜品)50克,鲫鱼(重约200克)1条。

制作:将鲫鱼宰杀,去鳞、鳃及内脏洗净,把淘洗干净的薏苡仁塞入鱼腹中,用细线扎紧,备用。将冬瓜皮洗净,切成小片,与鲫鱼一同放入沙锅中,加入清水适量,武火煮沸后,改用文火煨煮1小时左右,待鱼肉熟烂即成。

用法:佐餐当菜,吃鱼喝汤,当日吃完。

功效:健脾益肾,利尿消肿。

适应证:适宜于急性肾炎、慢性肾炎及肾病综合征所致之水肿。

(13)山药扁豆莲子汤

原料:鲜山药250克,白扁豆、莲子各15克,芡实30克,冰糖20克。

制作:将鲜山药去皮,洗净,切成小薄片,盛入碗中备用。把白扁豆、芡实、莲子分别洗净,一同放入沙锅中,加入清水适量,浸泡30分钟,武火煮沸后,改用文火再煨煮30分钟,加入山药片及冰糖,继续煮至白扁豆、莲子、芡实熟烂、汤稠即成。

用法:每日1剂,分早晚食用。

功效:健脾补肾,祛湿消肿。

适应证:适宜于慢性肾炎、肾病综合征出现脾肾阳虚症状者。

(14)苋菜薏苡仁豆豉羹

原料:苋菜250克,淡豆豉30克,薏苡仁50克,葱白末适量。

制作:将苋菜洗净,切成小段,备用。把薏苡仁淘洗干净,放入沙锅中,加入清水适量,浸泡30分钟,武火煮沸后,改用文火再煨煮40分钟左右,待薏苡仁酥烂,加入淡豆豉、苋菜段,继续煮至成

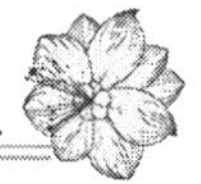

羹时，撒入葱白末，搅匀后再稍煮即成。

用法：每日1剂，分早晚食用。

功效：健脾补肾，祛湿消肿。

适应证：清热利尿，解毒除烦。适宜于湿热蕴结下焦之急慢性肾盂肾炎、肾结石。

(15)桑白皮赤豆鲫鱼汤

原料：桑白皮30克，赤小豆60克，鲫鱼(重约150克)1条，陈皮5克，生姜适量。

制作：将鲫鱼宰杀，去鳞、鳃及内脏，洗净；桑白皮、陈皮分别洗净，切碎；生姜洗净，切成薄片。赤小豆淘洗干净，与桑白皮、陈皮一同放入沙锅中，加入清水适量，武火煮沸后，改用文火煨煮15分钟，再放入鲫鱼、生姜片，改用中火继续煮至鱼肉熟烂即成。

用法：佐餐当菜，吃鱼喝汤，当日吃完。

功效：健脾补肾，祛湿消肿。

适应证：健脾补肾，祛湿消肿。适宜于风水泛滥型急性肾炎。

(16)芡实党参猪腰汤

原料：芡实30克，党参20克，猪腰子1个。

制作：将猪腰子洗净，除去白色臊腺，用斜纹刀交叉剖切成腰花条，与淘洗干净的芡实、党参一同放入沙锅中，加入清水适量，武火煮沸后，改用文火煨煮，至猪腰花熟烂，汤汁呈黏糊状即成。

用法：每日1剂，佐餐当菜，随意食用。

功效：益气健脾补肾。

适应证：适宜于慢性肾炎、肾病综合征出现脾肾不足症状者。

(17)乌龟玉米须汤

原料：乌龟(约150克)1只，鲜玉米须60克，猪瘦肉50克，食盐、香油各少许。

制作：将猪瘦肉洗净，切成细丝；玉米须洗净；把乌龟宰杀，去内脏，洗净，入沸水锅中焯片刻，捞出，切成小块。将乌龟肉块与猪肉丝、玉米须一同放入沙锅中，加入清水适量，武火煮沸后，改用文火煨煮至乌龟肉熟烂，加入少许食盐，淋入香油，搅匀即成。

用法：当菜佐餐，随意食肉喝汤。

功效：滋阴清热，润燥除烦，利水消肿。

适应证：适宜于肝肾阴虚型急性肾炎、慢性肾炎及肾病综合征。

(18)豆芽车前蘑菇汤

原料：黄豆芽200克，鲜蘑菇50克，鲜车前草（干品50克）100克，香油、青蒜末、食盐各适量。

制作：将黄豆芽、蘑菇分别洗净，黄豆芽去根，蘑菇切片；把鲜车前草洗净，切段，放入沙锅中，水煎取汁。将药汁与黄豆芽、蘑菇片一同放入沙锅中，用中火煨煮15分钟左右，至黄豆芽和蘑菇熟透，撒入青蒜末，加入少许食盐，淋上香油，搅匀即成。

用法：当菜佐餐，随意食用。

功效：清热解毒，利湿通淋。

适应证：适宜于急性肾盂肾炎。

(19)银耳大枣羹

原料：银耳20克，大枣100克，白糖适量。

制作：将银耳用水泡发，洗净，再与洗净的大枣一同放入沙锅中，加入清水适量，煮成羹状后入白糖调味即可。

用法：每日1～2次，佐餐食用。

功效：滋阴生津，益气利尿。

适应证：适宜于肾阴不足、湿热留恋型慢性肾盂肾炎小便不利者。

(20)虾皮茅根黄瓜汤

原料：虾皮50克，鲜白茅根（干品30克）60克，黄瓜150克，生姜末、葱花、酱油、鲜汤、食盐各适量。

制作：将虾皮洗净，用温水泡发，放入蒸碗中，加葱花、生姜末、鲜汤，入笼屉中，用武火蒸10分钟；白茅根洗净、切碎，放入沙锅中，水煎取汁。将药汁与洗净切成小块的黄瓜一同放入沙锅中，武

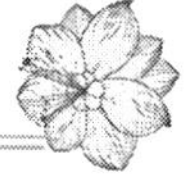

火煮沸后，再倒入蒸熟的虾皮，并加入适量鲜汤及少许酱油、食盐，搅匀，再煮沸片刻即成。

用法：当菜佐餐，随意食用。

功效：清热除湿，利尿通淋。

适应证：适宜于膀胱湿热型肾盂肾炎及湿热蕴结型肾结石。

142. 适宜于肾病患者的主食类食疗方有哪些

(1)山药茯苓煎饼

原料：山药粉、茯苓粉各 100 克，荞麦面 150 克，植物油适量。

制作：将山药粉、茯苓粉与荞麦面混匀，用水调成稠糊状备用。平底锅上旺火，加入植物油，烧热后每次取面糊适量，上锅摊成煎饼，煎熟即成。

用法：当主食，分早晚餐食用。

功效：健脾利湿，补虚润燥。

适应证：适宜于慢性肾炎、肾病综合征脾虚湿阻出现脘痞腹胀，肢软乏力，大便溏薄等症状者。

(2)山药面条

原料：山药粉 1 000 克，荞麦面粉 2 000 克，鸡蛋 300 克，大豆粉 100 克，香油、葱花、食盐、味精、菠菜叶各适量。

制作：将山药粉、荞麦面粉、大豆粉一同放入容器中，再把搅匀的鸡蛋液倒入容器中，加适量清水及食盐和成面团，擀成薄面片，切成面条。每次取适量面条，下入沸水锅中，煮熟后放入香油、食盐、葱花、菠菜叶、味精，再稍煮即成。

用法：每日 1～2 次，当主食随意食用。

功效：补脾助运，补虚益肾。

适应证：适宜于急性肾炎、慢性肾炎、肾病综合征、肾结石等肾病出现脾肾不足症状者。

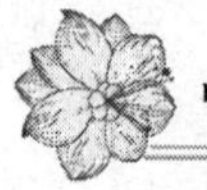

(3)赤小豆粟米饭

原料:赤小豆、粟米各100克,大米50克。

制作:将赤小豆、粟米、大米分别淘洗干净,把赤小豆放入锅中,加入清水适量,煮至八成熟时捞饭盒中,掺入粟米、粳米再加入清水适量(高出米面约1厘米),放入蒸锅中蒸熟即成。

用法:当主食随意食用。

功效:健脾益肾,利湿消肿。

适应证:适宜于脾肾虚损、水湿不化之急性肾炎、慢性肾炎、肾病综合征等。

(4)扁豆火烧

原料:白扁豆粉、山药粉各50克,发酵面500克,葱末、食盐、植物油各适量。

制作:将葱末、食盐放入碗中,加入植物油拌匀稍腌片刻待用。把发酵面用扁豆粉、山药粉为面扑揉匀,并按扁擀成大面片,取拌好的葱末撒在面片上,再将面片由下向上卷成长卷,切成10个火烧剂子,捏住两头的外皮(包住葱末和食盐),并逐个稍旋拧,擀成圆薄饼。取平底锅上中火,加入植物油,烧热后放入圆薄饼,烙熟即可。

用法:当主食随意食用。

功效:补虚扶正,健脾益肾。

适应证:适宜于慢性肾炎、肾病综合征出现脾肾不足症状者。

(5)韭菜荞麦面饼

原料:赤韭菜150克,荞麦面粉250克,小麦面粉100克,植物油、鸡蛋、食盐各适量。

制作:将荞麦面、小麦面一同放入盆中,加温水和鸡蛋液调成糊状;韭菜洗净,切成细末,倒入面糊中,加入食盐搅拌均匀。煎锅上旺火,加入植物油,烧至油热时,倒入适量面糊,摊成薄饼,煎至两面微黄饼熟即可。

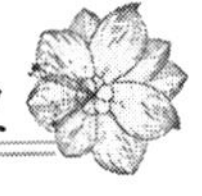

用法:当主食随意食用。

功效:补虚益肾,宽中通便。

适应证:适宜于慢性肾炎、肾病综合征出现肾气不足症状者,对伴有便秘者尤为适宜。

(6)粗粮面包

原料:山药粉、薏苡仁粉各100克,玉米面、燕麦面各150克,面粉(包括面扑)600克,酵母粉10克,鸡蛋2个,乳酸奶250毫升,玉米香型香精、植物油、菊糖各适量。

制作:将乳酸奶倒入小盆中,加入鸡蛋液,用筷子搅匀,再加入酵母粉、菊糖、香精和植物油,搅成糊液备用。取面盆倒入面粉(约500克)、山药粉、薏苡仁粉、玉米面、燕麦面,加适量清水拌匀,倒入奶蛋糊,和成发酵面坯,放1小时左右发酵,面发酵后用面扑揉搓成4个(每个250克左右)椭圆长面包剂子,表面刷上少许鸡蛋液或植物油待用。把烤箱调在180℃预热,用湿布隔热取出烤盘,刷上少许植物油,摆上面包剂子,烤20分钟左右取出,切成薄片码在盘中即可。

用法:当主食,分早晚餐随意食用。

功效:补虚扶正,健脾化湿。

适应证:适宜于急性肾炎、慢性肾炎、肾病综合征、肾盂肾炎等肾病患者出现脾肾不足、水湿停滞症状者。

(7)槐花包子

原料:小麦面粉1 000克,鲜嫩槐花500克,猪肉250克,骨头汤400克,酱油、香油、葱花、发酵剂、食用碱、糯米粉、食盐各适量。

制作:将鲜嫩槐花和猪肉分别洗净、剁成碎末,肉末放入盆内,分3次加入酱油,每次加入后搅拌均匀,再加入糯米粉,拌开后倒入骨头汤,放入槐花末、葱花、香油及少许食盐,制成包子馅。面发好后放入食用碱揉匀,面团揉成条,揪成面剂,擀成中间稍厚边缘稍薄的圆包子皮,包上馅,捏成包子生坯,直接放入蒸笼中,用武火蒸熟即成。

用法：当主食，分早晚餐随意食用。

功效：滋阴益肾，补血止血，健脾益髓，清热解渴。

适应证：适宜于肾病综合征、慢性肾衰竭、慢性肾炎等肾病所致之肾性贫血。

(8)参枣米饭

原料：党参20克，大枣10枚，大米150克，白糖适量。

制作：将党参、大枣、大米分别淘洗干净，大枣去核，党参切片，一同放入锅中，加入清水适量，按常法煮成米饭。

用法：视需要加入适量白糖，当主食于中晚餐食用。

功效：健脾益气。

适应证：适宜于脾肾气虚型慢性肾炎、脾气虚弱型急性肾炎、脾肾气虚型肾病综合征，以及脾肺气虚型IgA肾病等。

143. 药茶能调治肾病吗

茶不仅可单独冲泡饮用，也可与中药配合组成“药茶”冲泡或煎煮饮用，是人们日常生活中不可缺少的饮品。我国茶文化源远流长，历代医药学家都很重视茶叶的保健价值和对茶剂的研究，在浩如烟海的古医籍中记载了大量的药茶，如《外台秘要》中有消渴茶，《太平圣惠方》中记载有药茶方10余种，《食鉴本草》中亦有药茶方多种。《本草纲目》中说：“茶饮之，使人益思、少卧、轻身、明目，利小便，去疾热。”合理地用茶不仅能爽神益智，对多种疾病还有辅助治疗作用。药茶疗法就是应用某些中药加工制成茶剂，用于治疗调养有关疾病的一种独特防病治病方法。而茶剂则是指含有茶叶或不含茶叶的药物，经过沸水冲泡或煎煮取汁，代茶饮用的一种制剂。

药茶疗法对防病治病、养生保健起着重要作用，药茶有治疗效果而无明显不良反应，所用药物容易购买，并且配制简单，饮用方

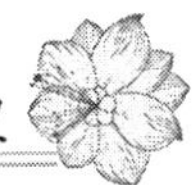

便，价格低廉，患者可以自己动手制作，故颇受人们喜爱，很多慢性病患者乐于采取药茶疗法进行调理。药茶也是人们调治急性肾炎、慢性肾炎、肾病综合征、肾盂肾炎、肾结石等肾病的常用方法之一，肾病患者根据病情的不同选用适宜的药茶进行调理，确实能调和阴阳气血，调整脏腑功能，达到改善或消除肾病患者神疲乏力、腰痛、小便淋涩不利等诸多症状的目的。当然，药茶疗法也有一定的局限性，其作用较弱，见效较慢，过多饮用还可加重肾病患者之水肿，引发胃脘部不适等，所以在采用药茶疗法调理时，应注意适时适量，同时还应注意与药物治疗、饮食调养、起居调摄等其他治疗调养方法配合，以提高临床疗效。

144. 药茶的种类和剂型有哪些

(1)药茶的种类：药茶的分类方法有多种，按方剂的构成可分为单方药茶和复方药茶；按有无茶叶分为含茶叶药茶和无茶叶药茶；按传统剂型则分为药茶和药露；若按入药部位来分，则有花类药茶、叶类药茶、茎类药茶、皮类药茶；按饮用季节分，有春季药茶、夏令药茶、秋季药茶和冬令药茶；如果按功效分类，则分为保健茶、活血茶、健脑茶、减肥茶、降压茶、补肾茶、养胃茶、去脂茶、止咳平喘茶等等。

(2)药茶的剂型：药茶的剂型有多种，较为常用的有冲泡剂、煎煮剂、散型剂、袋泡剂、块型剂。

①冲泡剂。是指直接将药茶原料放入茶杯中，加沸水冲泡，加盖闷 10 分钟左右，即可饮用者。

②煎煮剂。是指将药茶原料放入沙锅中，先用冷水浸泡，然后煎煮去渣取汁，代茶饮用者。

③散型剂。是指将药茶原料制成精末，混合均匀，之后分成若干份，每次取 1 份，放入茶杯中，用沸水冲泡或放入锅中煎取汁液，代茶饮用者。

④袋泡剂。是指将药茶原料粉碎成粗末，或将药茶原料中的一部分取浓煎汁，另一部分粉碎成细末，混合后烘干成颗粒状，按每次剂量分装入特制的滤纸袋中，用时连滤纸袋放入茶杯中，用沸水冲泡后饮用者。

⑤块型剂。是指将药茶原料粉碎成粗末，混合均匀后加入适量的神曲或面粉做黏合剂，压模制成小方块状，低温干燥备用。用时取适量，用沸水冲泡直接饮用者。

145. 应用药茶调治肾病应注意什么

(1)掌握好适应证：要掌握好药茶疗法的适应证，严防有禁忌证的肾病患者应用药茶疗法进行调治。药茶疗法多用于调理病情较轻且处于稳定阶段的慢性肾炎、肾盂肾炎、肾结石、IgA 肾病等肾病患者；对于病情较重的患者，尤其是水肿较明显的患者，应以药物治疗为主，并非药茶疗法所适宜。

(2)谨防原料霉变：加工制作药茶的原料茶叶和中药容易受潮霉变，如果出现霉变，不但没有香味和药用价值，而且含有真菌毒素，对人体危害极大，故应谨防药茶霉变。

(3)辨证选用药茶：由于药茶所选用中药的不同，不同药茶有其各不相同的适用范围，肾病患者要在医生的指导下，全面了解药茶的功效和适应证，结合自己的病情辨证选用药茶，不加分析地乱饮药茶不但难以获取调治肾病的效果，还易加重水肿，出现诸多不适等。

(4)妥善保管药茶：制作好的药茶宜置于低温干燥处密封保存，在潮湿的环境中不宜经常打开，以免受潮。不要与有异味的物品放在一起，以防串味。一次制作的药茶不要太多，防止时间久而变质。

(5)恰当服用药茶：药茶冲泡或煎煮后应尽量当日饮用完，不要放置时间太长，更不能喝隔夜茶，避免茶被细菌污染变质。在饮

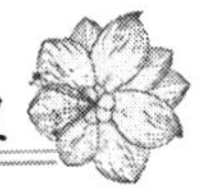

用药茶时还应注意适当忌口，饮用药茶的量要适当，太少达不到调治疾病的效果，太多则易影响消化功能，出现不良反应，反而不利于肾病的治疗康复。由于某些药茶比较苦，难以下咽，在不影响药茶疗效的前提下，可适当加些矫味品，如冰糖、白糖、红糖、蜂蜜、炙甘草等。

(6)注意配合他法：药茶疗法有一定的局限性，其作用较弱，见效较慢，只能改善或缓解急性肾炎、慢性肾炎、肾病综合征、肾盂肾炎、肾结石等肾病患者的自觉症状，难以达到治愈的目的，在采用药茶疗法调治肾病时，还应注意与药物治疗、饮食调养、起居调摄、情志调节等其他治疗调养方法配合，以提高临床疗效。

146. 适宜于肾病患者的药茶验方有哪些

(1)二鲜饮

原料：鲜藕、鲜白茅根各120克。

制作：将鲜藕洗净，切成小片；鲜白茅根洗净，切碎。将鲜藕、鲜白茅根一同放入沙锅中，加入清水适量，煎取汁液。

用法：每日1剂，不拘时代茶饮用。

功效：清热利湿，解毒凉血。

适应证：适宜于湿热壅盛型急性肾炎，膀胱湿热型肾盂肾炎，以及膀胱湿热、迫血下行型IgA肾病。

(2)鲜藕柏叶汁

原料：鲜藕250克，侧柏叶60克。

制作：将鲜藕洗净，切碎；侧柏叶洗净，切碎。将鲜藕和侧柏叶一同放入榨汁机中，榨取汁液。

用法：每日1剂，用凉开水冲后代茶饮用。

功效：清热凉血。

适应证：适宜于急性发作期IgA肾病、急性肾盂肾炎，以及肾结石出现湿热毒邪内蕴症状者。

(3)荸藕茅根饮

原料:鲜藕、鲜白茅根、荸荠各等份。

制作:将鲜藕洗净,切成小片;鲜白茅根洗净,切碎;荸荠洗净,切成小块。将鲜藕、鲜白茅根、荸荠一同放入沙锅中,加入清水适量,煎取汁液。

用法:每日1剂,代茶饮用。

功效:清热利湿,凉血解毒。

适应证:适宜于湿热壅盛型急性肾炎,膀胱湿热型肾盂肾炎,以及膀胱湿热、迫血下行型IgA肾病。

(4)玉米须车前茶

原料:玉米须、生甘草各10克,车前子20克。

制作:将玉米须除去杂质,车前子用纱布袋装好,生甘草洗净,切成片,一同放入沙锅中,加入清水适量,煎煮20分钟,去渣取汁即可。

用法:每日1剂,分2次代茶温饮。

功效:清利湿热,消肿止痛。

适应证:适宜于急性肾炎、急性肾盂肾炎及肾结石出现湿热毒邪内蕴症状者。

(5)三花金钱茶

原料:玫瑰花15克,厚朴花10克,绿萼梅20克,金钱草30克,绿茶适量。

制作:将上药共为粗末,混匀后装入小纱布袋中,每袋2克。

用法:每次1袋,用沸水冲泡,代茶饮用。

功效:理气清热,利湿通淋。

适应证:适宜于急性肾盂肾炎。

(6)紫草菊花饮

原料:紫草15克,菊花10克。

制作:将紫草、菊花一同放入沙锅中,加入清水适量,煎取汁液

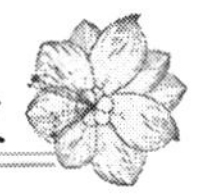

即可。

用法:每日 1 剂,代茶饮用。

功效:清热解毒,利湿。

适应证:适宜于急性肾炎、肾盂肾炎、IgA 肾病以及肾结石出现湿热蕴结症状者。

(7)葵髓茶

原料:向日葵秆内髓芯 30 克。

制作:将向日葵秆内髓芯放入沙锅中,加入清水适量,煎取汁液即可。

用法:每日 1 剂,代茶饮用。

功效:利水通淋。

适应证:适宜于急性肾盂肾炎、肾结石。

(8)车前草茶

原料:车前草 12 克。

制作:将车前草洗净,制成粗末,放入茶杯中,加沸水冲泡,加盖闷 10 分钟即可。

用法:每日 1 剂,代茶饮用。

功效:清利化湿,利尿。

适应证:适宜于急性肾盂肾炎、肾结石。

(9)薏苡仁大枣绿茶

原料:薏苡仁 60 克,大枣 30 克,绿茶 3 克。

制作:将薏苡仁、大枣一同放入沙锅中,加入清水适量,煎取浓汁,对入用沸水冲泡的绿茶中搅匀即可。

用法:每日 1 剂,代茶温饮之。

功效:健脾利湿,解毒化浊。

适应证:适宜于急慢性肾炎、肾病综合征及慢性肾衰竭等肾病。

(10)莲芡黑枣茶

原料:莲子、芡实各 30 克,黑枣 10 克。

制作:将莲子、芡实、黑枣一同放入沙锅中,加入清水适量,煎取汁液即可。

用法:每日1剂,代茶饮用。

功效:健脾补肾。

适应证:适宜于急慢性肾炎、肾病综合征蛋白尿经久不消者。

(11)玉米须公英茶

原料:玉米须30克,鲜蒲公英50克,白糖适量。

制作:将玉米须、鲜蒲公英分别洗净,一同放入沙锅中,加入清水适量,煎取汁液,再入白糖调匀即可。

用法:每日1剂,代茶饮用。

功效:清热利尿,通淋。

适应证:适宜于肾盂肾炎、肾结石出现小便涩痛不畅、尿时有灼热感诸症状者。

(12)冬葵叶茶

原料:冬葵叶适量。

制作:将冬葵叶洗净,切碎,放入沙锅中,加入清水适量,煎取汁液即可。

用法:每日1剂,代茶饮用。

功效:清热利水,通淋。

适应证:适宜于肾盂肾炎、肾结石出现小便不利、尿频尿急、淋漓涩痛症状者。

(13)石韦金钱茶

原料:石韦、金钱草各20克。

制作:将石韦、金钱草一同放入沙锅中,加入清水适量,煎取汁液即可。

用法:每日1剂,代茶饮用。

功效:清热利湿,凉血止血,利尿通淋。

适应证:适宜于急性发作期IgA肾病以尿血为突出表现者,

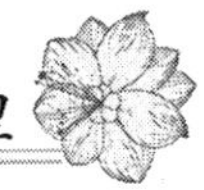

以及肾盂肾炎、肾结石出现小便频数涩痛、尿血者。

(14)紫苏葱白茶

原料:紫苏叶 10 克,葱白 1 段,玉米须 60 克。

制作:将紫苏叶、玉米须分别洗净,与洗净切碎的葱白一同放入沙锅中,加入清水适量,煎取汁液即可。

用法:每日 1 剂,代茶饮用。

功效:解表散寒,利水消肿。

适应证:适宜于风水泛滥型急性肾炎。

(15)枸杞洋参茶

原料:西洋参 6 克,枸杞子 30 克,白糖 10 克。

制作:将西洋参洗净,并切成小片,枸杞子洗净,一同放入沙锅中,加入清水适量,武火煮沸后,改用文火继续煎煮 30 分钟左右,调入白糖搅拌均匀即可。

用法:每日 1 剂,代茶饮用,枸杞子、西洋参片可一并嚼服。

功效:益气补肾。

适应证:适宜于慢性肾炎、肾病综合征出现肝肾不足症状者。

(16)四皮茶

原料:茯苓皮 30 克,生姜皮 15 克,桑白皮 20 克,冬瓜皮 60 克。

制作:将茯苓皮、生姜皮、桑白皮、冬瓜皮分别洗净,一同放入沙锅中,加入清水适量,煎取汁液即可。

用法:每日 1 剂,分上下午代茶饮用。

功效:健脾化湿,利水消肿。

适应证:适宜于急性肾炎、慢性肾炎、肾病综合征以水肿为突出表现者。

(17)黄芪茅根茶

原料:生黄芪、白茅根各 30 克,西瓜皮 120 克,白糖适量。

制作:将生黄芪淘洗干净;白茅根洗净,切段;西瓜皮洗净,切成小片。将黄芪、白茅根、西瓜皮一同放入沙锅中,加入清水适量,武火煮沸后,改用文火继续煎煮30分钟左右,调入白糖即可。

用法:每日1剂,代茶饮用。

功效:补气升阳,利水消肿。

适应证:适宜于慢性肾盂肾炎及慢性肾炎、肾病综合征出现气虚水湿不化症状者。

(18)王不留行蜜茶

原料:王不留行30克,冬葵子、车前子各20克,蜂蜜适量。

制作:将王不留行、冬葵子、车前子分别洗净,一同放入沙锅中,加入清水适量,水煎取汁,待药汁转温后调入蜂蜜即可。

用法:每日1剂,代茶于上下午饮用。

功效:行气活血,清热化湿,利水排石。

适应证:适宜湿热蕴结、气滞血瘀型肾结石。

(19)竹叶利尿茶

原料:竹叶20克,乌龙茶2克。

制作:将竹叶洗净,切碎,与乌龙茶一同放入茶杯中,加沸水冲泡,加盖闷10分钟即可。

用法:每日1剂,代茶饮用。

功效:清热解毒,利水消肿。

适应证:适宜于肾盂肾炎及肾结石湿热蕴结,小便涩痛者。

(20)玫瑰灯心茶

原料:玫瑰花瓣5～10克,灯心草3～5克。

制作:将玫瑰花瓣洗净,灯心草水煎取汁,趁热用药汁冲泡玫瑰花瓣即可。

用法:每日1剂,代茶饮用。

功效:利气解郁,利水通淋。

适应证:适宜于肾盂肾炎、肾结石出现小便涩滞、小腹满痛症状者。

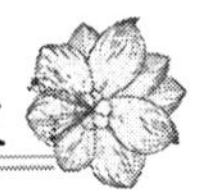

147. 肾病患者的自我按摩方法有哪些

按摩可使人体血液循环畅通，具有加速人体各器官、组织的新陈代谢，消除疲劳，解除病痛的功效。肾病患者也可采取按摩的方法改善或缓解腰酸疼痛、神疲乏力等诸多症状。

(1)浴面

①用力将两手搓热，然后手指并拢，手掌摊开，紧贴面部，随后以双手中指指腹部为先导，分别从鼻翼两旁的迎香穴开始，沿鼻梁两侧向上推擦，经目内眦、眉头等处，慢慢推擦到前额。

②将两手左右分开，沿着面部推至两鬓，掌心由两鬓再向下，经过颞部的太阳穴及耳前、面颊等部位，返回鼻翼两旁之起点。

③回到原点后再重新开始，按上述路线反复循环进行。浴面有促进气血畅通，有祛散风寒、醒脑提神之功效，对慢性肾炎身体虚弱、容易感冒的患者非常适宜。

(2)运顶：五指略微张开，按在前额上，由前向后推至两鬓，做梳头的动作。肾病患者要想预防高血压，可采取这种按摩方法，其效果满意。

(3)揉肾俞穴：双手握拳，将食指掌指关节突起部放在两侧肾俞穴上，先按顺时针方向压揉 9 次，再按逆时针方向压揉 9 次，如此连做 36 遍。每天按揉此穴，可以起到滋阴壮阳，补肾健脾等功效，可有效缓解肾病患者腰部酸沉不适等症状。

(4)擦腰：用力搓双手，使其发热，然后将两手掌面紧贴在腰部脊柱两旁，沿直线来回摩擦腰部两侧，一上一下为 1 次，连续做 100～180 次，使整个腰部热起来。每天早晚坚持摩擦腰部，具有行气活血，温经散寒，壮腰益肾之功效，很适合肾病患者运用。

(5)捶腰阳关穴：用手的四指握拇指呈拳头状，手腕放松，用拳背部叩击腰部第四腰椎棘突下的腰阳关穴，连做 36 次。每天捶打此穴，可以缓解肾阳虚，肾病患者出现肾阳虚症状者可坚持捶腰阳关穴。

148. 肾病患者能参加体育锻炼吗

肾病患者到底能不能参加体育锻炼？相信这是所有肾病患者心中的疑问。休息和运动是一对矛盾的统一体，适当的运动锻炼可以增强体质，使机体的功能加强，充满活力，休息时人体处于低水平代谢状态，使疲劳得以缓解。患病后，为了减轻机体的消耗，增强抗病能力，休息是很有必要的，它是一种保护性措施。对于肾病患者来说，适当的休息也非常重要，有时要求患者卧床休息，有时要求患者一般休息，但是我们在临床上发现，不少肾病患者病情较轻，也不敢运动，有的甚至长期卧床，体质越来越差。中医学认为“久卧伤气”，因此我们主张肾病患者在病情和身体条件允许的情况下应该适当运动，对于有些患者还要鼓励多运动。

肾病患者不能参加运动锻炼的说法是片面的，劳逸结合是保持身体健康的重要措施，能否参加运动锻炼要依据所患肾病的种类、症状、病情的轻重而定。肾病患者不同于健康人群，不同的肾病和病情，在某一阶段确实是禁止运动锻炼的，否则有加重病情的危险。通常认为以下几种情况患者需要卧床休息：下肢水肿及全身水肿的患者，无论是什么肾病，只要是有中、高度水肿症状者，都应禁止运动；肾病引起中度或重度高血压、药物未控制好的患者；急性肾炎血压急剧升高出现高血压脑病，出现头痛、头晕、呕吐等症状者；急性肾炎早期，有血尿、少尿和水肿症状者；肺部感染或心功能不全导致气短、咳嗽、心慌者；急性肾衰竭和慢性肾衰竭中晚期患者。

149. 肾病患者如何掌握运动的时机、方式和强度

可以十分肯定地说，肾病患者不仅可以运动，而且必须运动，

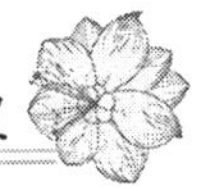

前提是掌握好运动的时机、方式和强度。

从运动的时机来说，急性肾炎患者在发病后，休息时间不能少于3个月。患了急性肾炎，在前3个月不能进行剧烈运动。在这3个月里，如果各种症状，如水肿、高血压、血尿等都已消失，那么不必在3个月内天天卧床，可以下床进行散步等轻微的体力活动，只是不要做剧烈的运动而已。其他慢性肾病，如慢性肾炎、肾病综合征恢复期，若患者无水肿、高血压等症状、体征时，也应适当增加活动，病情稳定，尿蛋白减少时，可从事轻体力的工作。慢性肾衰竭早中期患者也可进行轻松的活动和工作。至于IgA肾病、肾盂肾炎、肾结石等患者，也应根据疾病所处的阶段，在注意适当休息的基础上视病情进行适宜的运动锻炼。

肾病患者应在医生的指导下选择力所能及、简单易行、体力负担不大、运动缓慢而有节奏、竞争不太激烈的运动，同时应正确掌握运动的量。从运动的方式来说，以轻松舒缓的运动为宜，不宜进行高强度和剧烈的运动。有症状的肾病患者，可以选择散步、气功等运动方式；症状已消失的患者，可以选择练习八段锦、五禽戏及打太极拳等。肾病患者可以根据自己的身体条件，在医生的指导下选择适合自己的运动锻炼方式。从运动的强度来说，应根据自己的身体状况而定，症状较轻、精力较为充沛者，活动的时间可稍微长一些；症状较明显、精神体力较弱者，活动的时间应稍短一些。总之，在运动锻炼后以轻松舒适、不感觉疲劳为原则，禁止做剧烈的运动。

在进行运动锻炼时，开始的运动量要小，锻炼的时间不宜过长，应循序渐进，根据病情和体力逐渐增加运动量。运动的时间一般要求每次持续10～30分钟，每周3～5次，并宜根据运动者的身体状况和所选择的运动种类及气候条件等灵活而定。

150. 肾病患者如何练习护肾操

(1)站立式：这套动作可活动筋骨，疏通筋脉经络。

①两脚平放，与肩同宽；眼睛看着前方，尽量放松；两臂自然下垂。

②踮起脚尖，连续呼吸9次；把脚放平，吸气。

③慢慢屈膝蹲下，两手背逐渐转前，虎口对脚踝；手接近地面时，稍用力抓成拳，然后吸足气。

④憋气，身体逐渐起立，两手下垂，逐渐握紧拳头。

⑤呼气，身体立正。

(2)端坐式：此套动作可活动筋骨，通畅血脉，尤其适合于年老体弱患者。

①坐在椅子上，两腿自然分开，与肩同宽，全身放松。

②手臂弯曲，侧举，慢慢向上伸，与两耳平齐，同时吸气。

③双手用力上举，直到两肋部感觉被拉伸，随后复原，复原时呼气。

④可连续做3～5次为1遍，每日可酌情做3～5遍。

(3)抛物式：此套动作可活动筋骨，畅达经脉，同时使气归丹田，对年老体弱患者较为适宜。

①端坐在椅子上，左臂弯曲放在两腿上。

②右臂弯曲，手掌向上，做抛物的动作，动作要略快，手向上抛时要吸气。

③复原时呼气，如此重复动作3～5遍。

(4)转腿式：此套动作可以活动腰膝、益肾强腰，常练习此运动腰、膝会得到锻炼，对肾非常有益。

①端坐在椅子上，两腿自然下垂，全身放松。

②先左、右缓缓转动身体3～5次，转动身体时躯干要保持正直，不要俯仰。

③两脚向前摆动10余次，可根据个人的体力酌情增减次数，

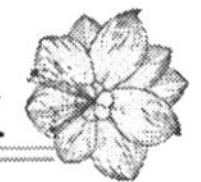

做动作时要自然、缓和。

151. 肾病患者如何散步

唐代著名医家孙思邈精辟地指出:“食毕当行步,令人能饮食、灭百病。”可见散步是养生保健的重要手段。散步是一项简单而有效的锻炼方式,也是一种不受环境、条件限制,人人可行的保健运动。每天坚持在户外进行轻松而有节奏的散步,可促进四肢及内脏器官的血液循环,调节神经系统功能,促进新陈代谢,调畅人的情志,解除神经、精神疲劳,使人气血流畅,脏腑功能协调,这对肾病患者的治疗和康复十分有益,散步也是肾病患者最常用的运动锻炼方法。

散步容易做到,但坚持下来却不容易,散步虽好也须掌握要领,散步应注意循序渐进、持之以恒。散步前应使身体自然放松,适当活动肢体,调匀呼吸,然后再从容展步。散步时背要直,肩要平,精神饱满,抬头挺胸,目视前方,步履轻松,犹如闲庭信步,随着步子的节奏,两臂自然而有规律地摆动,在不知不觉中起到舒筋活络、行气活血、安神宁心、祛病强身的效果。肾病患者应根据个人的体力情况在医生的指导下确定散步速度的快慢和时间的长短,散步宜缓不宜急,宜顺其自然,而不宜强求,以身体发热、微出汗为宜。散步的方法有普通散步法、快速散步法,以及反臂背向散步法等多种,肾病患者一般可采用普通散步法,即以每分钟 60 步左右的速度,每次散步 15～30 分钟,每日散步 1～2 次。

何时何地均可散步,但饭后散步最好在进餐 30 分钟以后。散步的场地以空气清新的平地为宜,可选择公园之中、林荫道上或乡间小路等,不要到车多、人多或阴冷、偏僻之地去散步。散步时衣服要宽松舒适,鞋要轻便,以软底鞋为好,不宜穿高跟鞋、皮鞋。

152. 肾病患者怎样练习祛病健身早操

祛病健身早操分为举臂呼吸、屈膝屈肘、摆动双手、屈膝屈髋、体肘侧屈、直立轻跳和便步行走。慢性肾炎、肾盂肾炎、肾结石等肾病患者根据病情的需要坚持练习祛病健身早操,能解除精神紧张和身心疲劳,增强机体新陈代谢,促进患者顺利康复。

(1)举臂呼吸

预备姿势:双脚平行站立,距离与肩同宽,双臂自然下垂于体侧,全身放松。

做法:双手侧平举,掌心向下,略抬头吸气;还原成预备姿势,呼气。重复做以上动作4～6次。

(2)屈膝屈肘

预备姿势:双脚稍分开站立,双臂自然下垂于体侧,双眼平视前方。

做法:略屈膝下蹲,同时双手经两侧屈肘,手指触肩;还原成预备姿势。重复做以上动作4～6次,呼吸要均匀。

(3)摆动双手

预备姿势:双脚前后自然分立,双臂自然下垂,平视前方。

做法:双手交替前后自然摆动2次,呼吸1次(手前举与肩同高,后摆之后又回到与肩同高的位置,叫摆动1次)。先左脚在前,右脚在后,做4～6次;然后右脚在前,左脚在后,重复做4～6次。摆动的节奏要慢。

(4)屈膝屈髋

预备姿势:仰卧或坐姿。

做法:屈膝同时屈髋,呼气;还原成预备姿势,吸气。重复做以上动作4～6次。动作完毕,要静躺1分钟。

(5)体肘侧屈

预备姿势:双脚自然站立,双腿并拢,双臂自然下垂于体侧,全

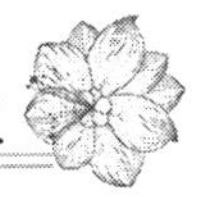

身放松。

做法：身体右侧屈，右手沿右腿外侧下伸，同时侧屈左肘，左手提至左腋下，呼气；还原成预备姿势，吸气。左侧动作同右侧，但方向相反。重复做以上动作4～6次。注意身体侧屈时腿不要弯曲。

(6)直立轻跳

预备姿势：双脚平行站立，距离稍比肩窄，双手叉腰，平视前方。

做法：原地轻跳10～12次，要求中等节奏，均匀呼吸。

(7)便步行走

预备姿势：双脚自然站立，双臂自然下垂于体侧，全身放松。

做法：便步行走3～6分钟，节奏要逐渐减慢，同时做均匀地呼吸。

153. 肾病患者如何练习防止老化体操

防止老化体操是日本长野县佐久综合医院研究制定的，在日本颇为流行。其要点有三：其一是深呼吸；其二是肌肉和关节的屈伸、转动及叩打肌肉的动作；其三是以正确的姿势进行。每日早晨起床后、晚上睡觉前及工作间歇时，坚持练习防止老化体操，不仅能健体强身、延年益寿，对高血压病、肺气肿、失眠、便秘、冠心病、糖尿病、神经衰弱、慢性支气管炎、前列腺增生、慢性肾炎、肾结石、肾盂肾炎等多种慢性病也有较好的辅助治疗调养作用，肾病患者宜在医生的指导下经常练习之。

(1)深呼吸：双脚跟靠拢自然站立，双手由体前向上举，同时深吸气。然后双手由体侧放下，同时呼气。如此练习2次，呼气、吸气缓慢进行。

(2)伸展：双手十指交叉向头上高举，掌心向上，双臂伸直，头颈尽量后仰，眼看天空，背部尽量伸展。

(3)高抬腿踏步：左右大腿交替高抬踏步，双臂前后大挥摆。

(4)手腕转动：双手半握拳向内、外转动4次，重复练习2遍。

(5)手腕摇动：手腕放松，上下摇动，如此练习，时间约1分钟。

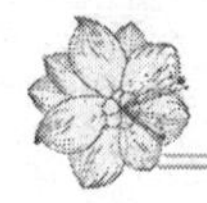

(6)扩胸:双脚稍开立,双臂由前向上举至与肩平,向两侧屈,同时用力扩胸,然后放松,使身体恢复至原站立时的姿势,重复练习4次。

(7)体转:手臂向外伸展,身体向侧转,左右两臂交替,反复进行4～6次。

(8)体侧:双脚分开,比肩稍宽,左手叉腰,右手由体侧向上摆动,身体向左侧屈2次,左右交替,反复进行4～6次。

(9)叩腰:双脚并拢,身体稍前倾,双手轻轻叩打腰部肌肉。

(10)体前后屈伸:双脚开立,体前屈,手心触地面,还原到开始时的姿势,再将双手置于腰处,身体向后屈,头向后仰。

(11)体绕环:双脚开立,从身体前屈的姿势开始,大幅度向左、后、右做绕环动作,接着向相反方向绕环,重复练习2次。

(12)臂挥摆、腿屈伸运动:双臂向前、向上摆,同时起踵(脚后跟),再向下、向后摆,同时屈膝,重复练习4次。

(13)膝屈伸:双手置于膝部,屈膝下蹲,然后再还原到开始时的姿势,重复练习4次。

(14)转肩:双肘微屈,双肩同时由前向后、由后向前各绕4次,重复练习2遍。

(15)上下耸肩:双臂自然下垂,用力向上耸肩,再放松下垂,如此重复练习数遍。

(16)转头部:双脚开立,叉腰,头部从左向右,再从右向左各绕数次。

(17)叩肩、叩颈:右(左)手半握拳,叩左(右)肩8次,重复2遍。然后手张开,用手掌外侧以同样的方法叩颈部。

(18)上体屈伸:双膝跪地,上体向后屈,同时吸气,然后身体向前屈,将背后缩成圆形,同时呼气,臀坐在脚上。

(19)脚屈伸:坐在地上,双腿伸直,双臂于体后支撑,两腿交替进行屈伸活动。

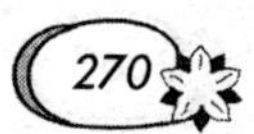

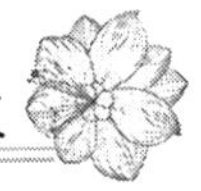

(20)俯卧放松：取俯卧位，身体放松，如此休息几分钟。

(21)腹式呼吸：取仰卧位，使横膈膜与腹肌同时运动，进行深吸气，然后用手按压腹部进行呼气。

154. 肾病患者怎样练习八段锦

八段锦术式简单，运动量适中，不受环境场地的限制，随时可以练习，经常练习能活动关节、发达肌肉、增长气力、强壮筋骨、帮助消化、调整脏腑功能，有利于促进血液循环，改善心肺功能，消除中枢神经系统疲劳，提高机体抗病能力。适宜于高脂血症、肥胖症、颈肩腰腿痛、高血压病、糖尿病、失眠、便秘、神经衰弱、中风、慢性肾炎、肾结石、肾盂肾炎等多种慢性病患者练习。

八段锦的基本要领为姿势要正确，心情要平静，身体要放松，做到形神合一、刚柔相济、平衡舒畅、粗中有细。

第一段：两手托天理三焦

预备姿势：立正或两脚平行站立与肩同宽，两眼平视前方，两臂自然下垂于体侧。

动作：①两臂从体侧向上，边举边将手掌旋转，使十指在过头后相遇，掌心向下，动作柔缓。②十指相间组合，动作柔缓。③将十指组合成的两掌心向上翻托，两肘用力挺直，同时两脚跟尽量向上提起，动作含劲，使身体有如被悬吊起来的感觉。④两手十指松开，两臂从体侧下垂，两脚跟轻轻落地，动作松缓。

第二段：左右开弓似射雕

预备姿势：立正，两脚尖并拢，两臂自然下垂于体侧，两眼平视前方。

动作：①左脚向左横跨一步，两腿弯曲下蹲成骑马势，大腿尽可能与地面平行，身体正直，两臂在胸前十字交叉，右臂在外，左臂在内，掌心向内，十指张开，眼看右手。②左手握拳，食指翘起向上，拇指伸直与食指成“八”字撑开，左拳缓缓向左推出，左臂伸直；

同时右手握拳，屈臂用力向右平拉，成拉弓状，肘尖向右挺，两眼注视左手食指。③左拳手指张开，从左侧收回到胸前，同时右拳手指也张开，从右侧收回到胸前，两臂十字交叉，左臂在外，右臂在内，掌心向内，眼看左手。④右手握拳，做与②、③相同的动作，但方向相反。

第三段：调理脾胃单举手

预备姿势：立正或两脚平行站立，距离与肩同宽，两臂自然下垂于体侧。

动作：①左手从左侧向上举，举至头顶上，掌心向上，掌背离头约3厘米，左手五指横向右侧，同时右手向上移，移动含劲，移至腰间。然后左掌尽力向上托，右掌尽力向下按。②左臂从左侧做半圆形下垂，掌心向下，同时右手从右侧做椭圆形向上举，举至头顶上，掌背离头约3厘米，掌心向上，右手五指横向左侧，动作含劲，右掌尽力向上托，左掌尽力向下按。③同①，换手做，方向相反。④同②，换手做，方向相反。

第四段：五劳七伤往后瞧

预备姿势：立正，两臂自然下垂，双手掌心紧贴腿旁。

动作：①挺胸，两肩稍向后牵引，使胸部张开，同时头慢慢向左转，眼望后方。②头肩还原至预备时的姿势。③挺胸，两肩稍向后牵引，使胸部张开，同时头慢慢向右转，眼望后方。④头肩还原至预备时的姿势。

第五段：摇头摆尾去心火

预备姿势：两脚分开，屈膝下蹲呈骑马势，两手虎口向内，扶撑在大腿中部，挺胸抬头。

动作：①左臂屈，臂肘屈徐徐向左尽量压下，头徐徐向左尽量弯曲，臀稍向右摆，右臂挺直，动作柔缓轻松。②顺势上体及头轻缓旋转，向后徐绕，臀部还原，两臂略直而松，助体后屈，动作柔缓。③上体及头从后屈绕向右下方弯曲，臀部向左摆，右臂屈，肘尖向

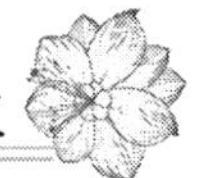

右下压，左臂仍挺直，动作轻松柔缓。④上体及头从右屈绕向前方深屈，两臂屈，肘尖顶向前方，头抬略向前看。

第六段：背后七颠百病消

预备姿势：立正，两腿靠紧脚并拢，两掌心贴于大腿外侧。

动作：①挺胸，双膝绷直，头用力向上一顶，同时两脚跟抬起尽量离地面高些。②脚跟轻轻下落，但不着地，接着头再向上顶，两脚再抬起。如此反复数次后，恢复预备时的姿势。

第七段：攥拳怒目增气力

预备姿势：两脚分开，比肩稍宽，两手握拳，放于腰间，拳心向上，屈膝下蹲呈骑马势。

动作：①左臂拳向左徐徐伸出，拳心向下，同时右拳握住，最好把拳指一松一紧地握，动作含劲。②左臂拳以旋丝劲转弯向后成弧形，收回腰间，同时右拳上移至乳旁向右做旋丝劲徐旋徐伸出，伸直时，恰好拳心向下，臂与肩平，动作含劲。③右拳以旋丝劲转弯向右成弧形收回腰间，同时左臂拳向下移至左乳旁，向左做旋丝劲徐旋徐伸出，伸直时，恰好拳心向下，臂与肩平，动作含劲。④与③同，惟交换臂拳改左为右，动作含劲。最后换段时，左拳不动，右拳以旋丝劲转弯向后，成弧形收回腰间。

第八段：两手攀足固肾腰

预备姿势：立正，双脚跟并拢，两臂自然下垂于体侧，两眼平视前方。

动作：①手臂略后，从左右两侧张开向上，做半圆形如鸟翅上扇，使手臂向上伸直，手掌向前，两手距离与肩同宽，上下齐整如两垂线，动作柔缓。②徐徐俯身向下，手随下，以两手攀住脚尖，头向前看，脚腿伸直，膝勿弯曲，动作柔缓。③两手徐徐向前伸直上提到头顶上，再向两旁分开，做梅花握（即以拇、食、中3指抵住腰部，环指及小指作陪衬），动作柔缓。④两手放开，由左右两旁向上做鸟翅扇圆形张开。连续从上向下，手垂直，还原，动作柔缓。

155. 肾病患者如何练习五禽戏

五禽戏如能坚持练习，可起到养精神、调气血、益脏腑、助消化、通经络、利关节等作用，对高脂血症、肥胖症、高血压病、糖尿病、冠心病、慢性前列腺炎、前列腺增生、慢性支气管炎、慢性阻塞性肺气肿、神经衰弱、颈肩腰腿痛、失眠、便秘、慢性肾炎、肾结石、肾盂肾炎等多种慢性病症均有较好的调养康复效果，肾病患者可在医生的指导下根据自己的具体情况进行练习。

五禽戏基本要领均为内外结合、动静相兼、刚柔相济、意气合一。内外结合即内练精气，外练筋骨；动静相兼指的是既要重视精神的宁静，又要注意肢体的运动；刚柔相济即练刚劲时刚中有柔，练柔劲时柔中有刚；意气合一是指在注意呼吸锻炼的同时又不放松意念活动的锻炼，以意领气。练习时要做到全身放松，呼吸均匀和缓，排除杂念，精神专注，动作自然，以达到最佳锻炼效果。

第一节：熊戏

预备姿势：两脚平行站立，距离与肩同宽，两臂自然下垂于体侧，做3～5次深呼吸。

动作：①屈右膝，右肩向前下晃动，手臂亦随之下沉，左肩则稍向后外舒展，右臂稍向上抬。②屈左膝，动作与①相同，但方向相反。如此反复晃动，次数不拘。练习熊戏要做到上虚下实，克服头重脚轻。熊戏具有健脾胃、助消化、利关节等功效。

第二节：虎戏

预备姿势：两脚平行站立，两臂自然下垂于体侧，两眼平视前方，口微闭，舌尖轻抵上腭，全身放松，稍停片刻。

动作：①先做左式，两腿向下慢慢弯曲呈半蹲姿势，体重移于右腿，左脚靠右踝关节处，脚跟稍离地抬起，脚掌虚点地，同时两手握拳提至腰部两侧，两拳心均向上，眼看左前方。左脚向左前方斜进一步，右脚随之跟进半步，两脚跟前后相对，距离35厘米左右，

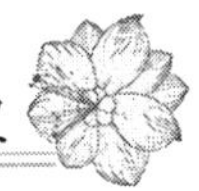

重心落在右脚，成左虚步。同时两拳顺着胸部向上伸，拳心向里，伸到口前向里翻转变掌向前按出，高与胸齐，掌心向前，两掌虎口相对，眼看左手指尖。②接着做右式，左脚向前移半步，右脚随之跟到左踝关节处，以下动作完全同左式，惟方向相反。如此左右虎扑，次数不限。练习时要表现出虎的威猛神态，如目光炯炯、摇头摆尾、扑按搏动，要刚中有柔、柔中有刚，不可用僵劲，动作要协调敏捷、沉着勇猛。虎戏动作刚猛，有助于增强体力。

第三节：猿戏

预备姿势：两脚平行站立，两臂自然下垂于体侧，两眼平视前方，口微闭，舌尖轻抵上腭，全身放松，稍停片刻。

动作：①先做甲式，两腿慢慢向下弯曲，左脚向前轻灵迈出呈虚步，同时左手沿胸前提至与口平时，向前如取物状探出，将达终点时变掌为爪手，手腕随之自然下垂。然后右脚向前轻灵迈出一步，左脚随之稍跟进，脚跟抬起，脚掌虚点地，同时右手沿胸前提至与口平时，向前如取物状探出，将达终点时变掌为爪手，手腕随之下垂，同时左手收回至左肋下。左脚往后稍踏实，身体后坐，右脚随之稍退，脚尖点地呈虚步，同时左手沿胸前至与口平时，向前如取物状探出，将达终点时变掌为爪手，手腕随之下垂，同时右手亦收回至右肋下。②再做乙式，方法同甲式，但方向相反。两式交替锻炼，次数不限。猿戏有助于锻炼肢体的灵活性，具有滑利关节、流畅气血等作用。练习时要仿效猿之敏捷的特点，表现出纵山跳涧、攀枝登树、摘桃献果之技。

第四节：鹿戏

预备姿势：两脚平行站立，两臂自然下垂于体侧，两眼平视前方，口微闭，舌尖轻抵上腭，全身放松，稍停片刻。

动作：①起势，右腿屈曲，上体后坐，左脚前伸，右膝稍弯，左脚虚踏，成左虚步，左手前伸，肘微屈，右手置于左肘内侧，两掌心前后遥遥相对。②接上式，两臂在身前同时逆时针旋转，左手绕环较右手大些，其关键是两臂绕环而不是以肩关节为主活动，应在腰胯带动下完成，手臂绕大环，尾闾（即尾骶，位于脊椎骨的最下段，上连骶骨，下端游离）绕小环。如此运转若干次后，右脚前迈，上体坐于左腿上，右手前伸，左手护右肘，顺时针方向绕环若干次。如上所述，左右互换练习，次数不限。鹿戏能强腰肾，活腰胯，舒筋骨，锻炼腿力。练习时要像鹿一样心静体松，姿势舒展，将其探身、仰脖、奔跑、回首的神态表现出来。

第五节：鹤戏

预备姿势：两脚相并站立，两臂自然下垂于体侧，眼向前平视，全身放松，站立片刻。

动作：①先做亮翅式，左脚向前迈进一步，右脚随即跟进半步，脚尖虚点地，两臂自身前抬起，向左右侧方举，并随之深吸气。②再做落鹤式，右脚前进与左脚相并，两臂自侧方下落，屈膝下蹲，两臂在膝下相抱，同时深呼气。然后再按相反的方向做亮翅、落鹤式动作。如此交替练习，次数不限。鹤戏有助于增强心肺功能，强健腰肾，调理气血，疏通经络，练习时应仿效其昂然挺拔，表现其亮翅、轻翔、独立的神态。

156. 肾病患者练习太极拳应注意哪些

太极拳强调放松全身肌肉，心静、用意、身正、收敛、匀速，将意、气、形结合成一体，使人体的精神、气血、脏腑、筋骨均得到濡养和锻炼，能疏通经络、调节气血运行，具有祛病强身的功能。对高血压病、神经衰弱、冠心病、糖尿病、慢性前列腺炎、前列腺增生、慢性支气管炎、慢性阻塞性肺气肿、颈肩腰腿痛、失眠、便秘、慢性肾炎、肾结石、肾盂肾炎等多种疾病有一定的辅助治疗调养作用，是一种动静结合、刚柔相济的防病治病方法。

太极拳目前最为流行的是陈、杨、吴、武、孙五大流派。陈式以刚柔相济、发劲有力见长；杨式以舒展大方、匀缓柔和、连绵不绝为

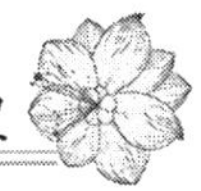

特点;吴式的特点是柔软匀和、中架紧凑;武式以内走五脏、气行于里为主;孙式则注重开合有数、精神贯注。另外,国家体委还以杨式太极拳为基础,编成“简化太极拳”(俗称“太极二十四式”),供人们练习使用。

由于太极拳的书籍已经很多,而且太极拳的流传程度也非常广泛,所以具体的练习方法和步骤在这里不再介绍,仅就练习太极拳应注意的10项原则说明如下。

(1)站立中正:站立中正,姿势自然,重心放低,以利于肌肉放松,动作稳重而灵活,呼吸自然,可使血液循环通畅。

(2)神舒心定:要始终保持精神安宁,心情平静,排除杂念,使头脑静下来,全神贯注,肌肉要放松。

(3)用意忌力:用意念引导动作,“意到身随”,动作不僵不拘。

(4)气沉丹田:脊背要伸展,胸略内涵而不挺直,做到含胸拔背,吸气时横膈要下降,使气沉于丹田。

(5)运行和缓:动作和缓,但不消极随便,这样能使呼吸深长,心跳缓慢而有力。

(6)举动轻灵:“迈步如猫行,运动如抽丝”,轻灵的动作要在心神安定、用意不用力时才能做到。

(7)内外相合:外动于形,内动于气,神为主帅,身为躯使,内外相合,则能达到意到、形到、气到的效果,意识活动与躯体动作要紧密结合,在“神舒心定”的基础上,尽量使意识、躯体动作与呼吸相融合。

(8)上下相随:太极拳要求根在于脚,发于腿,主宰于腰,形于手指。只有手、足、腰协调一致,浑然一体,方可上下相随,流畅自然。要全神贯注,动作协调,以腰为轴心,做到身法不乱,进退适宜,正所谓“一动无有不动,一静无有不静”。

(9)连绵不断:动作要连贯,没有停顿割裂,要自始至终,一气呵成,使机体的各种生理变化得以步步深入。

(10)呼吸自然：太极拳要求意、气、形的统一、谐调，呼吸是十分重要的，呼吸深长则动作轻柔。一般来说，初学时要保持自然呼吸，以后逐步有意识而又不勉强地使呼吸与动作协调配合，达到深、长、匀、静的要求。

157. 肾病患者常有怎样的心理状态

人的精神、心理状态与疾病的发生、发展密切相关。心理因素对肾病的治疗和康复大有影响，消除肾病患者意识中的“心理创伤”，解除心理创伤对病情的干扰，是治疗肾病的重要一环。由于人们对肾病缺乏足够的认识，有相当一部分肾病患者不能正视自己的病情，不能从思想上正确对待，表现出多种不同的心理状态，情绪时有波动，不利于疾病的治疗和康复。保持稳定的心理状态，不被疾病所吓倒，善于自我调节，做好心理保健，对肾病的治疗和康复大有好处。

肾病患者的心理状态是多种多样的，但就临床来看，恐惧、焦虑、悲观、急躁、无所谓、乱投医等类型较为多见。有的患者思想恐惧，担心病情恶化，害怕急性肾炎转变成慢性，害怕慢性肾炎、肾病综合征难以治愈而出现肾衰竭，恐惧肾衰竭随时危及生命，顾及肾结石随时发生剧痛，甚至影响小便的排出等，终日惶惶，六神无主，呈现恐惧型；有的患者焦虑过度，多愁善感，忧心如焚，担心从此离不开药物治疗，忧愁身体从此算是垮了，顾及患上肾衰竭之后需要长期透析治疗而出现难以承受的经济负担，担心别人嫌弃，担心影响工作、前途，为疾病是否能影响以后的夫妻生活等发愁，呈现焦虑型；有的患者，尤其是慢性肾炎、肾衰竭患者，终日闷闷不乐，心情沮丧，意志消沉，悲观失望，对治疗缺乏信心和恒心，呈现悲观型；有的慢性肾衰竭、肾盂肾炎患者，性情急躁，情绪冲动，容易发火，易于与他人争吵，终日烦躁不安，呈现急躁型；也有的由于病情不重，如没有症状的肾结石及病情较轻的肾盂肾炎患者，因为自觉

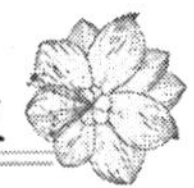

症状不明显，而无所谓，漫不经心，呈现无所谓的态度，对医生劝告的注意事项置于耳后，酗酒游玩通宵达旦，不按时服药，不重视饮食调养和运动锻炼，不注意定期复查；更有一些急性肾炎、慢性肾炎、肾病综合征、慢性肾衰竭、肾盂肾炎患者，患病后轻信传言，病急乱投医，跟着广告和所谓的"家传秘方"走，到处求医，堆积用药。

对于那些本来就性格内向的肾病患者，尤其是慢性肾炎、肾病综合征、慢性肾盂肾炎、慢性肾衰竭患者来说，忧郁的表现较为突出，对治疗疾病及生活失去信心，承受力下降，抱怨自己，感到自己给家庭和他人带来麻烦，容易产生厌世悲观的情绪；对于那些性格外向的肾病患者，尤其是慢性肾炎、慢性肾衰竭患者来说，责怪他人较多，责怪家人对他照顾不耐心，生活饮食不合意，医生治疗不精心等。

158. 如何对肾病患者提供心理支持

绝大多数慢性肾炎、肾病综合征、慢性肾盂肾炎难以在短时间内治愈，需要承受长期的疾病折磨，经历漫长的病程，慢性肾衰竭更是呈逐渐加重之势而没有有效的治疗手段，后期还需要坚持透析治疗，这些患者往往产生较复杂的心理活动，常常是忧心忡忡、悲观失望等，给肾病患者提供心理支持对其治疗和康复无疑是十分重要的。

有一部分肾结石患者是在体检中无意中被发现的，平时并无不适之感觉，所以在知道自己患有肾结石的初始阶段，有相当一部分患者有侥幸心理，即不肯承认自己真的患了疾病，迟迟不愿进入病人角色。一旦认识到自己确实患了此病，又极易产生急躁的情绪，恨不得立即服上灵丹妙药，转瞬之间把病治好。他们对自己的疾病格外敏感、格外关心，喜欢刨根问底，不断向病友"取经"，或翻阅大量有关书籍，渴望弄清疾病的来龙去脉，企图主动地把握病情。

肾病患者随着病情变化，常常有时高兴、有时悲伤、有时满意、

有时失望,紧张、焦虑、忧愁、愤懑、急躁、烦闷等消极情绪也经常出现。有些慢性肾炎、肾病综合征、慢性肾衰竭患者由于长期被疾病折磨,动作迟缓、情感脆弱、谨小慎微、被动依赖、敏感多疑,以自我为中心等表现。他们过分关注机体感受,过分计较病情的变化,一旦受到消极暗示,就迅速出现抑郁心境,有时还可产生悲观厌世之感。

对肾病患者提供心理支持和心理护理,必须紧紧围绕肾病病程较长、见效较慢、易于反复甚至难以治愈的特点,调节情绪、变换心境、安慰鼓励,使之不断振奋精神,顽强地与疾病作斗争。并把心理护理与生理护理结合进行,做到互相促进。可以根据肾病患者的不同情况,选择欣赏音乐、绘画、赏花等,使其心情舒畅,情绪饱满。另外,幽雅的环境、舒适的治疗条件,也具有心理护理的意义。

对于自觉症状较重的、治疗效果不好的慢性肾炎、肾病综合征、慢性肾盂肾炎患者,以及失去治疗信心的慢性肾衰竭患者,医生和家属要态度和蔼、语言亲切、多安慰、多鼓励,不要视其为负担或包袱,表现出任何厌弃的行为,要千方百计地让患者树立战胜疾病的信心,保持健康愉快的心情,自觉主动地配合治疗。

159. 肾病患者应如何调整自己的心态

对肾病患者来说,正确对待,调整好自己的心态,保持乐观向上的心情,积极配合治疗,是促使患者顺利康复的前提和基础。要调整自己的心态,应从以下几个方面入手。

(1)一旦罹患肾病,要理性面对现实,认清自己所患疾病,不要悲观失望,要保持稳定的心理状态,以平常的心态对待自己的病情。只要积极正确的治疗,绝大多数肾病患者是能够顺利康复的。

(2)医生与患者共同参与、互相配合,药物治疗、饮食调养、起居调摄等治疗调养方法多管齐下,采取综合性的治疗措施,是提高肾病治疗效果的重要途径。肾病患者要积极主动就医,找医生沟通,对自己的境况有一个全面了解,对治疗方案、手段及可能出现

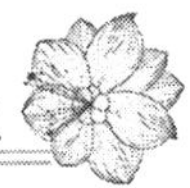

的情况有深刻的认识，与医生密切配合，争取在最佳时间得到及时全面的治疗。

(3)积极接受健康教育，增强对肾病的认识，尊重科学，不要迷信道听途说的知识，注意从饮食调养、情志调节、起居调摄等日常生活的点点滴滴做起，全面提高自己的身体素质，促使患者顺利康复，避免病情进一步发展和并发症的发生。

(4)要敞开心扉，积极与人沟通，消除孤独和悲观的心理，制定切实可行的生活目标，以使自己心灵有所依托，情感有所归宿，生活丰富多彩。

160. 慢性肾衰竭患者如何自我放松

由于慢性肾衰竭病程缠绵，且呈逐渐加重之势，至今尚无有效的治疗手段，病至后期常需通过坚持透析维持生命，所以慢性肾衰竭患者多数精神压力较大，情绪时有波动。学会自我放松、拥有好的心情对慢性肾衰竭患者来说十分重要。下面介绍几种方法，可以帮助慢性肾衰竭患者减轻精神压力，从而使身心放松。

(1)幻想：想象自己没有病时候的样子，来到一个自己喜欢的地方，做喜欢做的事情。抛开现实，把思想集中在你所想象的事物上，并逐渐使自己陷入里面，由此达到自我放松的目的。

(2)深呼吸：心情烦闷时，可以做适当的深呼吸，然后加以想象。吸气时想象如此新鲜的空气进入到我的体内，会化解我体内的毒素；呼气时想象一切致使我生病的因素都一齐呼出去了……

(3)静默法：患者仰卧或平坐，主要用来调整呼吸，排除杂念，每次约 20 分钟。最好在安静的环境中进行，思想一定要集中，要保证情绪稳定。

(4)按摩：紧闭双眼，静下心来，用手指尖用力地按摩前额和后脖颈处，有规则地向同一方向旋转。

(5)大声唱歌：适时地放开你的歌喉，大声唱你喜欢的歌曲。

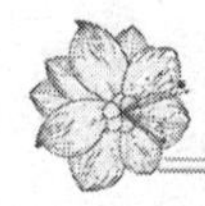
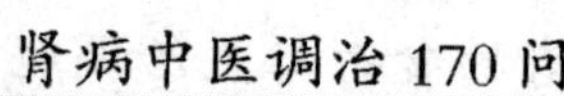

在大声唱歌时，需要不停地深呼吸，这样可以很好地放松身体，使心情舒畅、愉快。

161. 慢性肾衰竭患者自我心理调节方法有哪些

慢性肾衰竭患者不但在身体上忍受病痛的折磨，他们的心理上更是承受着常人难以想象的压力。慢性肾衰竭患者的自我心理调节，会对提高他们的治疗信心和生活质量起到积极的作用。以下五种方法对慢性肾衰竭的心理调节大有好处，是慢性肾衰竭患者最常用的心理调节法。

(1)相信科学：有些肾衰竭患者病急乱投医，四处搜罗秘方，研究医学著作，因此常常觉得自己对这种病了如指掌，于是开始怀疑医学是否已经能够治疗这种病，医院是不是专业，甚至怀疑医生的技术，这对于治疗是非常不利的。这时患者要转变观念，相信科学，选择一家专业的医院和信得过的医生，发自内心地相信自己的病在这家医院能够得到有效的治疗，相信医生有办法治疗自己的疾病。

(2)自我暗示：用积极乐观的情绪代替消极的情绪，不断给自己加油，多对自己说些“我有信心，我是最坚强的，我一定能够挺过这一关，我的病一定会好起来的”。通过这些积极的信念和乐观的情绪进行自我暗示，必定会增强战胜疾病的信心。医生和患者家属更应该及时关心、开导患者，帮助他们树立治疗的信心。

(3)与病友交流经验：身边的病友肯定有一些与疾病抗争的好经验，因此慢性肾衰竭患者要尽可能多地与这些人进行交流，了解他们是怎样战胜不良情绪的，看看在他们身上有哪些经验值得借鉴。

(4)丰富自己的业余生活：要懂得即使生病，生活也是非常美好的，要享受生活带给我们的乐趣。在力所能及的前提下干点家务，或进行适当的运动，看看电视，听听广播、听听音乐，与朋友聊

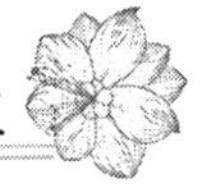

聊天，这些都会使你放下沉重的思想包袱，保持心情愉悦，使病症得到更好的治疗。

(5)适时发泄：慢性肾衰竭患者一想到自己的病情，就仿佛跌入深渊，心中的苦闷是无法用言语表达出来的，这时就需要适时地发泄一下自己的情绪和苦闷，或者大哭，或者大声喊叫……这些都是调节心情的有效方法。

162. 怎样用音乐疗法调养肾病

音乐与人的生活息息相关，优美动听的音乐，不仅能陶冶人的性情，而且也是使人保持良好情绪，防治疾病和增进健康的“良药”。音乐疗法就是通过欣赏音乐或参与音乐的学习、排练和表达，以调节人的形神，使人心情舒畅，促使病体顺利康复的一种治疗调养方法。

用音乐治疗调养疾病在医学中早有记载。在两千多年前，我国的《乐证》一书中就指出音乐对调剂人的生活与健康有很好的作用。《黄帝内经》中也详细阐述了五脏与五音(角、徵、宫、商、羽)及七情之间的对应关系，并对五音疗疾进行了系统论述。宋代文学家欧阳修曾因忧伤政事患了抑郁症，饮食大减，身体消瘦，屡进药物无效，后来他每天听《宫声》数次，心情逐渐从抑郁、沉闷转为愉快、开朗，久而久之，就不知有病在身了。他深有感触地说：“用药不如用乐矣!”我国现代音乐疗法起步较晚，但发展很快，自 1984 年湖南马王堆疗养院首先开始音乐疗法以来，现在全国已有数百所医院、精神病院、康复医院和疗养院开展了音乐治疗活动，中国音乐学院也开设了音乐治疗专业，音乐疗疾逐渐被人们重视和应用。

强烈的焦虑、紧张、痛苦、抑郁等情绪会给机体造成不良影响，不利于急性肾炎、慢性肾炎、肾病综合征、慢性肾衰竭、肾盂肾炎、肾结石等肾病的治疗和康复，而悠扬、舒缓、轻快的音乐可使肾病患者的紧张心理得以松弛，恢复平静，有助于肾病的治疗。所以，肾病患者应经常欣赏高雅悠扬、节奏舒缓、旋律清逸、风格隽秀的古典乐曲、民族音乐和轻音乐等。由于人的年龄、经历、经济条件、文化修养等的不同，所喜欢的音乐也就大不相同，而不同音乐有着不同的保健效果，且肾病患者的情绪和心态也各不一样，只有根据自己的病情和心理状态等，选择与之相适宜的乐曲，做到"对症下乐"，才能达到音乐疗疾的目的。

音乐是肾病患者自我调养的重要方法之一，通过欣赏音乐，可使肾病患者保持良好的情绪，改善肾病患者的精神面貌，缓解肾病患者精神不振、心烦急躁、失眠多梦等自觉症状。肾病患者宜根据自己的病情和心理状态灵活选择音乐。一般来讲，舒畅心情可选用《江南好》、《春风得意》、《春天的故事》、《军港之夜》等；解除忧郁可选择用《春天来了》、《啊，莫愁》、《喜相逢》、《喜洋洋》、《在希望的田野上》、《百鸟朝凤》等；消除疲劳可选用《假日的海滩》、《矫健的步伐》、《锦上添花》等；振奋精神可选用《狂欢》、《解放军进行曲》、《步步高》、《娱乐生平》等；增进食欲可选用《花好月圆》、《欢乐舞曲》、《餐桌音乐》等；镇静安神可选用《塞上曲》、《平湖秋月》、《春江花月夜》、《仙女牧羊》等。

需要说明的是，音乐疗法只能作为一种辅助调养手段，宜在药物治疗、饮食调养、起居调摄等其他治疗调养方法的基础上进行，过分强调音乐疗法的作用是错误的。在进行音乐调治时，要专心去听，不能边听边做其他事；音量不宜太大，以舒适为度，一般控制在60分贝以下；环境要舒适雅静，不受外界干扰；听曲前要静坐休息3～5分钟，听音乐后进行适当的散步活动，与人交谈一些趣事。一般每次治疗20～30分钟，每日1～3次。

163. 怎样用赏花疗法调养肾病

自古以来，花卉以其色彩、馨香、风采及其性格，给人们带来了愉快、活力、希望，有益于身心健康，赢得了人们的喜欢。在《老老

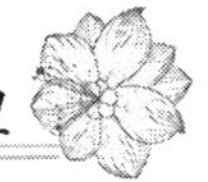

恒言》一书中就有“院中植花数十盆，不求各种异卉，四时不绝更佳……玩其生意，伺其开落，悦目赏心，无过于是”的记载。鲜花草木，以其色、香、味构成不同的“气”，对人的身心有治疗效果。赏花疗法就是通过欣赏花卉、鼻闻花香等，以达到治病养生目的的一种独特防病治病方法。

风清气爽的原野，花的馨香在风的吹动下，拂面而来，置身其间，头脑顿感清醒，精神为之一振，记忆、理解能力都会增强。那迷人的绿色和花香，千姿百态、五彩缤纷的花卉颜色，可以调节人的情绪，解除紧张、疲劳、郁闷，给人带来心情的喜悦和情绪的升华，有利于自主神经功能的改善，是保持良好情绪的好办法。不同种类的花卉、植物可发出不同的香气，花卉的芳香令人头脑清醒，心情舒畅，情绪放松。花卉中含有能净化空气又能杀菌的芳香油，挥发性的芳香分子与人们的嗅觉细胞接触后，会产生不同的化学反应，使人产生“沁人心脾”之感，花卉能唤起人们美好的记忆和联想，有助于调和血脉，消除神经系统的紧张和身心疲劳，调整脏腑功能。据测试，经常置身于幽美、芬芳、静谧的花木丛中，可使人的皮肤温度降低1℃～2℃，脉搏平均每分钟减慢4～8次，呼吸慢而均匀，心脏负担减轻，人的嗅觉、听觉和思维活动的敏感性也增强。

赏花是肾病患者自我调养的重要方法，患者坚持每天去花圃赏花，有助于自我心理调节，可以在不知不觉中克服急躁情绪，消除心理紊乱，保持良好的情绪，促进睡眠，缓解心烦急躁、精神不振等自觉症状。赏花疗法方法简单，可边欣赏青绿色植物和花卉，边散步走动，也可静坐或躺卧在花木丛中，尽情地欣赏五彩缤纷的各种花卉。一般每次15～30分钟，每日1～2次为宜。

但是，赏花疗法只能作为一种辅助调养手段，宜在药物治疗、饮食调养、起居调摄等其他治疗调养的基础上进行，过分强调赏花疗法的作用是错误的，同时并不是所有的肾病患者都适宜赏花疗法，凡对花粉过敏者、伴有皮肤病等不宜接触花草者，均不宜采用赏花疗法。

164. 日常生活中怎样保护肾脏

肾脏不仅是人体主要的排泄器官，也是一个重要的内分泌器官，具有排泄代谢产物及调节水、电解质和酸碱平衡，维持机体内环境稳定等多种重要功能，中医称之为先天之本，肾脏一旦受到损害而罹患疾病，将严重影响人体的健康和生命，可见注意保护肾脏的重要性。要保护好肾脏，在日常生活中应注意以下几点。

(1)防止药物损害：药物进入人体后，多数要进入血液后才能发挥作用，这些药物经过体内代谢过程，都要汇集于肾脏排出体外，使肾脏容易受到药物的损害，因此对肾脏有损害的药物要谨慎使用，即使病情确实需要也应随时监测肾功能，一有肾毒性征象，立即停药。

(2)重视饮食调节：饮食应清淡易消化、富有营养为原则，可适量多食蔬菜水果，高脂肪、高蛋白质的水产海鲜、禽蛋、动物内脏则要适当控制。膳食中脂肪过多，容易发生肾动脉硬化，使肾脏萎缩变性，引起动脉硬化性肾脏病；碱性食物对肾脏有利，可以防治尿路结石，日常生活中应予注意。此外，还可以适当多吃些冬瓜、白茅根、赤小豆、绿豆等具有清热利尿、保护肾脏的药食两用之品。

(3)保持小便通畅：注意适当多饮水，以稀释尿液，促进尿液排泄，如果发生尿道阻塞，小便不通畅，尿液浓缩，就会增加肾盂肾炎和肾实质发炎的机会，加重肾脏负担，继而引发肾损害。

(4)注意预防感染：细菌和其他病原微生物可以直接由尿道逆行上升，进入肾脏，使肾脏感染发病，为了防止细菌逆行使尿道感染，要注意保持会阴部及尿道口的清洁卫生。另外，微生物通过血液循环和淋巴循环的途径也可以感染肾脏，因此身体其他部位有感染性病灶存在时，也应注意及时治疗，以防累及肾脏。

(5)治疗有关疾病：有些疾病，如过敏性紫癜、系统性红斑狼疮

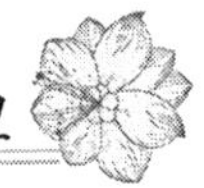

及大量脱水、失血等，都可以损害肾脏，当发生这类疾病时，除了及时治疗外，还要加强保护措施。

(6)保持良好情绪：不良情绪对人体有百害而无一利，同样也可对肾脏造成不良影响，甚至影响肾脏功能，这就要求人们要乐观向上，保持健康的心态和良好的情绪，尽量避免不良情绪对机体造成不利影响。

165. 怎样护理肾病患者

(1)由于肾病病程多较长，且容易反复，患者思想包袱多较重，因而要进行思想开导，鼓励其树立战胜疾病的信心。

(2)要及时正确地收集尿液标本送检，因为尿实验室检查是临床常用的诊断肾病与判断其病情和疗效的主要手段，必须高度重视，恰当收集送检。

(3)对水肿及慢性肾衰竭的患者要准确记录每日 24 小时的出入量，水肿患者应每周测体重 1 次，对腹水患者应增加每周测腹围 1 次。对血压高的患者应定期、定时测血压。

(4)合并严重胸腔积液、腹腔积液、尿毒症性心包炎及心力衰竭的患者，均会出现胸闷憋气、不能平卧的症状，应及时调整患者的卧位。

(5)补液时应精确计算每小时及每分钟输入量，严格控制滴速，防止心力衰竭和水肿。

(6)对使用利尿药的患者，应密切注意用药后的反应，警惕电解质紊乱。

(7)为水肿患者做肌内注射时宜深刺，拔针后用棉球压迫针孔 2～3 分钟，以防药液溢出。

(8)要注意口腔护理及皮肤护理，做好起居护理和饮食护理。要根据不同肾病的各自情况，对患者进行具体的饮食指导，可参考有关方面的饮食要求恰当选用饮食，必要时也可用药膳进行调养。

166. 肾病患者怎样预防扁桃体炎

扁桃体炎多由溶血性链球菌感染引起，所谓“肾炎致病灶”主要是指咽喉部感染了链球菌。在急性肾炎、IgA肾病及慢性肾炎反复发作时，其前期病变多为上呼吸道感染，其中咽炎、扁桃体炎者占60%～70%，可见扁桃体炎是肾炎的主要诱因之一，绝不可忽视。因此，学会预防扁桃体炎对感染后肾病的预防、控制与治疗均有积极的现实意义。肾病患者重视预防扁桃体炎，可有效减少或避免急性肾炎病情反复和慢性肾炎、肾病综合征及IgA肾病急性发作等。

(1)注意口腔清洁，经常用淡盐水漱口。

(2)饮食宜清淡，可适当多吃新鲜蔬菜水果，尽可能避免食用辛辣肥腻及刺激性强的食物。

(3)积极预防控制上呼吸道感染，并可根据情况用金银花、胖大海、板蓝根等代茶预防之。咽喉部疼痛不适时及时到医院就诊，预防扁桃体化脓感染。

(4)注意气候的变化，根据冷暖的不同及时增减衣服。扁桃体炎症反复发作，经非手术治疗无效，成为感染灶时，可施行扁桃体摘除术。

(5)患者因体质虚弱而致扁桃体炎时，应加强锻炼，提高机体免疫力，预防感冒，以防止扁桃体发炎。

(6)咽喉有轻度充血时，应多饮水，并根据情况服用具有清热解毒消炎作用的中药或服用适当的抗生素。

167. 慢性肾衰竭患者应如何做好皮肤护理

做好慢性肾衰竭患者的皮肤护理，是预防皮肤感染、压疮及有关并发症的重要措施。由于慢性肾衰竭患者的肾脏不能把体内有

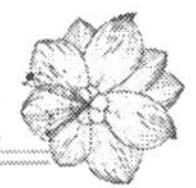

毒的物质排泄出去，易引起皮肤瘙痒，甚至奇痒难忍，常使患者失眠。此时应避免用力搔抓，防止皮肤破损致细菌感染而加重病情。皮肤瘙痒者，可外用含酚炉甘石洗剂止痒；还可选用艾叶、苦参、苍耳子、防风4味中药中的任何2种(各30克)煎汤外洗；或用防风、艾叶各30克，花椒、雄黄各60克，煎汤外洗；针灸治疗也能达到止痒的目的，可选用曲池、合谷、血海、足三里等穴进行针刺或艾灸，每日1次。

慢性肾衰竭晚期的患者，由于长期卧床受压，引起神经营养紊乱及血液循环障碍，局部软组织持续缺血，营养不良，很容易发生压疮。做好皮肤护理是预防压疮发生的关键所在。因此，在护理时应经常改变患者的体位，一般每隔2～3小时翻身1次。翻身时应避免拖、拉、推等动作，防止擦伤皮肤。患者的床铺应保持平整无皱褶，清洁干燥无碎屑，尤应保持皮肤的清洁干燥。此外，慢性肾衰竭患者应经常用热水擦澡、擦背和局部按摩，以促进局部的血液循环，预防压疮的发生。

若慢性肾衰竭患者已经出现压疮，皮肤感染的预防工作就显得尤为重要了。局部可辅以红外线照射，使创面干燥，促进血液循环，保持创面肉芽组织的健康生长。照射时随时观察局部情况，以防烫伤。对于溃烂的压疮，可配合应用鸡蛋油纱条外敷包扎，以促进其生长愈合。

168. IgA肾病患者在日常生活中应注意什么

(1)IgA肾病病程较长，易反复发作，患者应树立与疾病作斗争的信心和决心，与医生相互配合，积极治疗。从某种意义上来说，坚定的信念比药物更重要，如果患者悲观失望，连治疗的信心都没有，那么坚持治疗、战胜疾病更无从谈起，再好的药物也没用。

(2)休息和工作是一对矛盾，也是IgA肾病患者日常生活中应当注意处理好的。IgA肾病患者应保持规律化的生活起居，保证充足有效的睡眠，做到动静结合，合理休息，酌情工作。IgA肾病一旦确诊，在开始阶段不论症状轻重，都应以休息为主，积极治疗，并注意定期随访观察病情的变化。如病情好转，水肿消退，血压恢复正常或接近正常，尿蛋白、红细胞及各种管型微量，肾功能稳定，则3个月后可开始从事轻工作，避免较强的体力劳动，预防呼吸道及尿路感染的发生。活动量应缓慢地逐渐增加，以促进体力的恢复。凡存在血尿、大量蛋白尿、明显水肿或高血压的IgA肾病患者，或有进行性肾功能减退的IgA肾病患者，均应卧床休息和积极治疗。

(3)恰当的饮食调养是IgA肾病患者得以顺利康复的一个重要方法，在日常生活中也应当特别注意。宜食用高热能、高维生素饮食，鼓励多吃粗粮、蔬菜等。如果出现高血压、肾功能减退则应当以优质低蛋白饮食为主，减少盐的摄入。血尿常是IgA肾病的突出症状，多吃清淡且有利尿作用的食物对IgA肾病患者是十分有益的。不宜食用海鲜、牛肉、羊肉等肥甘厚味及辛辣刺激之容易生湿生热、滋生内火之食物。

169. 慢性肾炎患者如何做好日常调养

(1)合理选用饮食：慢性肾炎患者的饮食以清淡易消化和富有营养为原则，根据肾功能确定蛋白质的摄入量，注意控制食盐和水的摄入，补充足够的维生素，多吃蔬菜和水果，同时饮食要有节制，切实做到定时定量，不可过饥、过饱，应注意密切结合慢性肾炎病情的变化，及时调整修订其饮食原则，以利于疾病的治疗和康复。慢性肾炎急性发作时应按急性肾炎的饮食要求选用，慢性肾炎出现大量蛋白尿时可按肾病综合征的饮食要求选用等。

(2)保持乐观情绪：由于慢性肾炎患者患病时间长，病情常反复，治疗又缺乏有效的方法，使得不少患者容易烦躁不安、悲观失

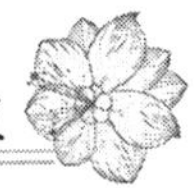

望，甚至产生自暴自弃的情绪，这会直接损害患者的身心健康，影响病情，不利于其治疗康复。俗话说“三分靠医，七分靠养”，慢性肾炎患者保持健康的心态和良好的情绪十分重要，如能不断自我调节，使精神神经始终处于稳定状态，乐观向上，积极配合医生进行治疗，将对慢性肾炎的治疗康复十分有益。

(3)预防感染发生：因为任何感染都会加重慢性肾炎患者的病情，所以预防感染发生对慢性肾炎患者来说十分重要。慢性肾炎患者由于机体抵抗力降低，很容易感染，故应认真预防。感染的部位常有上呼吸道、泌尿系和皮肤，在感冒流行季节不去公共场所，并注意口腔、会阴及皮肤的清洁卫生。一旦出现前驱症状，就应立即就医，及时治疗，切莫拖延。

(4)避免过度劳累：不少慢性肾炎患者都有这样的经验，当体力活动过多时，尿蛋白和(或)血尿即增重，而休息后，尤其是卧床休息后多会好转。但是慢性肾炎患者绝不能长期卧床休息，如果长期不进行适度体力活动及社交活动，对身心健康将十分不利，会使体质及抗病能力进一步下降。所以，慢性肾炎患者要摸索出一套适合于自己的生活制度，每日均有适度活动而又不致劳累，做到适度休息，劳逸结合，有利于慢性肾炎的治疗和康复。

(5)睡眠充足有效：创造良好的居住环境，做到日常生活有规律，保证充足有效的睡眠，是慢性肾炎患者日常调养的重要一环，慢性肾炎患者要做到每天按时起床，按时睡觉，并制定出生活时间表，养成有节奏、有规律的生活习惯，以配合治疗。

(6)保持大便通畅：慢性肾衰竭患者必须保持大便通畅，才能促进毒素的排泄，以每日排软便2～3次为宜，便秘者可在中药中配入大黄、芒硝，用量宜根据病人的耐受程度而定，或用中药保留灌肠。

(7)禁用肾毒药物：药物使用不当，会加重肾损害，抗生素中氨基糖苷类、多黏菌素、万古霉素、氨苄西林、利福平等；解热镇痛药，

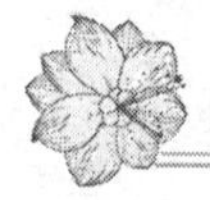

如布洛芬、对乙酰氨基酚等;中药,如甘遂、大戟、芫花、牵牛子、木通、防己等,使用不当均容易引起肾损害,应尽量避免使用。

(8)注意病情变化:要密切注意观察病情的变化,监测生命指征,详细记录24小时出入量,尤其是尿量的变化。有水肿甚至腹水的患者应定期测量体重和腹围,发现异常情况及时就医,最大限度地减轻病痛,提高生活质量,延长生命。

170. 肾病患者如何安全过冬

进入冬季,天气趋冷,皮肤排出的汗液和毒素减少,肾脏的负担比其他季节增大,急性肾炎、慢性肾炎、肾病综合征、慢性肾衰竭等肾病患者的病情往往容易恶化。那么,肾病患者怎样才能防止病情加重而安全度过冬季呢?肾病患者要安全过冬,除了保持健康的心态和良好的情绪,配合医生坚持服药治疗,做到生活起居有规律外,尤其应做好严防感冒、控制饮食和加强锻炼这三方面的防范工作。

(1)严防感冒:感冒是导致肾病患者肾脏损伤最主要的因素之一,急性肾炎、慢性肾炎、肾病综合征、慢性肾衰竭等肾病患者在治疗康复过程中每因感冒而使病情反复或加重,临床上有相当一部分慢性肾病患者在看完感冒后不得不再“转战”肾内科,还有不少肾病患者则是在感冒中被发现的。需要注意的是,许多肾病患者的感冒属于隐匿型,这是由于其身体免疫功能降低,较少出现发热头痛等明显的感冒症状,只出现怕风怕冷、咽喉痒痛不适等轻微的感觉,这些往往不易引起患者的重视。冬季天寒地冻,气候变化无常,是感冒的多发季节,肾病患者注意预防感冒显得尤为重要,要做好防寒保暖工作。一旦感冒应及时治疗,必要时及时找医生诊治。

(2)控制饮食:饮食不当是急性肾炎、慢性肾炎、肾病综合征、慢性肾衰竭等肾病患者病情反复或加重的重要诱因之一,控制饮食是肾病患者得以顺利康复的重要保证。肾病患者的饮食应以清

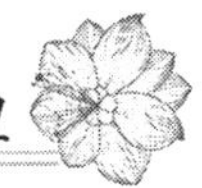

淡易消化、富含多种维生素和富有营养为原则,同时要控制蛋白质的摄入量。冬季很多人选用羊肉等含蛋白质高的食物进补,过元旦及春节,人们也容易吃过多的大鱼大肉,忽视控制饮食,因此慢性肾病患者很容易在冬季因饮食无节制、摄取过多的蛋白质而导致病情反复或加重。所以,奉劝肾病患者,一定要注意控制饮食,高蛋白、高脂肪的食物尽量少吃。

(3)加强锻炼:冬季天气寒冷,肾病患者更加不愿意运动锻炼,有相当一部分肾病患者整个冬天喜欢待在家里,甚至卧床休息,这是极其错误和危险的做法。这样会使肾脏血液减缓,加重淤血,不利于肾病的治疗和康复。肾病患者在冬季也应坚持合理的运动锻炼,一方面增强机体抗病能力预防感冒,另一方面加强肾脏血液循环,有利于损伤修复,防止肾小球硬化。肾病患者的运动锻炼方式以步行为主,天气晴朗时尽量参加户外活动,不适合户外活动时也应该在室内散步,也可根据自己的具体情况选用太极拳、八段锦、五禽戏等运动锻炼项目进行运动锻炼。需要注意的是,应做到动静结合,合理休息,坚持锻炼,但切不可过于劳累。

附录　人体常用穴位示意图

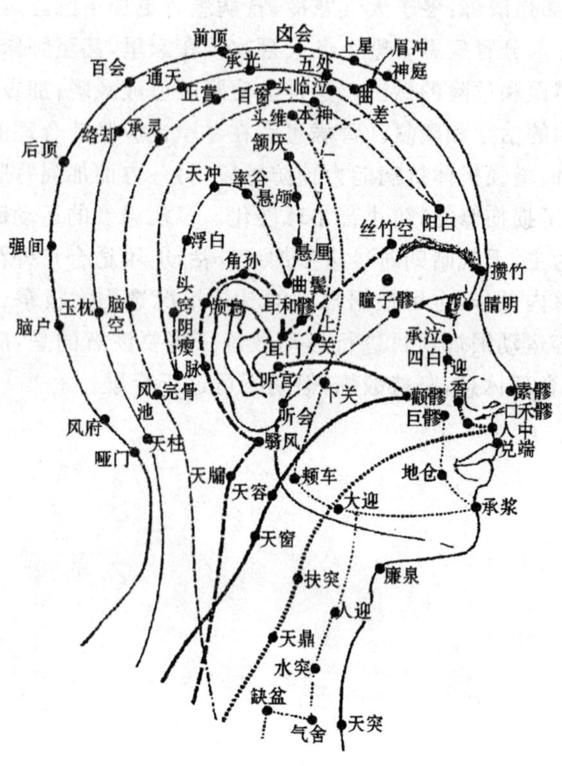

附图1　头面颈项部穴位

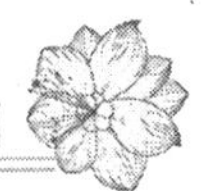

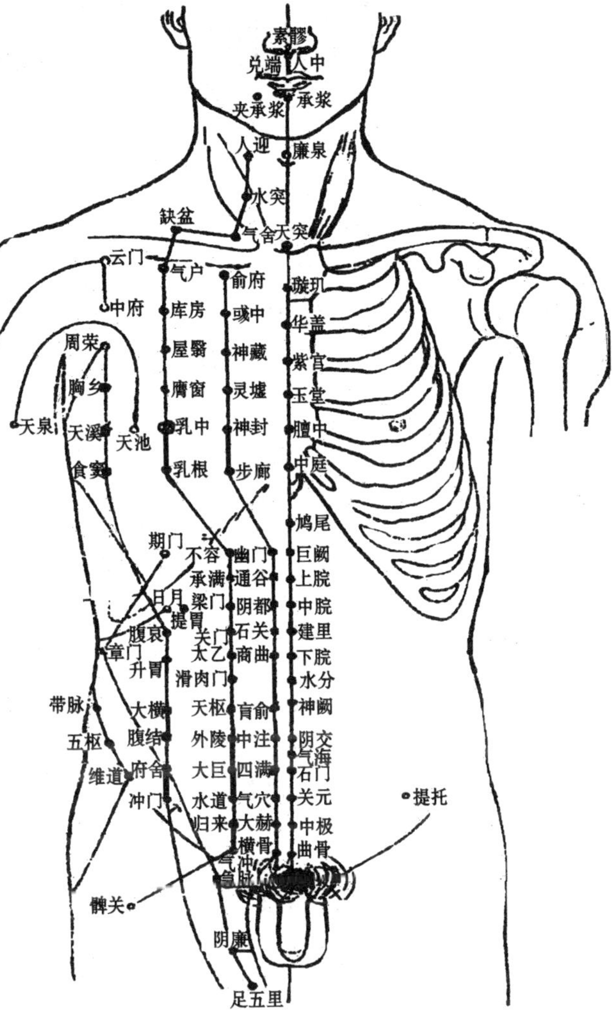
素髎
兑端
人中
夹承浆
承浆
人迎
廉泉
水突
缺盆
气舍
天突
云门
气户
俞府
璇玑
中府
库房
彧中
华盖
周荣
屋翳
神藏
紫宫
胸乡
膺窗
灵墟
玉堂
天泉
天溪
天池
乳中
神封
膻中
食窦
乳根
步廊
中庭
鸠尾
期门
不容
幽门
巨阙
承满
通谷
上脘
日月
梁门
阴都
中脘
提胃
腹哀
关门
石关
建里
章门
太乙
商曲
下脘
升胃
滑肉门
水分
带脉
大横
天枢
肓俞
神阙
五枢
腹结
外陵
中注
阴交
气海
维道
府舍
大巨
四满
石门
提托
冲门
水道
气穴
关元
归来
大赫
中极
横骨
曲骨
气冲
急脉
髀关
阴廉
足五里

附图 2　胸腹部穴位

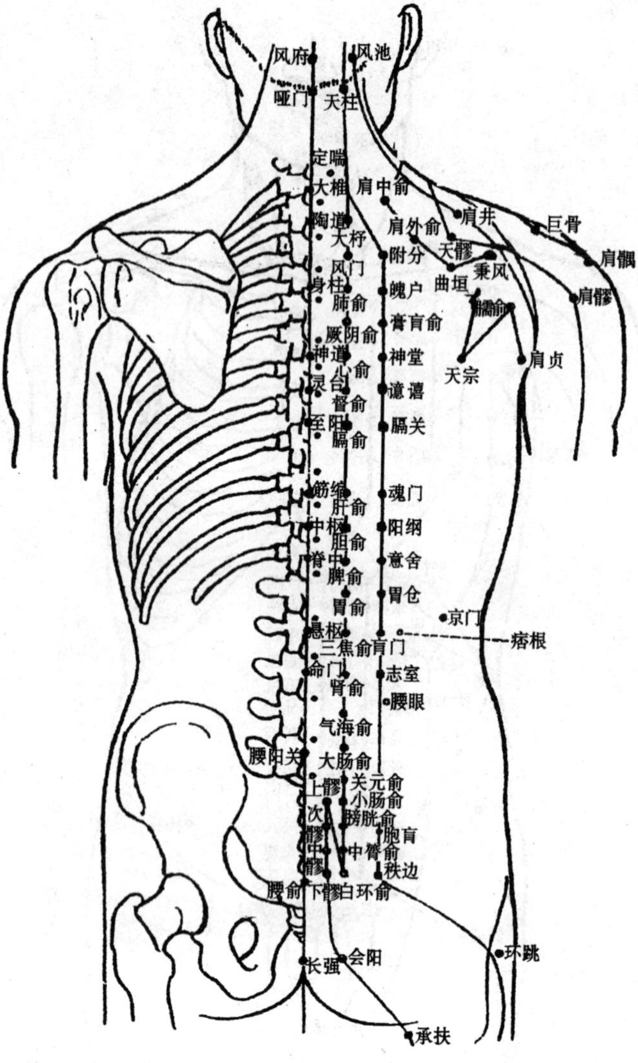

风府
风池
哑门
天柱
定喘
大椎
肩中俞
陶道
肩井
巨骨
肩外俞
大杼
天髎
肩髃
附分
风门
秉风
曲垣
肩髎
身柱
魄户
肺俞
臑俞
膏肓俞
厥阴俞
神道
神堂
肩贞
天宗
心俞
灵台
譩譆
督俞
至阳
膈关
膈俞
筋缩
魂门
肝俞
中枢
阳纲
胆俞
脊中
意舍
脾俞
胃仓
胃俞
京门
悬枢
痞根
三焦俞
肓门
命门
志室
肾俞
腰眼
气海俞
腰阳关
大肠俞
上髎
关元俞
小肠俞
次髎
膀胱俞
胞肓
中髎
中膂俞
秩边
腰俞
下髎
白环俞
环跳
长强
会阳
承扶

附图3　背部穴位

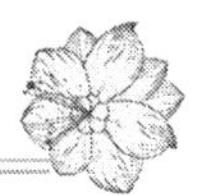

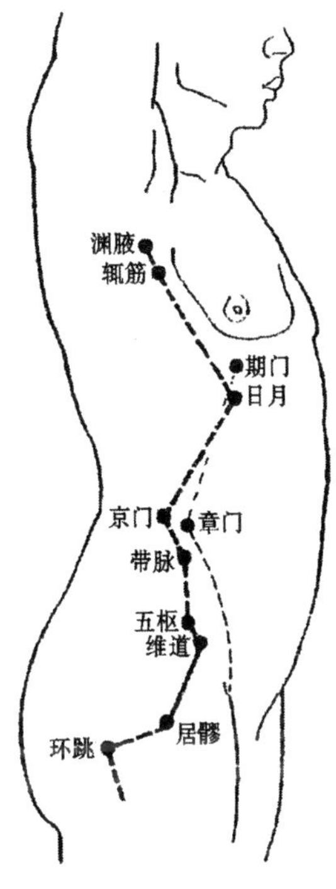

附图 4　胁肋部穴位

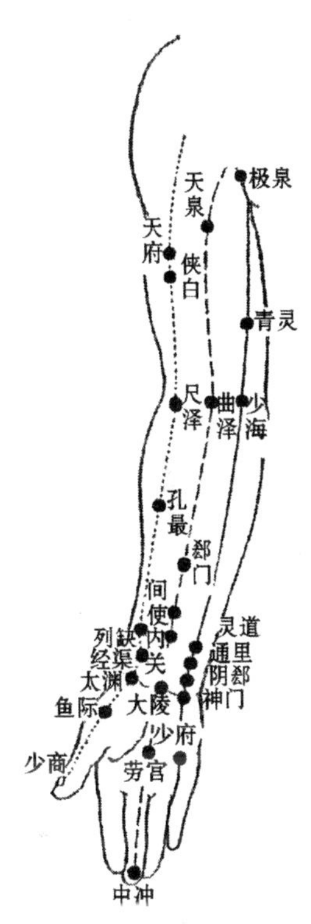

附图 5　上肢内侧部穴位

肩髎
肩髃
肩贞
臑会
臂臑
消泺
清冷渊
手五里
肘髎
天井
小海
曲池
手三里
上廉
下廉
四渎
三阳络
温溜
支正
支沟
会宗
偏历
外关
养老
阳溪
阳谷
阳池
合谷
少冲
少泽
腕骨
中渚
三间
后溪
液门
二间
前谷
少泽
商阳
关冲

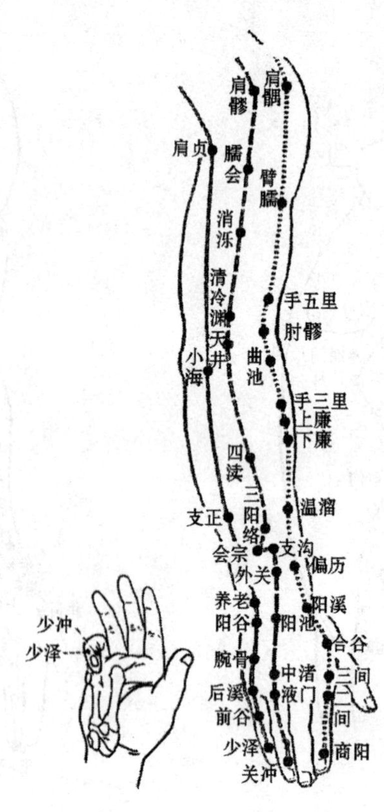

附图6　上肢外侧部穴位

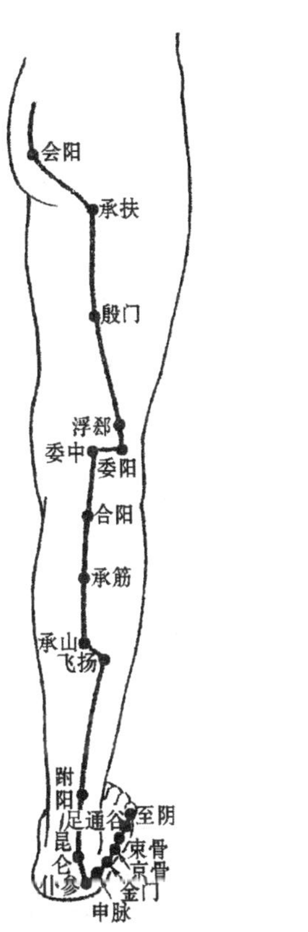

附图 7　下肢后部穴位

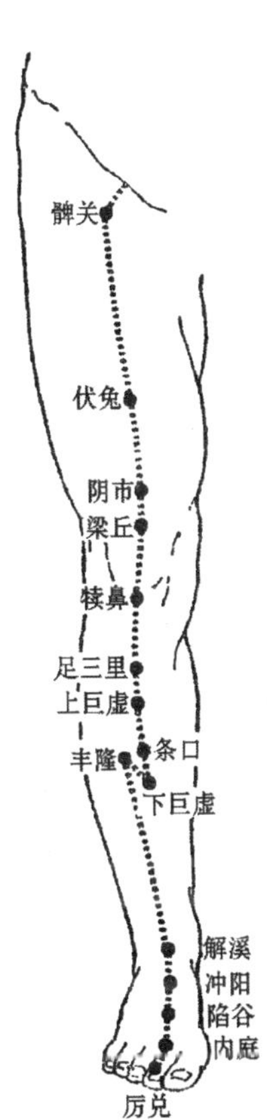

附图 8　下肢前部穴位

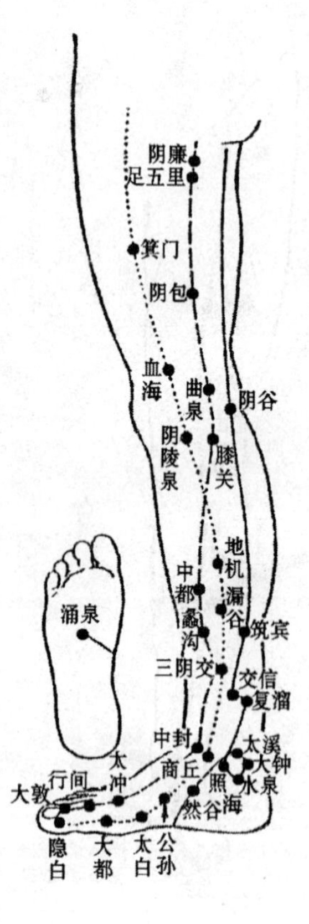

附图9　下肢内侧部穴位

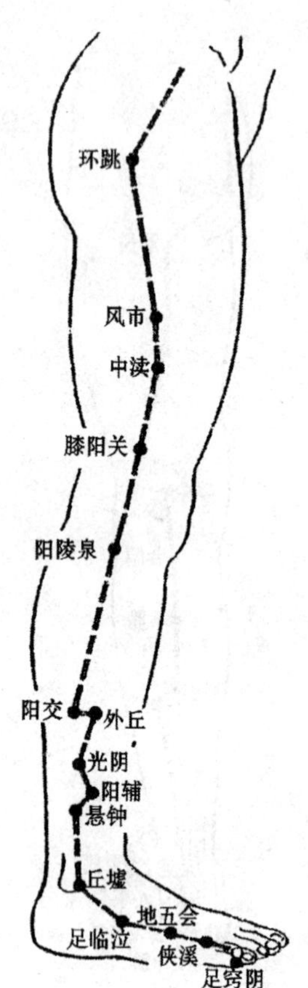

附图10　下肢外侧部穴位